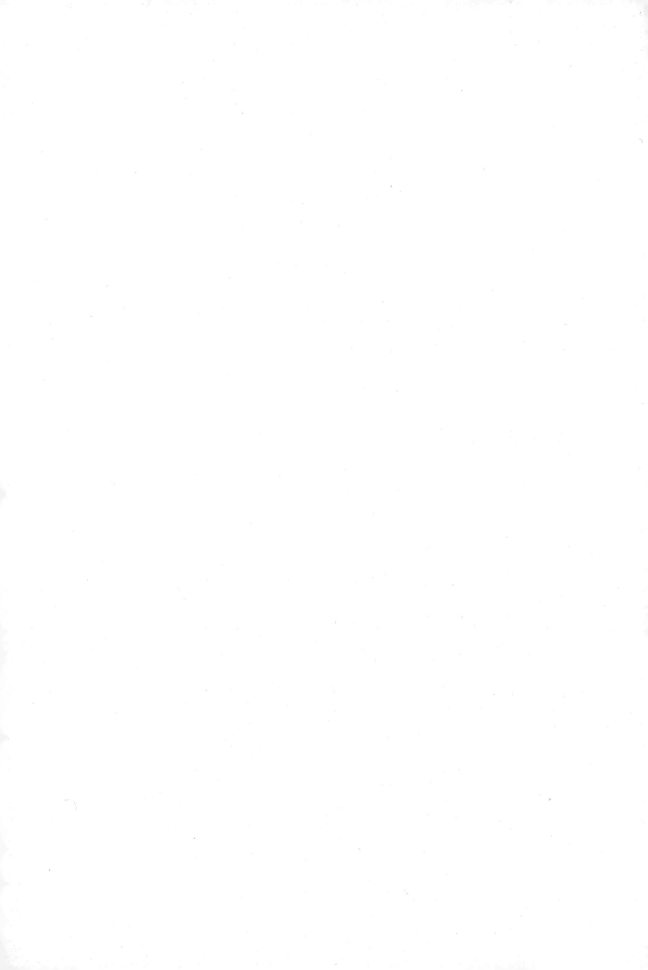

人体のメカニズムから学ぶ臨床工学

呼吸治療学

監修 磨田 裕 埼玉医科大学国際医療センター 麻酔科 教授
編集 大塚将秀 横浜市立大学附属市民総合医療センター 集中治療部 部長
　　 相嶋一登 横浜市立市民病院 臨床工学部 課長補佐

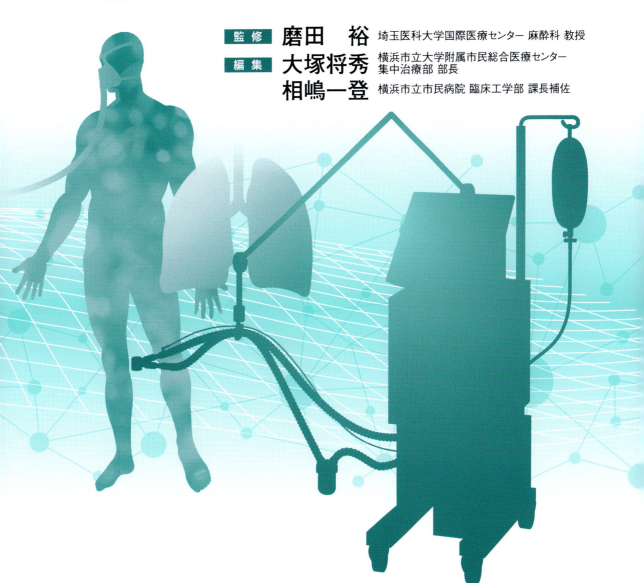

MEDICAL VIEW

> 本書では，厳密な指示・副作用・投薬スケジュール等について記載されていますが，これらは変更される可能性があります．本書で言及されている薬品については，製品に添付されている製造者による情報を十分にご参照ください．

Clinical Engineers to Learn from Mechanism of The Human Body：Respiratory Care
(ISBN 978-4-7583-1714-6 C3347)

Chief Editor：Yutaka Usuda
Editors：Masahide Ohtsuka
　　　　　Kazuto Aishima

2017. 3. 30　1st ed

©MEDICAL VIEW, 2017
Printed and Bound in Japan

Medical View Co., Ltd.
2-30 Ichigayahonmuracho, Shinjyukuku, Tokyo, 162-0845, Japan
E-mail　ed@medicalview.co.jp

監修の序

　30年前，臨床工学技士法が制定された。以来，多くの臨床工学技士が臨床の場で活躍している。この間，医療現場では，新しい機器の使用，新しい治療法の導入など多くの進展があった。臨床工学技士の主たる業務の一つである呼吸治療の領域においても同様である。今ある高度かつ複雑な医療機器は現場の医師，看護師だけではとても使いこなせるものではない。こうした背景で臨床工学技士はその専門性を発揮して多くの医療スタッフとともに高度医療を支えている。

　このたびメジカルビュー社から『人体のメカニズムから学ぶ臨床工学　呼吸治療学』が発刊される運びとなった。呼吸治療には酸素療法，人工呼吸療法，ECMOなどがある。本書はこれらを理解しやすいように，人体の構造・働きに加え病態について説明されている。そして例えば人工呼吸器はどのように作用し，どのような効果を期待しているのか，そして同時に使うモニタ，さらには適用したときの有害事象などについても述べられている。これらは教室の講義でも聞くと思うが，講義で担当講師が伝えられる内容には限界がある。このような状況において，本書は「あのときの話はこれなんだ」というように理解を助けてくれる。

　このように本書は学生のための参考書として企画され，豊富なイラストなどが理解の一助となっている。しかもその内容は多岐に渡るので，学生だけでなく現役の臨床工学技士の日常臨床においても十分に活用でき，さらには若手医師，看護師などにとっても参考になる。また，「補足」「用語アラカルト」というミニ解説があり，これらも学習の手助けになる。ここで学んだ事柄が将来の臨床現場で生かされて，そしてこれからの質の高い医療の発展につながることと確信している。

　最後に，限られた時間で執筆してくださった全国の多くの先生方，そしてメジカルビュー社 編集部 小松朋寛氏にこの場を借りて深謝申し上げます。

2017年2月

磨田　裕

編 集 の 序

　本書は，臨床工学技士を目指して勉強する学生が，理解を深めることに特化して編集された副読本シリーズの中の呼吸治療編です。

　呼吸治療に関する参考書は数多く発売されていますが，その多くは看護師向けで臨床工学技士向けではありません。さらに，学生向けに作られたものは皆無に等しい状況です。臨床工学技士と看護師では得手不得手の分野が異なるので，臨床工学技士やその卵に対して解説する文章は，看護師に対する解説とは異なるものでなければなりません。本書では，特にこの点に留意して編集しました。

　各章はその分野に造詣の深い現役の先生方に執筆をお願いしましたが，「臨床工学技士を目指す学生が理解しやすいように記述する」という本書の編集方針を貫くため，執筆依頼時に通常より多くの注文をつけさせていただきました。編集段階でも多くの修正をお願いしました。その甲斐あって，当初の目的を達成できる本に仕上がったと自負しています。

　本書は，できる限りイラストを取り入れて直観的に理解できるように努めました。また，本文とは別に「補足」「用語アラカルト」「One Point Advice」を設け，理解を助ける工夫をしました。勉強したい項目を開いたら，まずイラストとその見出しを見てください。これだけでもポイントがかなり頭に入るはずです。次に本文を読み，解らない言葉は「用語アラカルト」で解決してください。さらに興味を持った方は「補足」を読むと関連する知識を深めることができます。各章の最後にある「まとめのチェック」は，知識が身に付いたかどうかを確認するために役立ちます。試験前は，イラストを見ただけでその章の重要ポイントが頭に浮かんでくるようなら準備完了です。さらに「Point!!」や「まとめのチェック」で最終確認してください。

　呼吸治療や人工呼吸療法は生命維持に重要な治療ですが，苦手とする方も多いようです。本書が苦手意識を払拭し，患者さんに安全で有効な治療を提供する基盤として役立てば幸いです。

2017年2月

大塚　将秀
相嶋　一登

執筆者一覧

監修
磨田　裕　　埼玉医科大学国際医療センター 麻酔科 教授

編集
大塚将秀　　横浜市立大学附属市民総合医療センター 集中治療部 部長（准教授）
相嶋一登　　横浜市立市民病院 臨床工学部 課長補佐

執筆者（掲載順）
坂口嘉郎　　佐賀大学医学部 麻酔・蘇生学 教授
植田　広　　浜松医科大学医学部 麻酔科・蘇生科
土井松幸　　浜松医科大学医学部附属病院 集中治療部 部長
石井宣大　　東京慈恵会医科大学 葛飾医療センター 臨床工学部 技士長
木村政義　　兵庫医科大学病院 臨床工学部 次長
井上博満　　日産厚生会玉川病院 臨床工学科 科長
磯野史朗　　千葉大学大学院医学研究院 麻酔科学 教授
宮内　崇　　山口大学医学部附属病院 先進救急医療センター
鶴田良介　　山口大学医学部附属病院 先進救急医療センター センター長
森松博史　　岡山大学大学院医歯薬学総合研究科 麻酔・蘇生学講座 教授
布宮　伸　　自治医科大学医学部 麻酔科学・集中治療医学講座 集中治療医学部門 教授
相嶋一登　　横浜市立市民病院 臨床工学部 課長補佐
川前金幸　　山形大学医学部 麻酔科学講座 主任教授
吉岡　淳　　山形大学医学部附属病院 臨床工学部 主任臨床工学技士
富貴原　淳　公立陶生病院 呼吸器・アレルギー疾患内科 医長
谷口博之　　公立陶生病院 呼吸器・アレルギー疾患内科 部長
成宮博理　　京都第二赤十字病院 救急科 副部長
橋本　悟　　京都府立医科大学附属病院 集中治療部 部長
貝沼関志　　名古屋大学医学部附属病院 外科系集中治療部 部長（病院教授）
石川悠加　　国立病院機構八雲病院 小児科 診療部長
大塚将秀　　横浜市立大学附属市民総合医療センター 集中治療部 部長（准教授）
石橋一馬　　西神戸医療センター 臨床工学室
梶原吉春　　東大和病院 臨床工学科 技士長
青木宏介　　横浜市立市民病院 臨床工学部 担当係長
畑中祐也　　京都府立医科大学附属病院 医療機器管理部 副技士長
開　正宏　　名古屋第一赤十字病院 臨床工学技術課 係長

CONTENT

用語アラカルト・補足・POINT 一覧 ····················· xiv
略語一覧 ··· xvii
本書の使い方 ··· xxi

Chapter1 人体のメカニズム

01 呼吸器系の解剖 ●坂口嘉郎 ······················ 2
- 肺の外観 ·· 2
- 気道系の解剖 ··· 2
  - ◇気管・気管支 ·· 3
  - ◇下気道の分岐 ·· 4
  - ◇肺胞 ·· 4
  - ◇血管系の解剖 ·· 5
- ➡ まとめのチェック ·· 6

02 換気と換気メカニクス ●坂口嘉郎 ············ 7
- 換気運動と換気 ··· 7
  - ◇肺気量 ··· 9
  - ◇努力呼出曲線 ·· 9
- 換気メカニクス ·· 11
- ➡ まとめのチェック ··· 12

03 ガス交換 ●坂口嘉郎 ·································· 13
- ガス交換 ·· 13
  - ◇血液ガスの正常値 ······································· 15
- ➡ まとめのチェック ··· 16

04 死腔とシャント ●坂口嘉郎 ······················· 17
- 換気量と換気血流比の不均一 ······························ 17
- ➡ まとめのチェック ··· 19

05 循環との相互作用 ●植田 広, 土井松幸 ····· 20
- 自発呼吸が循環に与える機械的影響 ····················· 20
- 陽圧人工呼吸や気胸が循環に与える機械的影響 ······ 20
- 心拍出量と酸素運搬 ·· 21
- 呼吸と肺循環 ·· 21
- 酸素解離曲線 ·· 23
  - ◇呼吸・循環・代謝の変化と酸素解離曲線 ········· 23
- 肺高血圧症 ··· 23
- 慢性閉塞性肺疾患（COPD） ······························ 24
  - ◇COPDと循環器疾患との関係 ························ 24
- 過換気症候群 ·· 25
- ➡ まとめのチェック ··· 26

06 呼吸の調節 ●植田 広, 土井松幸 ··············· 28
- 呼吸ニューロン群 ··· 29
- 化学受容器 ··· 30
  - ◇延髄化学受容器 ·· 30
  - ◇頸動脈小体と大動脈小体 ····························· 31
- 物理的受容器 ·· 31
- 二酸化炭素に対する呼吸調節 ······························ 32
- 換気を止めていられる限界 ································· 32
- 慢性呼吸不全患者での呼吸の調節 ························ 33
- ➡ まとめのチェック ··· 34

Chapter 2 呼吸治療領域の基礎知識と基本業務指針

01 呼吸治療における臨床工学技士の業務と責任　●石井宣大 …………… 38
- はじめに ………… 38
- 呼吸治療とは ………… 38
- 臨床工学技士は呼吸治療業務にどのくらい携わるか ………… 39
- 臨床工学技士の効果 ………… 39
- 呼吸治療領域の臨床工学技士が要件に含まれる診療報酬 ………… 39
  - ◇呼吸ケアチーム加算 ………… 39
  - ◇特定集中治療室管理料 ………… 39
- 呼吸治療における臨床工学技士の業務と責任 ………… 39
  - ◇呼吸治療の臨床業務 ………… 39
  - ◇呼吸治療機器の保守管理 ………… 44
- ➡ まとめのチェック ………… 46

02 呼吸治療関連機器の保守点検　●木村政義 …………… 48
- 人工呼吸器の保守点検 ………… 48
  - ◇どのような保守点検が行われるのか ………… 48
  - ◇日常点検・定期点検は誰が行うのか ………… 49
  - ◇厚生労働省通知やガイドラインを参照し，点検項目を検討する ………… 49
  - ◇点検方法を改善し，ヒューマンエラーの軽減に努める ………… 50
- 人工呼吸器以外の呼吸治療関連機器の保守点検 ………… 50
  - ◇酸素流量計 ………… 50
  - ◇加温加湿器 ………… 50
  - ◇酸素ブレンダ ………… 51
  - ◇バッグバルブマスク ………… 52
- 保守点検や修理の記録 ………… 53
- ➡ まとめのチェック ………… 54

03 人工呼吸器の構造と原理　●井上博満 …………… 55
- 人工呼吸器の基本構成 ………… 55
  - ◇駆動源 ………… 55
  - ◇人工呼吸器本体 ………… 56
  - ◇人工呼吸器内部の構造（ニューマチック回路） ………… 56
  - ◇呼吸回路 ………… 57
  - ◇人工鼻使用時の回路の基本構造 ………… 59
- ➡ まとめのチェック ………… 61

04 気道管理の基本　●磯野史朗 …………… 62
- 換気状態の把握の基本 ………… 62
  - ◇視診 ………… 62
  - ◇聴診 ………… 62
  - ◇触診 ………… 63
- 呼吸のモニタ ………… 64
  - ◇パルスオキシメータか，呼吸モニタか？ ………… 64
  - ◇さまざまな呼吸モニタの長所と限界 ………… 64
- 気管挿管されていない患者の気道管理 ………… 65
  - ◇呼吸異常の原因検索は，換気パターンの分析から開始する ………… 65
  - ◇非挿管患者の気道管理 ………… 65
- 気管挿管時の気道管理 ………… 66
  - ◇気管挿管の適応 ………… 66
  - ◇気管挿管の方法 ………… 66
- 気管挿管されている患者の気道管理 ………… 67
  - ◇気管チューブの管理 ………… 67
  - ◇気管吸引 ………… 68
  - ◇人工呼吸器関連肺炎（VAP）の予防 ………… 68
  - ◇気管チューブの入れ替え ………… 69
  - ◇用手換気の準備 ………… 69

➡ **まとめのチェック** ･･ 70

05 鎮痛・鎮静・せん妄予防 ●宮内　崇, 鶴田良介 ････････････････････････････ 71
　はじめに ･･･ 71
　鎮痛 ･･･ 71
　　◇痛みの評価ツール ･･･ 71
　　◇鎮痛薬 ･･･ 72
　鎮静 ･･･ 73
　　◇鎮静の評価ツール ･･･ 73
　　◇鎮静薬 ･･･ 73
　せん妄 ･･ 74
　　◇せん妄の評価ツール ･･･ 75
　　◇せん妄の管理 ･･ 75
　まとめ ･･ 75
➡ **まとめのチェック** ･･ 76

06 人工呼吸関連の合併症（VAP，ICUAW） ●森松博史 ････････････････････ 77
　人工呼吸器関連肺炎（VAP） ･･ 77
　　◇歴史的背景〜VAPからVAEへの変遷〜 ･･ 77
　　◇VAEの定義・診断 ･･ 77
　　◇VAPとVAEの関係 ･･ 78
　　◇VAEにおける臨床工学技士の役割 ･･･ 79
　ICUAW ･･･ 79
　　◇ICUAWの疫学 ･･･ 79
　　◇ICUAWの病態生理 ･･ 79
　　◇ICUAWの診断 ･･･ 80
　　◇ICUAWのrisk factor ･･･ 80
　　◇ICUAWの予防と治療 ･･ 81
➡ **まとめのチェック** ･･ 83

07 人工呼吸器からのウィーニング，抜管 ●布宮　伸 ･････････････････････････ 84
　ウィーニングとは ･･･ 84
　　◇ウィーニング開始のタイミング ･･ 84
　　◇ウィーニングの最終段階としての自発呼吸トライアル（SBT） ･････････････････････････ 85
　　◇ウィーニング時の注意点 ･･･ 86
　　◇抜管 ･･･ 86
　　◇ウィーニングに失敗したときの対処法 ･･･ 87
　　◇ウィーニングの疫学 ･･ 87
　　◇人工呼吸器離脱に関する3学会合同プロトコル ･･ 88
➡ **まとめのチェック** ･･ 88

08 人工呼吸器のトラブルとその対応 ●相嶋一登 ････････････････････････････････ 89
　はじめに ･･･ 89
　人工呼吸管理中のトラブル事例と対応 ･･ 89
　　◇気管チューブの位置異常 ･･･ 89
　　◇呼吸回路の接続はずれ ･･･ 90
　　◇人工呼吸器の機能に関する知識不足 ･･ 91
　　◇人工呼吸器の始動忘れ ･･･ 91
　　◇電源のトラブル ･･･ 92
　　◇医療ガス接続ミス ･･･ 92
　　◇酸素ボンベ残量不足 ･･ 93
　　◇非侵襲的陽圧換気（NPPV）中のトラブル ･･ 94
　　◇人工呼吸器の突然の停止 ･･･ 94
　トラブルを未然に防ぐための対応と臨床工学技士の責務 ･･････････････････････････････ 94
➡ **まとめのチェック** ･･ 95

Chapter 3 呼吸治療の対象となる疾患の解剖・生理と処置で使用される医療機器の構造・役割

01 急性呼吸窮迫症候群（ARDS） ●川前金幸，吉岡 淳 ……… 98
　急性呼吸窮迫症候群（ARDS）の診断基準，病態，原因 ……… 98
　　◇ARDSの診断基準 ……… 100
　　◇ARDSの2つの定義（新旧定義）……… 101
　ARDSに対する人工呼吸管理（肺保護換気）……… 103
　　◇肺保護換気 ……… 103
　　◇人工呼吸管理の合併症 ……… 103
　1回換気量の設定 ……… 106
　PEEPの設定 ……… 107
　ARDSに対する呼吸管理で用いられる換気モード ……… 108
　➡ まとめのチェック ……… 112

02 気管支喘息 ●富貴原 淳，谷口博之 ……… 115
　気管支喘息の病態，原因，診断基準 ……… 115
　　◇喘息の病態 ……… 115
　　◇喘息の原因 ……… 116
　　◇喘息の症状と診察所見 ……… 117
　　◇喘息の検査 ……… 118
　喘息に対する人工呼吸管理 ……… 121
　　◇喘息発作の際の呼吸管理 ……… 121
　　◇非侵襲的陽圧換気（NPPV）……… 121
　　◇挿管人工呼吸管理の適応 ……… 122
　喘息発作に対する薬物治療と効果判定 ……… 123
　　◇短時間作用性β_2刺激薬吸入または抗コリン薬吸入 ……… 124
　　◇ステロイド内服または静注 ……… 125
　　◇アミノフィリン静注 ……… 125
　　◇アドレナリン皮下注射 ……… 125
　　◇喘息治療の効果判定 ……… 125
　➡ まとめのチェック ……… 126

03 慢性閉塞性肺疾患（COPD）急性増悪 ●成宮博理，橋本 悟 ……… 129
　COPDの病態生理 ……… 129
　　◇閉塞性肺疾患 ……… 129
　　◇COPD ……… 130
　　◇COPDの急性増悪 ……… 138
　　◇酸素投与 ……… 141
　COPDに対するNPPVの適応と設定 ……… 143
　　◇NPPVの適応 ……… 143
　　◇NPPVの設定 ……… 143
　COPDに対する人工呼吸管理 ……… 144
　　◇IPPVの適応 ……… 144
　　◇IPPVの設定 ……… 144
　　◇人工呼吸器からの離脱 ……… 146
　在宅酸素療法（慢性期呼吸管理）……… 146
　　◇在宅酸素療法とは ……… 146
　　◇在宅酸素療法の機器 ……… 147
　　◇在宅酸素療法の処方 ……… 147
　➡ まとめのチェック ……… 148

04 術後呼吸管理 ●貝沼関志 ……… 151
　術後呼吸管理の概要 ……… 151
　　◇全身麻酔と覚醒 ……… 151
　　◇効果部位濃度と呼名反応 ……… 151
　　◇覚醒するまでに要する時間 ……… 151
　　◇筋弛緩の拮抗 ……… 152

◇呼吸器系術後合併症 ･･ 153
　　　◇術後呼吸管理が必要な場合 ･･ 153
　　　◇術後呼吸管理におけるモニタリング ･･････････････････････････････････････ 157
　　　◇酸素療法 ･･ 159
　　　◇人工呼吸療法 ･･ 160
　消化器術後 ･･･ 160
　　　◇上腹部手術後 ･･ 160
　　　◇胸水 ･･ 160
　　　◇腹水 ･･ 161
　　　◇肝臓手術，肝移植 ･･ 161
　　　◇膵頭十二指腸切除 ･･ 161
　　　◇食道手術 ･･ 161
　　　◇イレウス ･･ 161
　　　◇腸管虚血 ･･ 162
　　　◇腹部コンパートメント症候群 ･･ 162
　心臓血管外科術後 ･･･ 164
　　　◇心臓血管手術の種類 ･･ 165
　　　◇fast track ･･･ 165
　　　◇心原性肺水腫 ･･ 165
　　　◇無気肺 ･･ 166
　　　◇ARDS ･･･ 166
　　　◇緊張性気胸 ･･ 169
　　　◇横隔神経麻痺 ･･ 170
　　　◇肺・気道出血 ･･ 170
　　　◇横隔膜疲労，呼吸筋疲労 ･･ 171
　　　◇VV-ECMO ･･ 171
　　　◇小児心臓手術後呼吸管理の要点 ･･ 174
　　　◇ウィーニング ･･ 176
　術後肺炎 ･･･ 178
　　　◇細菌性肺炎 ･･ 178
　　　◇抗菌薬 ･･ 178
　　　◇術後肺合併症 ･･ 178
　　　◇ARDS ･･･ 179
　　　◇COPD ･･･ 179
➡ **まとめのチェック** ･･･ 180

05　神経筋疾患と在宅人工呼吸　●石川悠加 ･･････････････････････････････････ 184
　神経筋疾患の病態生理 ･･･ 184
　　　◇神経筋疾患の病態生理 ･･ 184
　　　◇代表的な神経筋疾患 ･･ 185
　　　◇神経筋疾患の呼吸機能障害 ･･ 188
　在宅人工呼吸療法の導入と管理 ･･･ 192
　　　◇在宅人工呼吸療法の実施条件 ･･ 194
　　　◇準備 ･･ 194
　　　◇外出時や災害時の移動や停電時のバッテリ対策 ････････････････････････ 197
　　　◇在宅モニタリング ･･ 198
　　　◇退院後の管理 ･･ 199
　神経筋疾患に対するNPPV療法 ･･ 199
　　　◇NPPV適応の判断 ･･ 200
　　　◇NPPVの機器と条件 ･･ 200
　　　◇NPPVのインターフェイス ･･･ 202
　　　◇NPPV使用環境の調整 ･･･ 202
　　　◇NPPV効果を維持するための気道クリアランス ････････････････････････ 204
　　　◇咳機能低下時の窒息や誤嚥性肺炎防止 ･･･････････････････････････････････ 204
　　　◇風邪のときの対応 ･･ 204
➡ **まとめのチェック** ･･･ 206

06 血液ガスと酸塩基平衡　●大塚将秀 ……… 208
酸素と二酸化炭素 ……… 208
◇活動の源：エネルギー産生 ……… 208
◇酸素の運搬 ……… 209
◇二酸化炭素の運搬 ……… 210
血液ガス分析とその正常値 ……… 210
◇血液ガスとは ……… 210
◇血液ガスは動脈血で測定する ……… 211
◇血液ガス分析結果の正常値 ……… 211
低酸素血症と高二酸化炭素症 ……… 211
◇低酸素血症（hypoxemia） ……… 211
◇肺の酸素化能の評価：肺胞気式と P/F 比 ……… 211
◇高二酸化炭素症（hypercapnia） ……… 212
◇換気と $PaCO_2$：肺胞換気式 ……… 213
酸塩基平衡とその障害 ……… 213
◇血液の pH を決める因子 ……… 213
◇アシデミア（acidemia）とアルカレミア（alkalemia） ……… 214
◇アシドーシス（acidosis）とアルカローシス（alkalosis） ……… 215
◇呼吸性の酸塩基平衡障害の原因 ……… 215
◇代謝性の酸塩基平衡障害の原因 ……… 215
➡ **まとめのチェック** ……… 216

Chapter4 その他の呼吸治療で使用されるおもな医療機器

01 非侵襲的陽圧換気（NPPV）のしくみと取り扱いの注意点　●石橋一馬 ……… 220
NPPV のしくみ ……… 220
◇酸素供給方法による分類とその特徴 ……… 220
◇呼気排出方法の種類と特徴 ……… 221
NPPV の構造 ……… 221
◇外回路 ……… 221
◇加温加湿 ……… 222
◇本体 ……… 222
マスクの種類と特徴 ……… 222
◇フルフェイスマスク ……… 222
◇ネーザルマスク ……… 222
◇トータルフェイスマスク ……… 223
◇ヘルメット ……… 223
◇その他 ……… 223
NPPV の設定項目と注意点 ……… 223
◇inspiratory positive airway pressure（IPAP） ……… 223
◇expiratory positive airway pressure（EPAP） ……… 223
◇換気回数（バックアップ回数） ……… 224
◇吸気時間 ……… 224
◇最大吸気時間 ……… 224
◇最小吸気時間 ……… 224
◇吸気トリガ ……… 224
◇呼気トリガ ……… 224
◇ライズタイム ……… 224
NPPV のモードと注意点 ……… 225
◇持続的気道陽圧（CPAP）モード ……… 225
◇自発呼吸（S）モード ……… 225
◇時間（T）モード ……… 225
◇自発呼吸/時間（S/T）モード ……… 225
◇圧規定換気（PCV）モード ……… 225
◇その他のモード ……… 226
NPPV の使用上の注意点 ……… 226
◇全般 ……… 226
◇マスク関連 ……… 227

◇設定関連 ･･ 228
➡ **まとめのチェック** ･･ 230

02 酸素療法器具のしくみと取り扱いの注意点　●相嶋一登 ･･･････ 231
　酸素療法とは ･･ 231
　低流量システム ･･ 231
　　◇鼻カニューラ ･･ 231
　　◇単純顔マスク ･･ 231
　　◇リザーバ付きマスク（非再呼吸型） ･･････････････････････････････････ 232
　　◇リザーバ付きマスク（部分再呼吸型） ････････････････････････････････ 233
　　◇オキシマスク™ ･･ 233
　　◇リザーバ付き鼻カニューラ ･･ 234
　高流量システム ･･ 234
　　◇ベンチュリーマスク ･･ 234
　　◇ネブライザ付き酸素吸入器 ･･ 236
　　◇ネブライザ付き酸素吸入器の酸素濃度の調整 ･･････････････････････････ 236
　酸素濃縮器の構造と種類 ･･ 237
　　◇膜分離型 ･･ 237
　　◇吸着分離型 ･･ 237
➡ **まとめのチェック** ･･ 238

03 ハイフローシステム　●相嶋一登 ････････････････････････････････ 239
　はじめに ･･ 239
　構造 ･･ 239
　　◇ブレンダ型 ･･ 239
　　◇ベンチュリー型 ･･ 240
　インターフェイス ･･ 241
　　◇鼻カニューラ ･･ 241
　　◇気管切開チューブ接続アダプタ ･･････････････････････････････････････ 241
　ハイフロー療法の効果と適応 ･･ 242
　　◇高濃度酸素投与 ･･ 242
　　◇死腔の二酸化炭素洗い流し ･･ 242
　　◇呼吸仕事量の軽減 ･･ 242
　　◇呼気終末陽圧（PEEP）効果 ･･ 242
　　◇快適性の向上 ･･ 242
➡ **まとめのチェック** ･･ 243

04 加温加湿器のしくみと取り扱いの注意点　●梶原吉春 ･･･････････ 244
　はじめに ･･ 244
　加温加湿を学ぶために必要な温湿度の表記 ････････････････････････････････ 245
　　◇飽和水蒸気量 ･･ 245
　　◇絶対湿度 ･･ 245
　　◇相対湿度 ･･ 245
　健常な人の鼻咽頭から肺における温湿度関係 ･･････････････････････････････ 246
　　◇健常人の換気による温湿度関係 ･･････････････････････････････････････ 246
　　◇人工気道を有する患者に対し乾燥ガスで人工呼吸を行った場合の温湿度関係 ･･････ 247
　粘膜線毛運動機構 ･･ 248
　加湿器の種類としくみ ･･ 249
　　◇pass-over型の加温加湿のしくみ ･････････････････････････････････････ 250
　加温加湿器の利点・欠点 ･･ 251
　　◇加温加湿器の利点（人工鼻と比較して） ･･････････････････････････････ 251
　　◇加温加湿器の欠点（人工鼻と比較して） ･･････････････････････････････ 251
　　◇人工鼻の利点（加温加湿器と比較して） ･･････････････････････････････ 251
　　◇人工鼻の欠点（加温加湿器と比較して） ･･････････････････････････････ 251
　　◇副作用と注意点 ･･ 251
　加温加湿器の取り扱いの注意点 ･･ 252
➡ **まとめのチェック** ･･ 256

05 人工鼻のしくみと取り扱いの注意点　●青木宏介　257
- 目的・原理　257
  - ◇人工鼻の利点　257
  - ◇人工鼻の使用を避けるべき症例　257
- フィルタ機能付き人工鼻　258
- 加湿補助装置　258
- 在宅人工呼吸療法　259
- 人工鼻使用中の適切な加湿　259
- 人工鼻の注意点　259
- 人工鼻と加温加湿器の比較　260
- ➡ まとめのチェック　261

06 パルスオキシメータのしくみと取り扱いの注意点　●畑中祐也　262
- パルスオキシメータとは　262
  - ◇パルスオキシメータの使い方　262
- SpO_2 とは　264
  - ◇SO_2 と PO_2 の関係　264
- パルスオキシメータでわかること　265
  - ◇測定原理　265
- パルスオキシメータにおける測定トラブル　265
- ➡ まとめのチェック　267

07 カプノメータのしくみと取り扱いの注意点　●開　正宏　268
- カプノメータの特徴　268
- カプノメータのしくみ　268
  - ◇測定原理　268
  - ◇測定方式による違い　269
- P_{ETCO_2} と $PaCO_2$ の関係　271
- カプノグラム　271
- カプノグラムの異常　272
- 人工呼吸器回路のトラブル　272
- 人工呼吸中の異常波形　273
- カプノメータを有効に使うために　274
- カプノメータの応用　274
- 非挿管時のカプノメータ　275
- 最後に　276
- ➡ まとめのチェック　277

- 索引　280

用語アラカルト・補足・POINT 一覧

あ
圧規定換気（PCV）............ 108
圧支持換気（PSV）............ 109
圧縮空気.................. 55, 244
アレルゲン................... 116

い
医薬品医療機器等法............ 48
医療機器の修理................ 53
医療用酸素................... 244
インバータ................... 197

う
ウィーニング時に用いられる換気モード................ 84
うつ熱....................... 251

え
エアスタック................. 201
液体中のガス分圧............. 208
炎症と浮腫................... 116

お
オートトリガ................. 224
温度補正..................... 213

か
外呼吸........................ 13
外部委託による定期点検との比較................ 53
回復室からの退室............. 157
解剖学的死腔................... 4
加温加湿器のインシデント事例................ 252
可逆性....................... 115
喀痰等の吸引.................. 40
ガス交換率................... 212
感覚神経の障害............... 184
換気障害の分類................ 10
換気量の不均一性.............. 17

き
機械式（吸気・呼気フィルタ）... 57
機械による咳介助............. 191
気管吸引実施のポイント........ 68
気管切開の合併症............. 199
気管チューブ交換用カテーテル................ 69
気管チューブの断裂........... 170
気管内吸引施行時の合併症..... 103
起坐呼吸..................... 117
気道圧開放換気（APRV）... 110
気道確保..................... 104
気道過敏性................... 116
気道クリアランス............. 204
気道抵抗...................... 11
気道プラトー圧............... 107
機能的残気量（FRC）とクロージングキャパシティ（CC）の関係................ 11
逆比換気（IRV）............ 109
吸気.......................... 9
　　——の運動................. 8
吸光度....................... 265
胸郭......................... 117
狭窄......................... 115
強制換気..................... 224
ギランバレー症候群........... 187
気流制限と気流閉塞........... 130

く
口からのエアリーク対策....... 202
クロージングキャパシティ（CC）................ 11

け
携帯型人工呼吸器............. 195
経鼻高流量酸素療法...... 41, 159
血液ガス分析器で測定される他項目................ 213
血中の窒素の扱い............. 210
血流量の不均一性.............. 17
権威勾配...................... 50
検体の採取とガス分析時の注意................ 212

こ
口腔内清拭................... 103
合成空気..................... 244
厚生労働省通知................ 49
光線治療器................... 254
高二酸化炭素症............... 212
高頻度振動換気量法（HFOV）................ 110
高流量酸素療法............... 249
呼気.......................... 9
　　——終末陽圧換気（PEEP）... 107
　　——の運動................. 8
呼吸筋麻痺の原因............. 185
呼吸仕事量................... 224
呼吸性アシドーシス........... 106
呼吸不全................ 38, 102
　　——の定義................ 265
　　——を呈する疾患.......... 231
呼吸補助筋................... 144
コンソリデーション............ 78
コンプライアンス.............. 11

さ
サーファクタント............... 4
残気量........................ 9
酸素......................... 55
　　——運搬に関する式........ 209
　　——運搬を障害するもの... 210
　　——飽和度................ 264
　　——療法の副作用.......... 232

し
シーソー呼吸パターン.......... 62
死腔......................... 213
　　——換気率................ 214
自動カフ圧コントローラ...... 105
集団的手抜き.................. 50
シュレーダ方式................ 56
上気道閉塞.................... 65
使用中点検時の患者の状態観察................ 53
自律神経の障害............... 184
神経筋疾患................... 184
心原性肺水腫の機序........... 166
人工呼吸管理の目的............ 66
人工呼吸器.................... 38

──関連肺炎………… 68, 103
──装着中のアセスメント… 42
──の保守点検計画と研修の実施
　………………………… 54
──の目的…………………… 39
人工鼻………………………… 69
　──の機械的死腔………… 258
新生児に対する加温加湿…… 254
深部静脈血栓症……………… 104

す
ずり応力……………………… 106

せ
静電式（吸気・呼気フィルタ）… 57
生理学的死腔………………… 15
咳のピークフロー…………… 190
絶対湿度……………………… 260

そ
臓器補助……………………… 98

た
対標準1秒量 ………………… 135
耐用寿命・耐用期間・耐用年数
　………………………… 53
多機能不全…………………… 98
単心室・肺体並列循環……… 176
断続性ラ音…………………… 63

ち
注射用水……………………… 57
長期管理薬…………………… 125
調節換気……………………… 108

て
低酸素血症と低酸素症……… 211
低酸素血症とヘモグロビンの酸素
　飽和度…………………… 211
低酸素性肺血管収縮………… 19

と
同期式間欠的強制換気（SIMV）
　………………………… 109

動脈血酸素飽和度の目標値… 231
動脈留置カテーテルからの採血
　………………………… 41
特定機能病院………………… 54
特定保守管理医療機器……… 48
徒手による咳介助…………… 191
トリガ………………………… 224

な
内因性PEEP …… 122, 145, 224
内腔…………………………… 115
内呼吸………………………… 13

に
二重規定換気（DCV）……… 110
ニューモチスティス肺炎…… 173
ニューロン…………………… 184

ね
粘液運搬速度………………… 248

の
能動的加湿器………………… 250
ノンベントマスク…………… 221

は
肺気腫………………………… 131
敗血症………………………… 102
肺高血圧症…………………… 174
肺コンプライアンス………… 101
肺酸素化能の指標…………… 15
肺循環………………………… 6
肺内シャント………………… 18
肺の外観……………………… 99
肺の血管系の構造…………… 100
肺の体積・重量・区分……… 2
肺胞…………………………… 4
　──死腔…………………… 18
　──の構造………………… 99
肺保護換気…………………… 167
肺リクルートメント手技…… 106
バクテリアフィルタ………… 221
バクテリアルトランスロケーション
　………………………… 161

抜管失敗の予測因子………… 86
パルスオキシメータの利点… 262
汎用型人工呼吸器…………… 220

ひ
ピークフローの日内変動…… 120
ヒーターワイヤアダプタ…… 251
非侵襲的……………………… 220
標準酸素解離曲線…………… 264
ピン方式……………………… 55

ふ
不随意運動…………………… 184
部分的換気補助……………… 108
プラトー……………………… 271
分圧…………………………… 208
分時換気量…………………… 247

へ
ベイビーラング……………… 101
ヘモグロビンの酸素解離曲線
　………………………… 211
ベンチュリ効果……………… 234

ほ
保守点検と実施主体………… 44
補助換気……………………… 224

ま
慢性肺胞低換気症状………… 200

め
メインストリーム方式とサイドス
　トリーム方式…………… 270
滅菌精製水…………………… 57

よ
陽圧換気……………………… 103
予測体重……………………… 41, 106

り
量規定換気（VCV）………… 108

れ

レスパイト ……………… 193
連続性ラ音 ……………… 63

数字

1秒率（$FEV_{1.0}$/FVC） …… 135
1秒量（$FEV_{1.0}$） ……… 135
Ⅰ型呼吸不全とⅡ型呼吸不全
　　　　　　　　……… 141
2,3DPG ………………… 23

A

$A\text{-}aDO_2$ ……………… 15, 137
APACHE スコア ………… 226
APRV ………………… 110, 169
ARDS 診療ガイドライン 2016
　　　　　　　……… 103, 168

B

bilevel-PAP …………… 220

C

CC ………………………… 11
CO_2 ナルコーシス ……… 143
COPD 患者の呼吸機能検査 … 136
COPD の定義 …………… 132
COPD の病期分類 ……… 135

D

DCV …………………… 110

E

ECMO …………………… 171

F

FRC ……………………… 11

H

HFOV …………………… 110

I

intentional leak ……… 221, 258
IRV ……………………… 109

M

mouthpiece ventilation モード
　　　　　　　　……… 223

N

NAVA モード …………… 177
NIV モード ……………… 220
NO 吸入療法 …………… 171
NPPV …………………… 38
　――の設定 …………… 144
　――と IPPV …………… 144
　――の推奨度 ………… 226
　――の相対禁忌 ……… 200

P

P/F ……………………… 100
　――比の計算例 ……… 212
P_{50}（P-fifty） …………… 23
pass-over 型 ………… 57, 249
　――加温加湿器の温度設定
　　　　　　　　……… 250
PCV ……………………… 108
PEEP ………… 107, 121, 224
P_{ETCO_2} の単位 ………… 268
PS ……………………… 223
PSV …………………… 109
$PtcCO_2$ モニタ ………… 201

R

RSBI …………………… 85

S

SAPS スコア …………… 226
SBT ………………… 42, 177
SMA Ⅰ型・SMA Ⅱ型 …… 186
SIMV …………………… 109

T

Torr …………………… 137

U

un-intentional leak ……… 221

V

VALI …………………… 106
$\dot{V}_A/\dot{Q}$ 上昇 ……………… 18
$\dot{V}_A/\dot{Q}$ 低下 ……………… 18
VCV …………………… 108
VILI …………………… 106

W

wheeze ………………… 117

略語 一覧

A	A-aDO$_2$	partial pressure difference of alveolar-arterial oxygen	肺胞気動脈血酸素分圧較差	15, 137
	AARC	American Association for Respiratory Care		260
	A/C	assisted controlled ventilation	補助/調節換気	201
	ACOS	Asthma-COPD overlap syndrome	オーバーラップ症候群	133
	ADL	activities of daily living	日常生活活動	133, 231
	AECC	American European Consensus Conference	米国胸部疾患学会と欧州集中治療医学会の合同会	101
	AED	automated external defibrillator	自動体外式除細動器	54
	ALS	amyotrophic lateral sclerosis	筋萎縮性側索硬化症	185
	ANP	atrial natriuretic peptide	心房性ナトリウム利尿ペプチド	22
	APRV	airway pressure release ventilation	気道圧開放換気	108, 169
	ARDS	acute respiratory distress syndrome	急性呼吸窮迫症候群	65, 78, 98, 166, 231
	ASV	adaptive servo ventilation		226
	ATP	adenosine triphosphate	アデノシン三リン酸	21
B	bilevel-PAP	bilevel positive airway pressure	二層式気道陽圧	201, 220
	BPS	Behavioral Pain Scale		71
C	CAM-ICU	Confusion Assessment Method for the ICU		75
	CC	closing capacity	クロージングキャパシティ	11
	CDC	Centers for Disease Control and Prevention	米国疾病予防管理センター	77
	CE	cold evaporator	液化ガス貯槽	244
	CIM	critical illness myopathy		79
	CINM	critical illness neuromyopathy		79
	CINMA	critical illness neuromuscular abnormalities		86
	CIP	critical illness polyneuropathy		79
	CO	cardiac output	心拍出量	209
	CO$_2$	oxygen content	酸素含量	209
	COPD	chronic obstructive pulmonary disease	慢性閉塞性肺疾患	24, 63, 129, 178, 231
	CPAP	continuous positive airway pressure	持続的気道陽圧	48, 85, 101, 121, 225, 242
	CPF	cough peak flow	咳のピークフロー	190
	CPFE	combined pulmonary fibrosis and emphysema	肺気腫合併の肺線維症	133
	CPOT	Critical-Care Pain Observation Tool		71
	CPR	cardiopulmonary resuscitation	心肺蘇生	275
D	DIC	disseminated intravascular coagulation	播種性血管内凝固(症候群)	98
	DLCO	diffusing capacity of lung for carbon monoxide	一酸化炭素肺拡散能	130
	DMD	Duchenne muscular dystrophy	デュシェンヌ型筋ジストロフィー	187
	DO$_2$	oxygen delivery	酸素運搬量	209, 210
	DPB	diffuse panbronchiolitis	びまん性汎細気管支炎	63, 130
	DRG	dorsal respiratory group	背側呼吸ニューロン群	29

xvii

E	ECMO	extracorporeal membrane oxygenation	膜型人工肺	102, 171
	EIT	electrical impedance tomography	胸郭インピーダンストモグラフィ	242
	EPAP	expiratory positive airway pressure	呼気気道陽圧	144, 201, 223
	ERV	expiratory reserve volume	予備呼気量 (呼気予備量)	9
F	FEV	forced expiratory volume	努力呼気肺活量	10
	$FEV_{1.0}$	forced expiratory volume in 1 second	1秒量	9, 118, 130, 135
	$FEV_{1.0}\%$	forced expiratory volume % in 1 second	1秒率	9, 118, 130, 135
	F_IO_2	inspired oxygen fraction	吸入気酸素分画	15, 41, 77, 84, 100, 137, 211
	FO	fluid overload	体液過剰	78
	FRC	functional residual capacity	機能的残気量	9, 160
	FVC	forced vital capacity	努力肺活量	10, 118, 135
G	GPB	glossopharyngeal breathing	舌咽呼吸	191
H	Hb	hemoglobin	ヘモグロビン	209
	HFOV	high frequency oscillatory ventilation	高頻度振動換気	108
	HME	heat and moisture exchanger	人工鼻	257
	HME-F	heat and moisture exchanger filter	フィルタ機能付き人工鼻	249, 258
	HMV	home mechanical ventilation	在宅人工呼吸療法	44
	HOT	home oxygen therapy	在宅酸素療法	146
	HPV	hypoxic pulmonary vasoconstriction	低酸素性肺血管収縮	19
	HR	heart rate	心拍数	41
I	IAH	intra-abdominal hypertension	腹腔内圧上昇	162
	IAP	intra-abdominal pressure	腹腔内圧	162
	IC	inspiratory capacity	最大吸気量	9
	ICU	intensive care unit	集中治療室	71, 94, 124, 140, 155
	ICUAW	intensive care unit-acquired weakness		79
	IPAP	inspiratory positive airway pressure	吸気時にかかる陽圧, 吸気圧	144, 223
	IPPV	invasive positive pressure ventilation	侵襲的陽圧換気	38, 142, 220
	IRV	inspiratory reserve volume	予備吸気量	9
	IRV	inverse ratio ventilation	逆比換気	108
	IVAC	infection-related ventilator-associated complication		77
	IVC	inferior vena cava	下大静脈	173
L	LABA	long-acting $β_2$ agonist	長時間作用性 $β_2$ 刺激薬	138
	LAMA	long-acting muscarinic antagonist	長時間作用性抗コリン薬	138
	LTOT	long-term oxygen therapy	長期酸素療法	146
M	MAC	minimum alveolar concentration	最小肺胞内濃度	151
	MDI	metered dose inhaler	定量吸入器	260
	MODS	multiple organ dysfunction syndrome	多臓器機能障害症候群	98

M	MRSA	methicillin-resistant Staphylococcus aureus	メチシリン耐性黄色ブドウ球菌	177
N	NOMI	non-occlusive mesenteric ischemia	非閉塞性腸管虚血	162
	NPPV	non-invasive positive pressure ventilation	非侵襲的陽圧換気	24, 38, 87, 94, 103, 121, 140, 156, 191, 220, 242, 257, 265
	NRS	Numeric Rating Scale	数値的評価スケール	71
P	$PaCO_2$	partial pressure of carbon dioxide in the arteries	動脈血二酸化炭素分圧	14, 102, 121, 137, 264, 268
	P_ACO_2	partial pressure of carbon dioxide in the alveoli	肺胞気二酸化炭素分圧	14, 271
	PaO_2	partial pressure of oxygen in the arteries	動脈血酸素分圧	14, 84, 102, 121, 137, 264
	P_AO_2	partial pressure of oxygen in the alveoli	肺胞気酸素分圧	14, 137, 212
	PAV	proportional assisted ventilation	比例補助換気	111
	PCV	pressure control ventilation	圧規定換気	108, 201, 225
	PEEP	positive end-expiratory pressure	呼気終末陽圧	41, 56, 65, 77, 84, 101, 121, 145, 159, 224, 242, 249
	PEF	peak expiratory flow	ピークフロー	119
	P_{ETCO_2}	partial pressure of end-tidal carbon dioxide	呼気終末二酸化炭素分圧	200, 268
	PO_2	partial pressure of oxygen	酸素分圧	209
	PSV	pressure support ventilation	圧支持換気	85, 108
	PVAP	possible ventilator-associated pneumonia		78
	$P\bar{v}CO_2$	mixed-venous carbon dioxide tension	混合静脈血二酸化炭素分圧	14
	$P\bar{v}O_2$	partial pressure of mixed-venous oxygen	混合静脈血酸素分圧	14
Q	QOL	quality of life	生活の質	138, 199
R	RASS	Richmond Agitation-Sedation Scale		73
	RCT	respiratory care team	呼吸ケアチーム	43
	RIP	respiratory inductance plethysmography	呼吸インダクタンスプレチスモグラフィ	64
	RQ	respiratory quotient	呼吸商	15
	RR	respiratory rate	呼吸数	41
	RSBI	rapid shallow breathing index	浅速呼吸指数	84
	RST	respiratory support team	呼吸サポートチーム	43
	RV	residual volume	残気量	9, 136
S	SABA	short-acting beta2-agonist	短時間作用性 β_2 刺激薬	140
	SaO_2	arterial oxygen saturation	動脈血酸素飽和度	84, 264
	SAS	sleep apnea syndrome	睡眠時無呼吸症候群	102
	SBT	spontaneous breathing trial	自発呼吸トライアル	41, 85, 176
	$ScvO_2$	central venous oxygen saturation	中心静脈血酸素飽和度	264
	SIMV	synchronized intermittent mandatory ventilation	同期式間欠的強制換気	84, 108
	SMA	spinal muscular atrophy	脊髄性筋萎縮症	186

S	SMR	standardized mortality ratio	標準化死亡比	39
	SO$_2$	oxygen saturation	酸素飽和度	209
	SpO$_2$	arterial oxygen saturation of pulse oximetry	(パルスオキシメータによる)動脈血酸素飽和度	65, 90, 105, 123, 140, 157, 200, 264
	SVC	superior vena cava	上大静脈	173
T	TAVI	transcatheter aortic valve implantation	経カテーテル大動脈弁置換術	165
	TCI	target controlled infusion	目標血中濃度調節投与	154
	TLC	total lung capacity	全肺気量	9, 136
	TPPV	tracheostomy positive pressure ventilation	気管切開下陽圧換気	103, 220
V	$\dot{V}_A$	minute alveolar ventilation	分時肺胞換気量	17, 213
	VAC	ventilator-associated condition	人工呼吸器関連状態	78
	VAD	ventricular assist device	補助人工心臓	165
	VAE	ventilator-associated events	人工呼吸器関連事象	77
	VALI	ventilator associated lung injury	人工呼吸器関連肺傷害	106
	VAP	ventilator associated pneumonia	人工呼吸器関連肺炎	68, 77, 103
	$\dot{V}_A/\dot{Q}$	ventilation perfusion ratio	換気血流比	17
	VAS	Visual Analogue Scale		71
	VC	vital capacity	肺活量	9, 135
	$\dot{V}CO_2$	carbon dioxide elimination	二酸化炭素排出量	213
	VCV	volume control ventilation	量規定換気	108, 201
	$\dot{V}_E$	minute ventilation	分時換気量	213
	VILI	ventilator-induced lung injury	人工呼吸器関連肺損傷	98, 167
	VIP	vasoactive intestinal peptide	血管作動性腸管ペプチド	22
	VRG	ventral respiratory group	腹側呼吸ニューロン群	29
	VV-ECMO	veno-venous extracorporeal membrane oxygenation		171

本書の使い方

■ 本書を活用する前に，本書の使い方をご覧の上，読み進めてみてください。
■ 本書の特長は以下のような点です。
  ❶ 解剖・生理・病態生理といった人体のメカニズムから臨床工学までを1冊の中で解説しています。
  ❷ 本文はできるだけスリムに解説し，一気に読み通せるようにしてあります。
  ❸ 詳細に覚えるべきこと，本文の補足解説，用語解説（「用語アラカルト」），学習する上で役立つチョットしたアドバイス（「One Point Advice」），国試既出問題を解くための知識（「POINT !!」）については，煩雑にならないようにできるだけ欄外に配置してあります。
  ❹ 冗長な解説で理解の難しい内容に関しては，イラストや写真を数多く用いて視覚的に理解できるように工夫しました。
  ❺ おもなトラブルとその対処方法についても詳細に解説してあります。
  ❻ 内容を確実に理解したかどうか，またおさらいに役立つように「まとめのチェック」を項目の最後に設けてあります。是非活用してみてください。

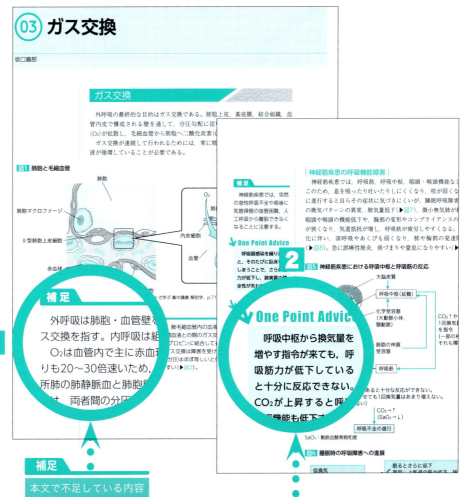

1

補足
本文で不足している内容や「+αの知識」については，欄外で補足解説してあります。本文とあわせて併読されることをお奨めします。

2

One Point Advice
学生さんにとって学習する上で役立つチョットしたアドバイスを記載しました。是非ともご活用ください。

User's Guide

呼吸治療のようす
実際の呼吸治療のようすについて，写真ではなく，あえてイラストにて読者の方々にわかりやすいように表現しました。

POINT!!
国試既出問題を解くための知識について，本文該当箇所の欄外にて簡単に触れています。講義のみならず，国試にも役立つ知識の習得に役立ててください。

用語アラカルト
冗長になる用語解説は，できるだけ欄外に配置してあります。専門用語が理解できなければなかなか読み進めることは難しくなりますので，是非ともご活用ください。

User's Guide

トラブル対処方法

臨床現場で実際に遭遇するおもなトラブルとその対処方法について，実例をあげて解説しています。病院実習や実臨床の場で役立つ内容です。是非ともご活用ください。

まとめのチェック

学習到達度の確認やおさらいに役立つように，項目の最後に「Q & A」形式で配置してあります。学内試験の勉強や国試の勉強の際に活用されることをお奨めします。

■ **本書利用にあたっての注意**

　本書は臨床工学技士養成校の学生さんに向けた参考書であり，提示した内容を順守するよう強要するものではありません。医療行為・手技を行う際は，日々更新されるエビデンスや各種ガイドライン，添付文書等を参照し，ご自身で判断の上，実施してください。

xxiii

Chapter 1 人体のメカニズム

01 呼吸器系の解剖

坂口嘉郎

肺の外観（▶図1）

図1 肺の外観

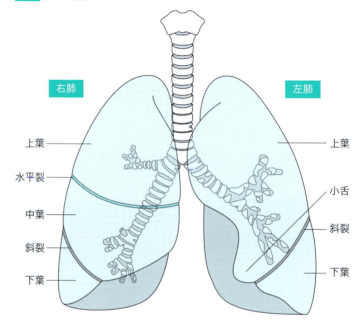

補足

　肺の体積は成人で右が約1.2L，左が約1.0L。重量は右が約600g，左が約500gである。
　肺区分は支配する気道により，肺葉，肺区域，小葉，細葉に分類される。右肺は上葉，中葉，下葉の3葉に分かれ，左肺は上葉，下葉の2葉に分かれる。肺葉はさらに小さな肺区域に分けられ，対応する区域気管支が入る。小葉は1本の細気管支が支配する領域，細葉は1本の終末細気管支の支配領域に相当する。

気道系の解剖

　体外から肺胞に至るまでの呼吸に関わるガスの通り道を気道という。
　一般的に，口腔・鼻腔・咽頭・喉頭までを上気道，気管より先を下気道とよぶ（▶図2）。

図2 頭頸部の矢状断

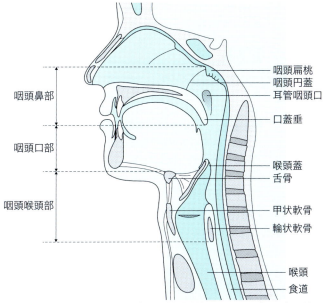

（坂井建雄 編：カラーイラストで学ぶ 集中講義 解剖学, p.362, メジカルビュー社, 2012. より引用）

> **補足**
>
> 意識レベル低下時や鎮静薬使用時には，舌根部や咽頭の筋肉の緊張が低下する。仰臥位では軟口蓋，舌根部のある中咽頭が狭窄を起こしやすく，いびきを発する部位となる。
>
> 気道に異物が迷入するのを防ぐために，嚥下時には喉頭蓋が喉頭入口部を塞ぎ，異物が声門下に入れば咳嗽反射により外に排除する生体防御機能がある。中枢機能障害や麻酔作用によってこれらの生体防御機能が抑制され，誤嚥の機会が上昇する。

気管・気管支（▶図3）

図3 気管と気管支の外観

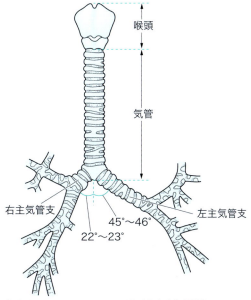

> **補足**
>
> 右主気管支は左主気管支に比べて距離が短く，分岐角度が小さい。従って，人工呼吸中に気管チューブを深く進めすぎると右側に入り込みやすい。

（坂井建雄 編：カラーイラストで学ぶ 集中講義 解剖学, p.64, メジカルビュー社, 2012. より引用）

下気道の分岐

気道は気管から肺胞に至るまでの間に21〜24回枝分かれし,領域ごとに▶図4に示す名称がついている。

> **補足**
>
> 肺胞に至るまでの気道の総容積は約150mLである。これは気道を出入りする換気量のうちガス交換に関与しない部分であり,解剖学的死腔とよばれる。肺胞に至るまでの気道の役割は換気の導管,流入ガスの加温加湿,粘液と線毛運動による異物の排除である。
>
> 円筒中を流れる空気は層流をなすが,Poiseuille(ポアズイユ)の法則に従い,流体の抵抗は断面積の半径の4乗に反比例し,長さに比例する。末梢の気道は断面積が小さく,わずかの狭窄でも気道抵抗は大きく上昇する。

肺胞

肺胞がガス交換の場である(▶図5)。

図4 下気道の分岐

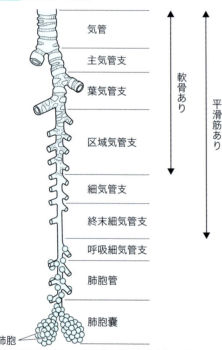

(坂井建雄 編:カラーイラストで学ぶ 集中講義 解剖学,p.64,メジカルビュー社,2012.より改変引用)

図5 終末細気管支,呼吸細気管支,肺胞管,肺胞嚢,肺胞と毛細血管系の構造

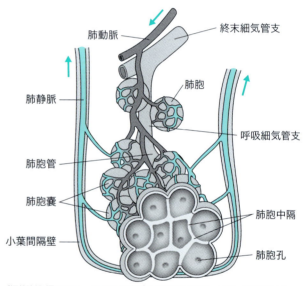

(坂井建雄 編:カラーイラストで学ぶ 集中講義 解剖学,p.70,メジカルビュー社,2012.より引用)

> **補足**
>
> 肺胞は呼吸細気管支,肺胞管にまばらに存在し,肺胞嚢は肺胞が集簇(しゅうぞく)する気道の最終点である。
>
> 肺胞の数:約3億個,肺胞の大きさ:直径約300μm,肺胞の広さ:肺胞の総面積は成人で約70m^{2}である。
>
> 肺胞上皮は腺毛のない単層の細胞で構成され,扁平なⅠ型肺胞上皮細胞と,立方状でサーファクタント[*1]を産生するⅡ型肺胞上皮細胞からなる。
>
> 肺胞壁の周りの間質には網目状に肺毛細血管が取り巻いている。

用語アラカルト

*1 サーファクタント
サーファクタントは肺胞内面を覆う表面活性物質である。サーファクタントによる表面張力が肺の弾性収縮力に釣り合うよう働くため,肺胞内腔が虚脱しないように保つ効果がある。

血管系の解剖

肺にはガス交換を目的とする肺動静脈系と，肺と気管支に酸素と栄養を供給する気管支動静脈系がある（▶図6）。

図6 肺内の脈管系

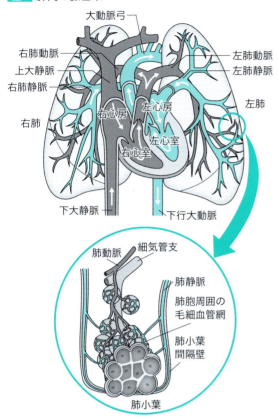

a 肺動脈と肺静脈の走行

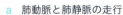

b 気管支動脈と気管支静脈の走行

気管支動脈と気管支静脈は，気管支の後面に沿って走行する。

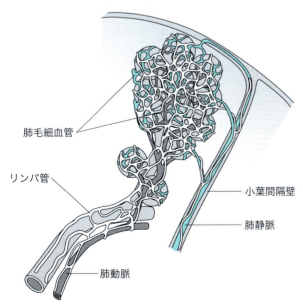

c リンパ系の走行

a．（坂井建雄 編：カラーイラストで学ぶ 集中講義 解剖学，p.73，メジカルビュー社，2012．より引用）
c．（岡田隆夫 編：カラーイラストで学ぶ集中講義 生理学 改訂2版，p.204，メジカルビュー社，2014．より引用）

補足

　肺動静脈系の循環を肺循環という。右心室から出た肺動脈は肺毛細血管となり、肺胞でガス交換され、肺静脈を経て左心房に入る。

　気管支動脈は胸部大動脈や肋間動脈から分枝し、肺門から肺に入る。その後、気管支系に沿って走行し毛細血管となる。組織を巡った後の気管支静脈は肺を出て、奇静脈、半奇静脈、肋間静脈、一部は肺静脈に注ぐ。

　組織液が灌流するリンパ管は気道、肺胞、間質にネットワークを形成し、肺門部に集まり、胸管を介して静脈に入る。

● 文献
1) 坂井建雄 編: カラーイラストで学ぶ 集中講義 解剖学, メジカルビュー社, 2012.
2) 岡田隆夫 編: カラーイラストで学ぶ集中講義 生理学 改訂2版, メジカルビュー社, 2014.

まとめのチェック

1	肺の大きさ、重さを述べよ。	▶▶ 1　成人で右が約1.2L、約600g。左が約1.0L、約500g。
2	体外から肺胞に至るまでの気道の名称を述べよ。	▶▶ 2　口腔・鼻腔→咽頭→喉頭→気管→主気管支→葉気管支→区域気管支→細気管支→終末細気管支→呼吸細気管支→肺胞管→肺胞嚢→肺胞
3	気管から肺胞に至るまでに気道の分岐する回数を述べよ。	▶▶ 3　21〜24回。
4	肺胞の数と大きさを述べよ。	▶▶ 4　健常人で約3億個、1つの肺胞の直径は約300μm。肺胞の総面積は成人で約70m^2である。
5	肺循環の経路を述べよ。	▶▶ 5　右心室→肺動脈→肺毛細血管→肺静脈→左心房

02 換気と換気メカニクス

坂口嘉郎

換気運動と換気

吸気時には胸郭が前方および頭側に挙上し,横隔膜が尾側に下降し,胸腔容積が拡大する。呼気時には胸郭が下がり,横隔膜が挙上して胸腔容積が縮小する(▶図1, 2)。

換気運動は脳幹にある呼吸中枢の支配を受け,リズムが調節される。

図1 換気運動時の横隔膜の動き

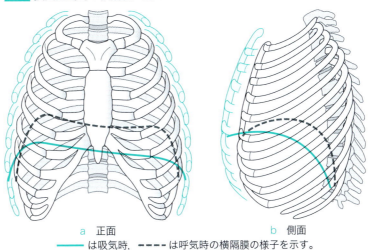

a 正面   b 側面
── は吸気時,---- は呼気時の横隔膜の様子を示す。

(坂井建雄 編:カラーイラストで学ぶ 集中講義 解剖学, p.81, メジカルビュー社, 2012. より引用)

図2 換気運動時の肋骨の動き

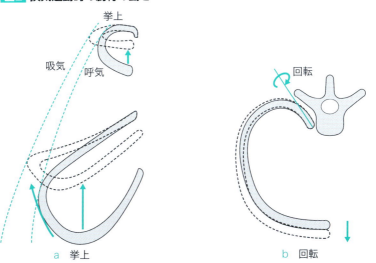

a 挙上   b 回転

(岡田隆夫 編:カラーイラストで学ぶ集中講義 生理学 改訂2版, p.119, メジカルビュー社, 2014. より引用)

> **補足**
>
> 12本の肋骨は胸郭を形成し，背側では胸椎と，腹側では胸骨と関節し，肋椎関節を軸に回転する。
>
> ●**吸気の運動**
>
> 外肋間筋の収縮により肋骨がバケツの柄のように挙上し，胸郭の前後径ならびに横径が拡大する。
>
> 横隔膜が収縮すると，ドーム状の湾曲が弱まるように下降するため，胸腔容積が拡大する。
>
> 深い吸気時には胸鎖乳突筋，斜角筋，大胸筋，前鋸筋などが収縮し肋骨を大きく挙上させる。さらに僧帽筋，肩甲骨も働く。
>
> ●**呼気の運動**
>
> 吸気運動が終了すると肺・胸郭は元に戻ろうとする弾性収縮力で自然に縮小する。
>
> 横隔膜が弛緩すると，腹圧により横隔膜はドーム状に押し上げられる。さらに内肋間筋が収縮すると，肋骨を引き下げるように胸郭の左右径と前後径が減少する。
>
> 深い呼気時には外腹斜筋，内腹斜筋，腹直筋が収縮し腹圧を高めて横隔膜の挙上を強める。

換気は胸腔容積の変化に伴う胸腔内と大気の圧較差により，肺と大気との間に気流が生じる現象である（▶図3）。

図3 換気

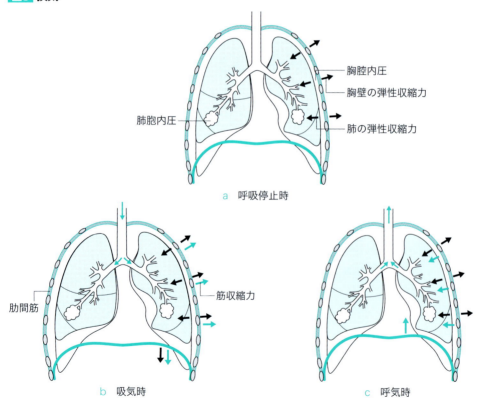

a 呼吸停止時
b 吸気時
c 呼気時

（坂井建雄 編：カラーイラストで学ぶ 集中講義 解剖学，p.81，メジカルビュー社，2012．より引用）

> **補足**
>
> 肺自体には常に肺胞が収縮する方向に弾性収縮力が働く。胸郭自体には最大吸気位では縮む方向に，最大呼気位では広がる方向で弾性収縮力が働く。肺と胸郭の弾性収縮力がちょうど釣り合い，換気運動の努力が不要となる点が安静換気の終末呼気時である。
>
> ●吸気
> 横隔膜，肋間筋などが収縮し，胸腔容積が拡大して胸腔内が大気圧より低くなると，気道に空気が流入して肺が受動的に膨張する。
>
> ●呼気
> 横隔膜，肋間筋が弛緩し，肺と胸郭の弾性収縮力により胸腔容積が縮小すると，肺から外へ気流が生じる。

肺気量

スパイロメトリにより，安静換気と最大換気の換気量を測定し，▶図4に示す肺気量分画を計算する。残気量，機能的残気量，全肺気量を直接には測定できない。

> **補足**
>
> 呼気ですべてのガスを呼出しようとしても残気量の量は肺内に残る。すなわち，肺内ガスをゼロにすることはできない。残気量の測定は特殊な方法による。

図4 肺気量分画

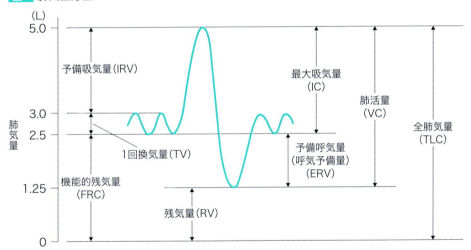

IRV : inspiratory reserve volume
ERV : expiratory reserve volume
TV : tidal volume
RV : residual volume
FRC : functional residual capacity
IC : inspiratory capacity
VC : vital capacity
TLC : total lung capacity

努力呼出曲線（▶図5）

最大吸気努力の後，可能な限り強く迅速に呼気を排出したときの肺活量を努力肺活量（forced vital capacity：FVC）という。気道閉塞があると，努力呼出時の気流流量は低下する。最初の1秒間の呼気容積を1秒量（FEV_1，$FEV_{1.0}$）とよぶ。$FEV_{1.0}$のFVCに対する割合を1秒率（$FEV_{1.0}\%$）とよぶ。

図5 努力呼出曲線

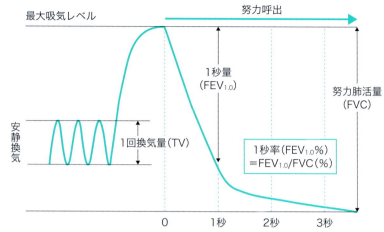

FEV：forced expiratory volume
FVC：forced vital capacity

(岡田隆夫 編：カラーイラストで学ぶ集中講義 生理学 改訂2版, p.200, メジカルビュー社, 2014. より引用)

補足

●換気障害の分類（▶図6）

図6 換気障害の分類

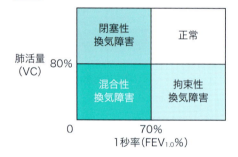

閉塞性換気障害：$FEV_{1.0}$%は喘息，気管支炎，慢性閉塞性肺疾患など気道狭窄を伴う疾患で低下し，70％未満を閉塞性換気障害と称する。縦軸に流量，横軸に呼出容量をとる努力呼出曲線（フローボリュームカーブ）では最大呼気流量が低下し，最大流量に達した後の流量低下が著しく，下に凸の曲線を示す（▶図7b）。

拘束性換気障害：VCが予測値の80％未満を異常とし，拘束性換気障害とよぶ。フローボリュームカーブでは，正常と比べて横幅が狭い形を示す（▶図7c）。

図7 努力呼出曲線（フローボリュームカーブ）

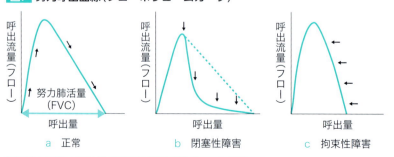

a　正常　　b　閉塞性障害　　c　拘束性障害

換気メカニクス

換気運動における3要素
- 圧変化(cmH$_2$O)
- 容積変化(L)
- 気流(フロー)(L/sec)

以上の3要素より，肺・胸郭の膨らみやすさ(コンプライアンス)，気道内のガスの流れにくさ(気道抵抗)が求められる。

補足

●**コンプライアンス**

コンプライアンス(C)(L/cmH$_2$O)は肺・胸郭の膨らみやすさを示す指標であり，圧−容量関係から次式で求められる。

$$C = \Delta V / \Delta P$$

ΔV：容積変化(L)：肺の容積がVからV＋ΔVに変化
ΔP：圧変化(cmH$_2$O)：肺にかかる圧がPからP＋ΔPに変化

●**気道抵抗**

気道抵抗(R)(cmH$_2$O/L/sec)は，空気と気道壁の間にはたらく粘性によって生じるガスの流れにくさを示す指標であり，圧−流量関係から次式で求められる。

$$R = \dot{V} / \Delta P$$

$\dot{V}$：気流(フロー)(L/sec)
ΔP：気道両端の圧力差(cmH$_2$O)

補足

●**クロージングキャパシティ（closing capacity：CC）**

CCは最大吸気位から最大呼気位まで肺内の空気を呼出していくときに，末梢気道の閉塞が起こり始める肺容量であり，気道閉塞は下側肺領域に最も起こりやすい。喫煙，肥満，加齢，肺気腫，気管支炎，喘息，肺間質性浮腫などの患者では正常者に比べてCCが増加する。

●**機能的残気量（FRC）とCCの関係**

正常肺ではFRC＞CCであり，通常の安静換気の間に気道閉塞は生じていない。

CCが軽度FRCを上回った状態では，吸気時に開通した気道の一部は呼気の途中で閉塞してしまい，換気とともに閉塞と再開通を繰り返す状態となる。

CC＞(FRC＋1回換気量)の状態では，通常換気の間を通して閉塞したままの気道，すなわち無気肺が存在することになる。

● 文献
1) 坂井建雄 編：カラーイラストで学ぶ 集中講義 解剖学，メジカルビュー社, 2012.
2) 岡田隆夫 編：カラーイラストで学ぶ集中講義 生理学 改訂2版，メジカルビュー社, 2014.

まとめのチェック

☐☐	1	安静換気時の換気運動に関与する呼吸筋を述べよ。	▶▶ 1	吸気時には外肋間筋の収縮により胸郭が拡大し，横隔膜の収縮により横隔膜が尾側に下降することで胸腔容積が拡大する。呼気時には吸気運動が終了し，胸腔容積が元に戻ろうとする力で自然に縮小する。
☐☐	2	努力呼吸時の換気運動に関与する呼吸筋を述べよ。	▶▶ 2	深い吸気時には胸鎖乳突筋，斜角筋，大胸筋，前鋸筋，僧帽筋などが収縮し肋骨を挙上させる。深い呼気時には内肋間筋が収縮して肋骨を引き下げ，外腹斜筋，内腹斜筋，腹直筋が収縮し腹圧を高めて横隔膜の挙上を強める。
☐☐	3	肺活量（VC）の定義を述べよ。	▶▶ 3	最大吸気位と最大呼気位の差が肺活量である。
☐☐	4	1秒量（$FEV_{1.0}$）の定義を述べよ。	▶▶ 4	最大吸気努力の後，可能な限り強く迅速に呼気を排出したときの肺活量を努力肺活量（FVC）という。最初の1秒間の呼気容積を1秒量（$FEV_{1.0}$）とよぶ。
☐☐	5	1秒率（$FEV_{1.0}\%$）の定義を述べよ。	▶▶ 5	$FEV_{1.0}$のFVCに対する割合を1秒率（$FEV_{1.0}\%$）とよぶ。
☐☐	6	機能的残気量（FRC）について述べよ。	▶▶ 6	安静呼気終末時の肺容量。
☐☐	7	クロージングキャパシティ（CC）について述べよ。	▶▶ 7	最大吸気位から最大呼気位まで呼出していくときに，末梢気道の閉塞が起こり始める肺容量。
☐☐	8	機能的残気量とクロージングキャパシティ（CC）の関係について述べよ。	▶▶ 8	CCがFRCより大きくなればなるほど，安静換気中でも，呼気終末に近づくと末梢気道閉塞が起こり，低換気の肺胞が出現する。そのため，換気血流不均等（低V_A/Q領域）が増大し，肺の酸素化能は低下する。

03 ガス交換

坂口嘉郎

ガス交換

外呼吸の最終的な目的はガス交換である。肺胞上皮，基底膜，結合組織，血管内皮で構成される壁を通して，分圧勾配に従い，肺胞から毛細血管へ酸素（O_2）が拡散し，毛細血管から肺胞へ二酸化炭素（CO_2）が拡散する（▶図1）。

ガス交換が連続して行われるためには，常に肺胞内のガスが入れ替わり，血液が循環していることが必要である。

図1 肺胞と毛細血管

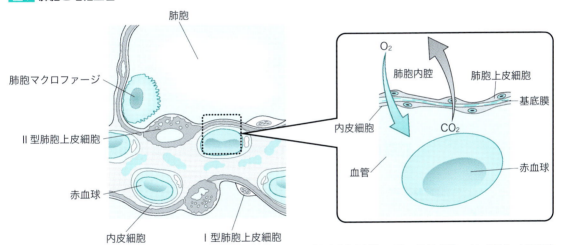

（坂井建雄 編：カラーイラストで学ぶ 集中講義 解剖学，p.71，メジカルビュー社，2012．より引用）

補足

外呼吸は肺胞・血管壁を介して，肺毛細血管内の血液と肺胞腔との間で行われるガス交換を指す。内呼吸は組織と循環血液との間のガス交換を指す。

O_2は血管内で主に赤血球のヘモグロビンに結合して存在する。CO_2の拡散はO_2よりも20〜30倍速いため，CO_2のガス交換は障害を受けにくく，血流と換気のある局所肺の肺静脈血と肺胞腔内のCO_2分圧はほぼ等しいと仮定できる。一方，O_2に関しては，両者間の分圧較差を生じやすい（▶図2）。

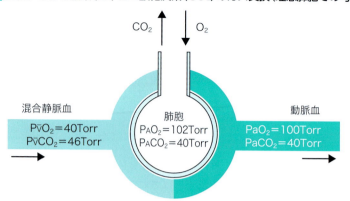

図2 肺胞における酸素（O_2）と二酸化炭素（CO_2）のガス交換（理想肺胞での考え方）

$P\bar{v}O_2$：mixed venous oxygen pressure（混合静脈血酸素分圧）
$P\bar{v}CO_2$：mixed venous carbon dioxide pressure（混合静脈血二酸化炭素分圧）
P_AO_2：partial pressure of oxygen in the alveoli（肺胞気酸素分圧）
P_ACO_2：partial pressure of carbon dioxide in the alveoli（肺胞気二酸化炭素分圧）
P_aO_2：partial pressure of oxygen in the arteries（動脈血酸素分圧）
P_aCO_2：partial pressure of carbon dioxide in the arteries（動脈血二酸化炭素分圧）

　肺胞内ガスが入れ替わる量（肺胞換気量）によって肺胞中のO_2分圧，CO_2分圧は変化する。これらの関係を▶図3に示す。
　肺胞換気量が増えるほど，毛細血管から肺胞へCO_2が多く移動し体外へ排出される。その結果，動脈血中のCO_2分圧およびそれと平衡する肺胞内CO_2分圧（P_ACO_2）は低下する。

図3 肺胞内O_2，CO_2分圧と肺胞換気量の関係（全肺での考え方）

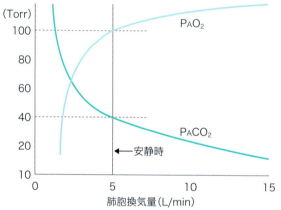

（岡田隆夫 編：カラーイラストで学ぶ集中講義 生理学 改訂2版, p.209, メジカルビュー社, 2014. より引用）

> **補足**

　肺胞に到達しガス交換に関与する換気が有効な換気であり，残りのガス交換に関与しない換気部分を生理学的死腔（volume of physiological dead space：VD）とよぶ。生理学的死腔は肺胞に到達するまでの気道のガス容積である解剖学的死腔と，毛細血管血流のない肺胞を換気するガス容積である肺胞死腔の2つの要素に分けられる。

$$\text{肺胞換気量} = \text{分時換気量} - \text{死腔換気量}$$

$$\text{生理学的死腔}(V_D) = \text{解剖学的死腔} + \text{肺胞死腔}$$

生理学的死腔の大きさは通常死腔率として求め，パーセントでいうことが多い（Enghoff変形式）。
生理学的死腔率（V_D/V_T）は以下の式で示せる。

$$V_D/V_T = \frac{PaCO_2 - P_ECO_2}{PaCO_2}$$

V_T：1回換気量
P_ECO_2：混合呼気二酸化炭素分圧

　換気量が一定量以上ある場合，肺胞気酸素分圧（P_AO_2）は以下の式から計算される。

$$P_AO_2 = (760 - 47) \times F_IO_2 - PaCO_2/R$$

　　F_IO_2：inspired oxygen fraction（吸入気酸素分画）
　　R：respiratory gas exchange ratio（ガス交換率）。定常状態では，
　　　respiratory quotient（RQ：呼吸商）に等しい。

　換気量が低下し続け，肺胞への新鮮なO_2供給量が不足すると，P_AO_2は急速に低下していく。

> **補足**
>
> ●肺酸素化能の指標
> ①A-aDO₂
> 　P_AO_2とPaO_2の較差（partial pressure difference of alveolar-arterial oxygen：A-aDO₂）が小さいほど肺酸素化能は良好といえる。生理的右左シャント（心筋の栄養動脈がテベシアン静脈を介して左心室へ直接還流している）が存在するため，A-aDO₂はゼロにはならない。慢性期領域でよく用いられる（慢性閉塞性肺疾患（COPD）など）。「慢性閉塞性肺疾患（COPD）急性増悪」の項の補足（p.137）も参照。
> ②PF比（PaO_2/F_IO_2 ratio）
> 　F_IO_2が上昇するほどP_AO_2は上昇するので，F_IO_2に照らしてPaO_2を評価する必要がある。PF比が高いほど，肺酸素化能は良好である。急性期領域でよく用いられる（急性呼吸窮迫症候群（ARDS）など）。

血液ガスの正常値

pH：　　　7.40±0.05
$PaCO_2$：40±5（Torr）
PaO_2：　104.2−0.27×年齢（Torr）

● 文献
1) 坂井建雄 編：カラーイラストで学ぶ 集中講義 解剖学, メジカルビュー社, 2012.
2) 岡田隆夫 編：カラーイラストで学ぶ集中講義 生理学 改訂2版, メジカルビュー社, 2014.

まとめのチェック

☐☐ 1	外呼吸と内呼吸とは何か述べよ。	▶▶ 1 外呼吸は肺胞において肺毛細血管内の血液と肺胞腔との間でO_2を取り込み，CO_2を排出するガス交換をいう。内呼吸は組織において血液から組織にO_2を取り込み，CO_2を組織から血液中に出すガス交換をいう。
☐☐ 2	動脈血のO_2分圧，CO_2分圧の正常値を述べよ。	▶▶ 2 PaO_2：$104.2-0.27×$年齢(Torr) $PaCO_2$：$40±5$(Torr)
☐☐ 3	混合静脈血のO_2分圧，CO_2分圧の正常値を述べよ。	▶▶ 3 $P\bar{v}O_2$：40Torr $P\bar{v}CO_2$：46Torr
☐☐ 4	換気量と$PaCO_2$の関係について述べよ。	▶▶ 4 肺胞換気量と$PaCO_2$は反比例する。

04 死腔とシャント

坂口嘉郎

換気量と換気血流比の不均一

肺内では換気量（$\dot{V}_A$）や血流量（$\dot{Q}$）が部位により均一ではない。両者の割合である換気血流比（$\dot{V}_A/\dot{Q}$）もまた部位により異なる。これらは体位，呼吸器の病態，気道開通度，麻酔，換気条件，循環動態などに影響される。

> **補足**
>
> 約3億の肺胞はそれぞれ微量ながら，換気と血流が分布する。従って約3億の$\dot{V}_A/\dot{Q}$（0〜∞）が存在するが，多くは0.8〜1.0付近に集中する（均等化，マッチしている）。肺の病変は各$\dot{V}_A/\dot{Q}$のばらつきを拡大させる。それにより，ガス交換の効率が低下する。

> **補足**
>
> ●**換気量の不均一性**
> 立位では肺尖部より肺底部のほうが胸腔内圧は高く，呼気位の肺胞容量は肺尖部から肺底部にかけて1/4に減少する。そのため，同じ肺内外圧較差に対する肺局所の拡大容積（$\dot{V}_A$）が，肺尖部より容量の小さい肺底部にいくほど増大する。
>
> ●**血流量の不均一性**
> 血流分布は重力の影響を受けて不均等となる。肺循環系は低圧系のために，立位では肺尖部から肺底部にいくに従い，組織重量当たりの$\dot{Q}$は増加する。
>
> 以上より，立位においては肺尖部から肺底部にいくほど換気量，血流量ともに増加するが，両者の勾配に差があるために，$\dot{V}_A/\dot{Q}$は肺尖部では大きく，肺底部にいくほど減少する（▶図1）。

図1 肺の部位による換気量，血流量，換気血流比の変化（立位）

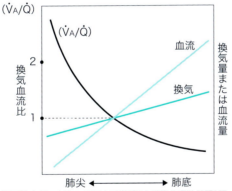

（岡田隆夫 編：カラーイラストで学ぶ集中講義 生理学 改訂2版，p.206，メジカルビュー社，2014. より引用）

$\dot{V}_A/\dot{Q}$すなわち換気と血流のバランスがガス交換にとって重要である。健常人では換気量と血流量のバランスが取れているが，これが不均等になると，酸素のガス交換能が低下する。

> **補足**

●肺胞死腔
　$\dot{V}_A/\dot{Q}=\infty$の領域。肺血流は遮断されるが，換気は保たれているため，ガス交換に関与しない無駄な換気となる。肺塞栓症や高度に心拍出量が低下すると生じる。
●肺内シャント
　$\dot{V}_A/\dot{Q}=0$の領域。換気がなく肺血流が保たれており，ガス交換に関与しない無駄な血流となる。無気肺や一側肺換気により生じる。

> **補足**

●$\dot{V}_A/\dot{Q}$上昇（▶図2）
　換気に対して肺血流が低下した領域が増加した状態。ガス交換に関与しない無駄な換気が増加する。
●$\dot{V}_A/\dot{Q}$低下（▶図3）
　血流に対して換気が低下した領域が増加した状態。ガス交換に関与しない無駄な血流が増加する。
※$\dot{V}_A/\dot{Q}$が左右の肺で異なる場合に，$\dot{V}_A/\dot{Q}$の大きなほうが下になる側臥位にすると，肺全体では換気・血流不均等が是正されて肺酸素化が改善する。

図2 $\dot{V}_A/\dot{Q}$上昇

high $\dot{V}_A/\dot{Q}$と血液ガス

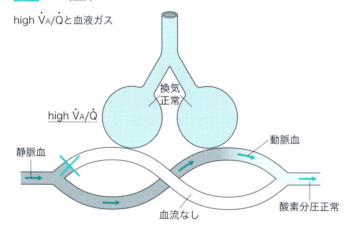

図3 $\dot{V}_A/\dot{Q}$低下

換気のない肺局所に血流が存在している状態を示した。換気のない肺胞に流入した混合静脈血が左房へと還流していくために，酸素分圧は低下する。

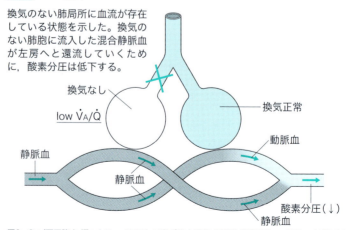

図2，3：(岡田隆夫 編：カラーイラストで学ぶ集中講義 生理学 改訂2版，p.207，メジカルビュー社，2014. より引用)

> **補足**

● **低酸素性肺血管収縮(hypoxic pulmonary vasoconstriction：HPV)**
　換気が途絶するか低下し，肺胞気O_2分圧が低下した領域では，肺動脈壁の平滑筋が収縮して血流量が低下する。結果として，換気の良好な領域の血流量が増加し，換気・血流不均等が是正される。生体がもつこの調節機序をHPVとよぶ。肺血管抵抗の制御には平滑筋細胞に対する肺胞性低酸素の直接作用，血管内皮細胞から産生される種々のメディエータによる調節が関与している。

● **文 献**
1) 坂井建雄 編：カラーイラストで学ぶ 集中講義 解剖学，メジカルビュー社，2012.
2) 岡田隆夫 編：カラーイラストで学ぶ集中講義 生理学 改訂2版，メジカルビュー社，2014.

まとめのチェック

☐☐ 1	肺局所の換気量の違いについて述べよ。	▶▶ 1 立位では肺尖部より肺底部になるほど肺局所の換気量が増大する。
☐☐ 2	肺局所の血流量の違いについて述べよ。	▶▶ 2 立位では肺尖部より肺底部になるほど肺局所の血流量が増大する。
☐☐ 3	肺局所の換気血流比の違いについて述べよ。	▶▶ 3 立位では肺尖部より肺底部になるほど肺局所の換気血流比が減少する。
☐☐ 4	肺内シャントとは何か述べよ。	▶▶ 4 換気のない肺胞の周りに肺血流が存在している状態。ガス交換に関与しない無駄な血流となる。
☐☐ 5	肺胞死腔とは何か述べよ。	▶▶ 5 換気が保たれている肺胞の肺血流が遮断された状態。ガス交換に関与しない無駄な換気となる。
☐☐ 6	低酸素性肺血管収縮とは何か述べよ。	▶▶ 6 肺胞気酸素分圧が低下した領域の肺動脈壁の平滑筋が収縮する結果，血流を換気の悪い肺領域から良好な領域にシフトして，換気・血流不均等が改善される現象。

05 循環との相互作用

植田 広, 土井松幸

自発呼吸が循環に与える機械的影響

　肺そのものには筋組織は存在せず自動運動はできない。換気を行う際には呼吸筋により胸郭が動かされ，胸腔内の圧力が変化することで肺が受動的に膨張・虚脱し，肺胞でのガス交換が行われる。肺でガス交換を行い酸素摂取することを，外呼吸という。

　自発呼吸下では胸腔内圧は常に陰圧である[1]。吸気時には胸郭が広がり横隔膜が押し下げられることにより胸腔内陰圧が強くなり，肺が膨張する。胸腔内陰圧が強まった場合，静脈や右心房なども拡張しやすくなり心臓への静脈還流量が増加する（▶図1）。また，胸腔内陰圧は，心筋を外へ引っ張るような力であるから，心臓の拡張には有利になるが，心臓の収縮は阻害される。呼気時には胸郭が縮み横隔膜が押し上げられることで胸腔内陰圧が弱まり，肺容量が減少する。胸腔内陰圧が弱まった呼気時には，吸気時に比べると静脈還流量は減少し，心臓の収縮には有利な条件となる。

図1 吸気時の胸腔内陰圧の増大と静脈還流量

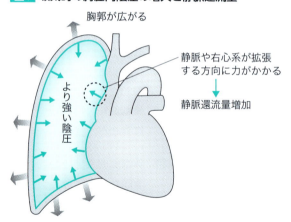

陽圧人工呼吸や気胸が循環に与える機械的影響

　陽圧人工呼吸もまた循環に影響を与える。
　陽圧人工呼吸下では，胸腔内圧が陽圧となるため，静脈還流量は減少する。
　気胸による縦隔の圧迫も循環動態に影響を与える。肺に開いた孔が一方弁のようになっている場合，胸腔内圧が高くなっても空気が胸腔内に貯留し続ける場合があり，緊張性気胸の状態になる。緊張性気胸では縦隔が対側の胸腔へ圧排されるほか，胸腔内圧の上昇により静脈還流が障害されて心拍出量の低下を招き，ショック状態となることがある。速やかに患側の胸腔ドレナージが必要である。

心拍出量と酸素運搬

　肺胞から血中に取り込まれた酸素は，その**ほとんどがヘモグロビンに結合**して運搬され，ごく一部は血液に溶解して運ばれる。血液は心臓の駆出によって送り出されるので，全身に供給される酸素の量は心拍出量に依存する。溶存酸素は非常に微量であるためこれを無視すると，毎分全身に送られる酸素供給量は，

$$酸素供給量(mL/min) = 動脈血酸素含有量(mL/dL) \times 心拍出量(L/min) \times 10$$
$$\fallingdotseq 1.34 \times Hb \times SaO_2 \times 心拍出量 \times 10$$

と表される。

　一方，心臓が血液を駆出するためには心筋が仕事をしなければならず，他の臓器や組織と同様にアデノシン三リン酸（adenosine triphosphate：ATP）を必要とする。体内のATPは呼吸によって摂取された酸素を用いてブドウ糖などの基質を代謝することで生み出される。酸素を必要とする好気性代謝では，ブドウ糖1分子から38個のATPが作られ，各臓器や組織で利用される。このように動脈血から得た酸素を消費し，細胞レベルでの代謝を行うことを**内呼吸**という。

　呼吸により摂取された酸素を全身に供給することは循環に依存し，循環を生み出すことは呼吸に依存している。すなわち，呼吸と循環のいずれか一方でも破綻した場合には，全身への酸素供給が破綻する危険性がある。

呼吸と肺循環

　肺胞でのガス交換に関与する血管は，肺動静脈である。肺動脈は右心室から流出する血管で，肺胞周囲で毛細血管となり，ガス交換が行われる。ガス交換を終えた血液は，肺静脈を通って左心房へ流入する（▶図2）。

　肺動静脈血流もいろいろな要因でコントロールされている。

　例えば，肺胞内が低酸素となった部分では，肺血管が収縮する（**低酸素性肺血管収縮**）。なんらかの原因で肺の一部分で換気不良が起きた場合には，その部分の血流を減少させ，ガス交換効率を改善する自己調節能といえる。これが一部の肺胞ではなく肺全体で起こった場合には，肺動脈全体の血管抵抗が上昇する。また，血中の二酸化炭素分圧が上昇した場合，肺以外の組織では血管が拡張するが，**肺血管は収縮**する。肺胞への血流が低下した場合，換気血流不均衡が起こりうるが，肺胞内の二酸化炭素分圧が低下することで気道収縮が起こり，その領域での換気も低下する結果，換気血流不均衡を是正する方向に変化する。

　肺循環は，自律神経や液性因子による調節もまた受けており，さまざまな受容体が関与している（▶表1）。

図2 肺内の血液循環

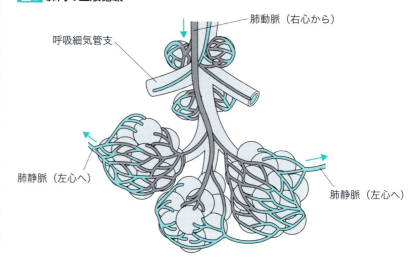

表1 肺動静脈の平滑筋の弛緩収縮にかかわる受容体

受容体	サブタイプ	反応	血管内皮の関与
自律神経性			
アドレナリン受容体	α_1	収縮	なし
	α_2	弛緩	あり
	β_2	弛緩	あり
ムスカリン受容体	M_3	弛緩	あり
プリン受容体	P_2X	収縮	なし
	P_2Y	弛緩	あり
タキキニン受容体	NK_1	弛緩	あり
	NK_2	収縮	なし
VIP受容体	?	弛緩	?
CGRP受容体	?	弛緩	なし
体液性			
アデノシン受容体	A_1	収縮	なし
	A_2	弛緩	なし
アンギオテンシンⅡ受容体	AT_1	収縮	なし
ANP受容体	ANP_A	弛緩	なし
	ANP_B	弛緩	なし
ブラジキニン受容体	B_1?	弛緩	あり
	B_2	弛緩	あり
エンドセリン受容体	ET_A	収縮	なし
	ET_B	弛緩	あり
ヒスタミン受容体	H_1	弛緩	あり
	H_2	弛緩	なし
セロトニン受容体	$5\text{-}HT_1$	収縮	なし
	$5\text{-}HT_{1C}$	弛緩	あり
トロンボキサン受容体	TP	収縮	なし
バソプレシン受容体	V_1	弛緩	あり

VIP：vasoactive intestinal peptide（血管作動性腸管ペプチド）
CGRP：calcitonin gene-related peptide（カルシトニン遺伝子関連ペプチド）
ANP：atrial natriuretic peptide（心房性ナトリウム利尿ペプチド）

(Barrett KE, Barman SM, Boitano S, et al: ギャノング生理学 原書24版（岡田泰伸 監訳）, 丸善出版, 2014. より引用)

酸素解離曲線

ヘモグロビンが酸素化されている割合と血液酸素分圧との関係を示したものが酸素解離曲線である（▶図3）。この曲線は，温度や血液のpH，二酸化炭素分圧，2,3-DPG（2,3-diphosphoglycerate，2,3-ジホスホグリセリン酸）の影響を受ける。

2,3-DPGは解糖過程の代謝産物で，以下のようにヘモグロビンと結合してバランスを保っている。

$$Hb\text{-}O_2 + 2,3\text{-}DPG \rightleftarrows Hb\text{-}2,3\text{-}DPG + O_2$$

この関係の下では，2,3-DPGの増加はこの式を右へシフトさせる。解糖系などにより酸素を多く消費しているところで，ヘモグロビンから酸素が乖離しやすくなり，組織への酸素供給を加速させるという点で有利である。

> **補足**
> ● 2,3-DPG
> 2,3-BPGともいう。di（D），bis（B）ともに2つという意味。

> **補足**
> ● P_{50}（P-fifty）
> P_{50}とは酸素飽和度50％のときのPO_2のことである。通常の条件下では約26.6Torrである。▶図3のように右または左にシフトしているときは，P_{50}がこの値よりも大または小となる。P_{50}がわかると，ただ1つの酸素解離曲線が決定される。

図3 酸素解離曲線

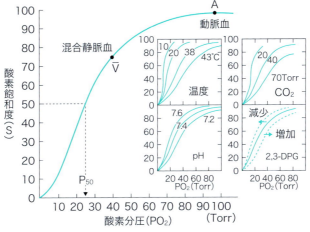

(小幡邦彦，外山敬介，高田明和 ほか：新生理学 第3版，p.323，文光堂，2000．より引用)

呼吸・循環・代謝の変化と酸素解離曲線

呼吸や代謝，循環に変化が起これば，酸素解離曲線にも変化が生じる。例えば，心拍出量の低下などで組織への酸素供給が低下し，アシドーシスとなった場合には，血液のpHが低下することにより酸素解離曲線は右にシフトする。すると，酸素分圧の低い状態，すなわち循環不全のある部分ではヘモグロビンの酸素飽和度はより低くなるため，酸素化されたヘモグロビンから酸素が組織へ供給されやすくなることがわかる。後述する過換気症候群などでアルカローシスとなった場合には，血液のpHが上昇し，酸素解離曲線は左にシフトする。アシドーシスの場合とは逆に，酸素分圧の低い部分であってもヘモグロビン酸素飽和度が比較的高く保たれる，すなわち，組織への酸素供給効率が低下することになる。

肺高血圧症

肺動脈圧が異常に上昇する肺高血圧症は，その原因によって5群に分類されている[2]。肺動脈そのものに原因があるものと，他の病態によって肺高血圧となるものとに大別される。

肺高血圧症では，肺血管抵抗が高くなることで左心系への血流が減少し低心拍出状態になるほか，右心負荷上昇から三尖弁閉鎖不全や肺動脈弁閉鎖不全なども惹起する。肺血流が減少した場合は換気血流不均衡となり，低酸素血症に陥る。

慢性閉塞性肺疾患（COPD）

慢性閉塞性肺疾患（chronic obstructive pulmonary disease：COPD）は，主に喫煙が原因である慢性炎症性疾患であり，気道や肺胞壁の破壊の結果，気流閉塞や換気血流不均衡をきたす疾患である。気流閉塞の結果，検査所見上は1秒率が低下する。肺胞壁とともに肺血管床も破壊されることや，低酸素性肺血管収縮や高二酸化炭素症による肺血管の収縮，肺の過膨張による圧排によって肺血管抵抗が上昇する。病期の進行に従い，やがては前述の肺高血圧症を合併し，肺性心，右心不全へとつながり，肺高血圧を合併した場合は予後不良である。

COPDと循環器疾患との関係

中等症から重症のCOPDにおける死亡原因は，呼吸不全と循環器疾患が各々約30％を占めるが，これを中等症のみに限ると死因の45％が循環器疾患，呼吸不全によるものは5％程度となる。すなわち，COPD患者においては循環器疾患のコントロールが重要であるといえる。

心不全患者では20〜40％にCOPDが合併し，逆にCOPD患者の20〜30％に心不全が合併する。心不全もCOPDも息切れの症状が出るため，心不全ではCOPDを，COPDでは心不全を過小評価してしまう可能性もあるので注意が必要である。

心不全では肺うっ血による細気管支の圧迫により，閉塞性換気障害は増悪する。COPDが増悪すると，交感神経が過緊張となるほか，肺血管抵抗，末梢血管抵抗の上昇により心不全も悪化していく。それぞれの症状の進行が，お互いの病状を悪化させる。

うっ血性心不全では，肺動脈圧の上昇も起こり，肺胞や間質への水分漏出から肺の拡張障害や気道抵抗の増大をきたし，換気血流不均衡となる。呼吸管理上は，虚脱した肺の再拡張，肺拡張能の改善，気道抵抗の改善を期待して，非侵襲的陽圧換気（non-invasive positive pressure ventilation：NPPV）などの陽圧換気を選択することがある。陽圧換気とすることで，通常は陰圧である胸腔内圧が陽圧となり，静脈還流量が減少する。

過換気症候群

換気を促進するような要因により,肺胞の換気量が異常に増大することがある。過換気状態では動脈血二酸化炭素分圧が低下することにより呼吸性アルカローシスとなり,血清カルシウムイオン濃度が低下する。これは,脳血管攣縮や冠動脈攣縮を起こすことがあり,脳虚血,狭心症へとつながりうるため,注意が必要である(▶図4)。

図4 過換気による障害

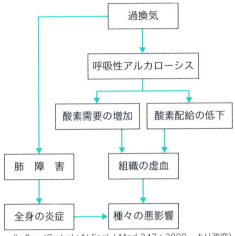

(Laffey JG et al:N Engl J Med 347:2000. より改変)

● 文献

1) 鈴木一也,内山能近,進藤由理子:肺・胸腔・縦隔の解剖生理と肺切除術〜胸腔ドレナージを正しく理解するために〜.急性・重症患者ケア,2: 810-819, 2013.
2) 日本循環器学会学術委員会合同研究班:肺高血圧症治療ガイドライン(2012年改訂版),p.5, 2012. http://www.j-circ.or.jp/guideline/pdf/JCS2012_nakanishi_h.pdf(2016年12月閲覧)
3) 岡田泰昌:呼吸中枢の最新の知見,呼吸,34: 1031-1032, 2015.
4) 鬼丸 洋:中枢性CO_2/H^+受容機構と呼吸リズム形成.THE LUNG perspectives, 19: 68-75, 2011.
5) 西野 卓:呼吸管理と呼吸中枢.人工呼吸,26: 22-28, 2009.
6) 西野 卓:肺迷走神経受容器活動と呼吸困難感.日臨生理会誌,33: 259-264, 2003.
7) 陳 和夫:過換気症候群.呼吸,34: 813-818, 2015.
8) Barrett KE, Barman SM, Boitano S, et al: ギャノング生理学 原書24版(岡田泰伸 監訳),丸善出版,2014.
9) 大地陸男:生理学テキスト 第4版,文光堂,2003.
10) 小幡邦彦,外山敬介,高田明和 ほか:新生理学 第3版,文光堂,2000.
11) 杉本恒明・小俣政男・水野美邦 編:内科学 第8版,朝倉書店,2003.
12) Marino PL: ICUブック 第3版,稲田英一 監訳,メディカル・サイエンス・インターナショナル,2008.
13) Miller RD: ミラー麻酔科学(武田純三 監),メディカル・サイエンス・インターナショナル,2007.

まとめのチェック

■次の各文の内容が正しければ○，間違っていれば×で答えよ（⑪は問いに答えよ）。

☐☐	1	安静自発呼吸下では，吸気時に胸腔内圧は陰圧に，呼気時に陽圧となる。	▶▶ 1 × 生理的には胸腔内圧は常に陰圧。
☐☐	2	吸気時には静脈還流量は増加する。	▶▶ 2 ○ 胸腔内陰圧が強まるため，静脈還流量が増加する。
☐☐	3	血中では，酸素はそのほとんどがヘモグロビンに結合して運搬される。	▶▶ 3 ○ 動脈血中には酸素が溶存するが，ヘモグロビンに結合する量に比べると非常に小さく，生理的な状態ではほぼ無視できる量である。
☐☐	4	全身に供給される酸素の量は，心拍出量に依存する。	▶▶ 4 ○ 心拍出量に比例する。
☐☐	5	循環が破綻しても呼吸が破綻することはない。	▶▶ 5 × 組織へ酸素を供給することができなくなる。
☐☐	6	肺動脈には動脈血が，肺静脈には静脈血が流れている。	▶▶ 6 × 肺動脈には静脈血，肺静脈には動脈血が流れる。
☐☐	7	肺胞内が低酸素となった部分では，肺血管が収縮する。	▶▶ 7 ○ 低酸素性肺血管収縮とよばれる。ごくわずかな場所で起こる際には，換気血流不均衡を是正する方向に働く。
☐☐	8	動脈血二酸化炭素分圧が高値となったときには，ほかの組織と同様に肺血管が拡張する。	▶▶ 8 × 肺以外の組織では高二酸化炭素症では血管拡張が起こるが，肺では血管収縮が起こる。
☐☐	9	ヘモグロビンが酸素化されている割合と血液酸素分圧との関係を示したものを酸素解離直線という。	▶▶ 9 × 酸素解離曲線。S字状カーブになる。

□□	10	酸素解離曲線は温度や血液のpH，二酸化炭素分圧，2,3-DPGの影響を受ける。	▶▶ 10	○ それぞれのパラメータの増減により，曲線は右または左に偏移(シフト)する。
□□	11	酸素解離曲線の右方，左方へのシフトについて説明せよ。	▶▶ 11	右方にシフトする場合は血液温度の上昇，pHの低下，2,3-DPGの増加により起こる。逆に血液温度の低下，pHの上昇，2,3-DPGの低下は左方へのシフトを起こす。
□□	12	肺高血圧症とは，肺動脈そのものの障害が要因で起こる病態を指す。	▶▶ 12	× さまざまな要因によるものがあり，大きく分けて5群に分類されている。
□□	13	慢性閉塞性肺疾患患者の80％では，心不全を合併する。	▶▶ 13	× COPD患者の20～30％で心不全を合併するといわれる。
□□	14	慢性閉塞性肺疾患では，肺血管床の破壊や肺の過膨張により肺血管抵抗が上昇する。	▶▶ 14	○ 病気が進行すれば肺高血圧症となりうる。
□□	15	過換気症候群では，脳血管攣縮や冠動脈攣縮を起こす可能性があるため注意が必要である。	▶▶ 15	○ 血管攣縮が起こり，血流減少。虚血のリスクになりうる。

06 呼吸の調節

植田 広, 土井松幸

呼吸は生体に必要な酸素を体内に取り込み, 二酸化炭素を体外に排出することで恒常性の維持を行うシステムである。恒常性維持のため, 安静時には安定した換気リズムと適切な換気量の維持が不可欠であり, バランスが崩れたときにはそれを速やかに修正する調節機構が必要となる。

換気をするための力は, 呼吸筋を動かすことによって生み出される。吸気時と呼気時には, それぞれ異なった呼吸筋群が働く(▶図1)。また, 呼吸は中枢神経をはじめとした, さまざまな調節機構をもつ(▶図2)。

図1 呼吸筋群

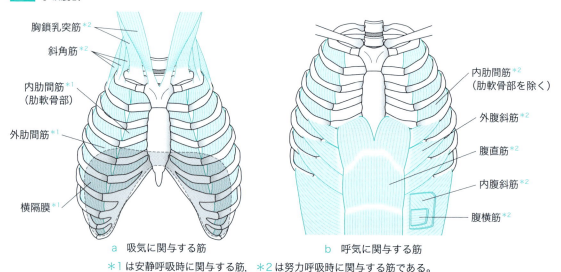

a 吸気に関与する筋   b 呼気に関与する筋

*1は安静呼吸時に関与する筋, *2は努力呼吸時に関与する筋である。

図2 呼吸の調整と刺激・抑制因子

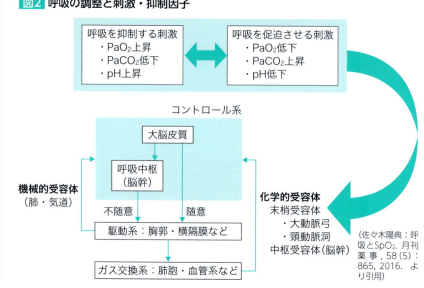

(佐々木陽典:呼吸とSpO₂. 月刊薬事, 58(5):865, 2016. より引用)

呼吸筋は，吸気時に働く吸息筋と呼気時に働く呼息筋に大別される。

吸気時には主に横隔膜が収縮することで胸腔容積が大きくなる。横隔膜は，安静時呼吸の胸腔内容積の変化の約75％を担う。横隔膜のほか，外肋間筋などは呼吸補助筋として働き，胸郭の前後左右径を増大させる。また，胸鎖乳突筋や斜角筋は努力性呼吸の際に胸郭を挙上させる方向に働く。

呼気の大部分は横隔膜が弛緩することで受動的に起こるが，能動的な呼気を行う際には内肋間筋や腹斜筋，腹直筋などが緊張し，呼気が促進される。内肋間筋は，胸郭を引き下げることで能動的な呼気を起こす。

呼気と吸気がスムーズに行われるように，吸気筋の運動ニューロンが活動しているときには呼気筋のニューロンは抑制されている。

横隔膜の運動を支配する横隔神経は，主に第4頸髄から起始し，第3，5頸髄から補助枝が分岐する。従って，第5頸髄以下の損傷の場合，横隔神経の機能が温存されるため，通常は致死的な呼吸不全にはならない。

これらの呼吸筋運動は自らの意思で行う随意運動によって能動的に調節することはできるが，大部分の呼吸調節は意識とは無関係に行われる。例えば睡眠中など，自分の意識が及ばない場面でも呼吸は保たれる。このように，無意識の状態での自律的な換気（換気のリズム）を調節しているのは，延髄に存在する呼吸中枢である。

呼吸ニューロン群

延髄の疑核腹側に左右対称，縦方向に呼吸ニューロンが密に存在する腹側呼吸ニューロン群（ventral respiratory group：VRG）とよばれる部分が存在する（▶図3）。ここは，前ベッチンガー複合体とよばれるペースメーカー細胞の集合とつながっており，換気のリズム，換気のパターンを形成する重要な役割をなしている。

延髄背側，弧束核にも呼吸ニューロンが集中しており，これは背側呼吸ニューロン群（dorsal respiratory group：DRG）とよばれる。

VRGやDRGは前ベッチンガー複合体への出力を行っているニューロン群だが，これらを切除しても規則的な換気が消失することはなく，前ベッチンガー複合体が換気リズム形成に重要な部分であることがわかる。

図3 腹側呼吸ニューロン群

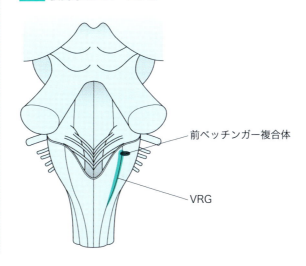

化学受容器

延髄化学受容器

　延髄腹側には，VRGとは別に，pHを主に感知する**化学受容器**が存在する。化学受容器は，延髄表面から内部に入る小動脈を延髄表層で取り囲むように存在している（▶図4）。

　延髄化学受容器とよばれるこの部分では，pHの低下により換気量を増加させるように働く。**血液脳関門**はH^+もHCO_3^-も通過できないので，延髄化学受容器が感知するものは厳密には動脈血中のpHそのものではない。二酸化炭素は血液脳関門を拡散により通過できるので，動脈血から拡散したCO_2が

$$CO_2 + H_2O \rightleftarrows H_2CO_3 \rightleftarrows H^+ + HCO_3^-$$

の式を経て上昇させたH^+を感知している。

図4 延髄化学受容器の分布

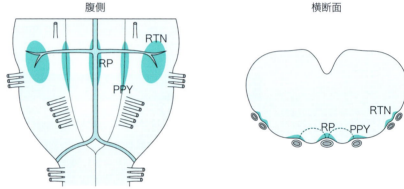

RP：nucleus raphe pallidus
PPY：parapyramidal nucleus
RTN：retrotrapezoid nucleus
（岡田泰昌：呼吸中枢の最新の知見．呼吸，34：1031-1032, 2015. より改変引用）

頸動脈小体と大動脈小体

　頸動脈小体は総頸動脈が内・外頸動脈に分岐する部分に，大動脈小体は大動脈弓に存在する化学受容器で，どちらも主に**動脈血酸素分圧**の低下に対して敏感に反応し換気を促す（▶図5）。また，二酸化炭素分圧やpHにも程度は少ないながらも反応する。化学受容器としての働きは，前述の延髄化学受容器によるところが大部分を占める。

　頸動脈小体と大動脈小体は，グロムス細胞という細胞を含んでおり，Ⅰ型とⅡ型がある。Ⅰ型細胞は低酸素状態で興奮し，近傍にある求心性神経終末へ主にドーパミンを神経伝達物質として刺激を送る。Ⅱ型細胞は，Ⅰ型細胞の周りを取り囲むようにして存在するが，その働きはよくわかっていない。

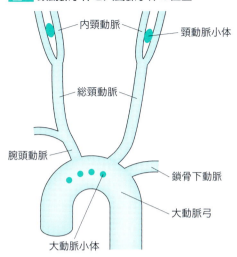

図5 頸動脈小体と大動脈小体の位置

　頸動脈小体や大動脈小体から発せられた刺激は，延髄へと伝達される。伝達の経路は，

> 頸動脈小体→頸動脈洞→舌咽神経→延髄
> 大動脈小体→迷走神経→延髄

となっている。

　Ⅰ型細胞は低酸素となると，O_2感受性カリウムチャネルからのカリウムイオン流出が減少し，細胞が脱分極する。次に，L型カルシウムチャネルを介して細胞内へカルシウムイオンの流入が起こり，活動電位を誘発する。その結果，神経伝達物質の放出が起こり，求心性神経が興奮する。頸動脈小体の場合，周囲の動脈血酸素分圧が50Torrを下回ると発火頻度が動脈血酸素分圧100Torrのときの2倍程度となる。頸動脈小体は酸素消費量が多く，循環抑制などにより血流が低下すると周囲の酸素分圧が低下しやすいため，換気が促進される。低酸素血症でも低い酸素分圧に反応して換気が促進される。貧血では酸素運搬量は減少し，組織への酸素供給は低下するが，貧血だけでは動脈血酸素分圧は影響を受けないため，頸動脈小体による換気促進は起こらない。

物理的受容器

　気道と肺には**感覚受容器**があり，それを有髄・無髄神経が支配しており，有髄神経は迷走神経線維，無髄神経はC線維からなる。有髄神経に支配されている受容器は，**遅順応性受容器**と**速順応性受容器**に分けられる。文字どおり，受容器を刺激された際に起こる神経線維の発火が，長く続くか，即時に終了するかの違いがある。

　肺や気管は，自身の伸展を感知している。肺が吸気により伸展するとその刺激が中枢に送られ，吸気を中断するように指令を出す。この反射を**Hering-Breuer反射**という。この反射は遅順応性受容器によって起こる。成人の場合，肺の進展が容積として1L以上増加した場合に誘発される。

　肺線維症では肺の拡張能が低下しているため，通常より相対的に気管支などの拡張が起こりやすくなる。この場合，浅く速い換気を誘発することになるが，

肺そのものが十分に拡張できない病態への順応であるといえる。

一方，気管支喘息では気管支平滑筋が収縮することで気管の伸展性が損なわれるため，深くゆっくりした換気となる。

外部からの物理的刺激は，気管に分布するイリタント受容器やC線維終末によって感知され，咳反射や気道分泌，気道収縮などが起こる。これらは異物を気道から排除する生体の防衛反応である。

イリタント受容器は速順応性受容器であり，咳や気道分泌，気道収縮が迅速に引き起こされる。これらの反応の後，換気は一過性に過換気となる。

C線維の終末は，肺血管の近傍に位置するため，J受容器（juxtacapillary受容器）とよばれていた。この受容器は，肺の伸展刺激やカプサイシン，タバコの煙，アンモニアなどの化学物質によって興奮することがわかっている。また，アレルギーの際に放出されるヒスタミンに対しても反応する。これらの興奮が起こった後，無呼吸を経て頻呼吸，徐脈，低血圧を呈する肺化学反射とよばれる反応が起こる。

二酸化炭素に対する呼吸調節

通常，動脈血二酸化炭素分圧は40Torr程度に維持されている。前述の化学受容器により二酸化炭素分圧が上昇すると換気が促進され，二酸化炭素分圧が正常な範囲になると換気は通常の状態へと戻る。血中二酸化炭素分圧が40Torrから41Torrに増加しただけで，換気量は安静時よりも30％ほど増加する。動脈血二酸化炭素分圧，動脈血酸素分圧の変化に対する換気応答を▶図6に示す。

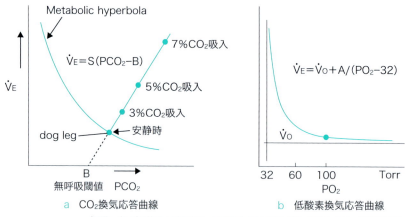

図6 CO₂換気応答と低酸素換気応答

a　CO₂換気応答曲線　　b　低酸素換気応答曲線

（西野　卓：呼吸管理と呼吸中枢．人工呼吸，26：150-156, 2009. より一部改変引用）

換気を止めていられる限界

普段，無意識下に行われている換気は，意識下で止めることができる。換気を止めていられる限界点は，前述の化学受容器，肺の物理的受容器の影響を受ける。換気促進の刺激は，動脈血酸素分圧の低下と，動脈血二酸化炭素分圧の上昇が主な原因である。両分圧を感知する頸動脈小体を切除してしまうと，息を止めていられる時間は延長する。

慢性呼吸不全患者での呼吸の調節

　健常人では高二酸化炭素症になると呼吸中枢が刺激されるが，慢性呼吸不全患者では血中の二酸化炭素分圧が高く保たれており，さらなる二酸化炭素分圧上昇に反応しなくなる．この状態では呼吸中枢刺激は血中酸素分圧の低下に依存する．慢性呼吸不全患者に酸素投与を行うと，呼吸中枢刺激が低下し換気が減弱することがある．その結果，意識障害を伴う高二酸化炭素症である，CO_2 ナルコーシスに陥る．

● 文献
1) 鈴木一也, 内山能近, 進藤由理子: 肺・胸腔・縦隔の解剖生理と肺切除術〜胸腔ドレナージを正しく理解するために〜. 急性・重症患者ケア, 2: 810-819, 2013.
2) 日本循環器学会学術委員会合同研究班: 肺高血圧症治療ガイドライン(2012年改訂版), p.5, 2012. http://www.j-circ.or.jp/guideline/pdf/JCS2012_nakanishi_h.pdf
3) 岡田泰昌: 呼吸中枢の最新の知見. 呼吸, 34: 1031-1032, 2015.
4) 鬼丸　洋: 中枢性CO_2/H^+受容機構と呼吸リズム形成. THE LUNG perspectives, 19: 68-75, 2011.
5) 西野　卓: 呼吸管理と呼吸中枢. 人工呼吸, 26: 150-156, 2009.
6) 西野　卓: 肺迷走神経受容器活動と呼吸困難感. 日臨生理誌, 33: 259-264, 2003.
7) 陳　和夫: 過換気症候群. 呼吸, 34: 813-818, 2015.
8) Barrett KE, Barman SM, Boitano S, et al: ギャノング生理学 原書24版, 岡田泰伸 監訳, 丸善出版, 2014.
9) 大地陸男: 生理学テキスト 第4版, 文光堂, 2003.
10) 小幡邦彦, 外山敬介, 高田明和 ほか: 新生理学 第3版, 文光堂, 2000.
11) 杉本恒明・小俣政男・水野美邦 編: 内科学 第8版, 朝倉書店, 2003.
12) Marino PL: ICUブック 第3版, 稲田英一 監訳, メディカル・サイエンス・インターナショナル, 2008.
13) Miller RD: ミラー麻酔科学, 武田純三 監, メディカル・サイエンス・インターナショナル, 2007.

まとめのチェック

■次の各文の内容が正しければ○，間違っていれば×で答えよ（⑩は問いに答えよ）。

☐☐ 1	呼吸筋は吸気時にのみ働く。	▶▶ 1 × 内肋間筋，腹斜筋，腹直筋など，呼気時に働く呼吸補助筋も存在する。
☐☐ 2	横隔神経は第4頸髄から起始し，第3, 5頸髄から補助枝が分枝する。	▶▶ 2 ○ 第5頸髄以下の損傷でも呼吸不全に至る危険性はあるが，致死的とはなりにくい。
☐☐ 3	呼吸の調節の大部分は大脳新皮質で行っている。	▶▶ 3 × 延髄呼吸中枢
☐☐ 4	呼吸の調節により，換気のリズムと換気量を維持している。	▶▶ 4 ○ 血液のpH，酸素分圧，二酸化炭素分圧を適正なレベルに維持するために，1回換気量や呼吸回数が緻密にコントロールされている。
☐☐ 5	換気のリズム形成に必要な部位の一つに前ベッチンガー複合体がある。	▶▶ 5 ○ ペースメーカー細胞の集合で，換気のリズム，換気のパターンを形成する重要な役割をなしている。
☐☐ 6	前ベッチンガー複合体は延髄背側に存在するニューロン群である。	▶▶ 6 × 腹側に存在する。
☐☐ 7	延髄の化学受容器は，動脈血中のプロトンの上昇を直接感知して呼吸を増加させる。	▶▶ 7 × 動脈血から拡散した二酸化炭素により脳脊髄液中のプロトンが上昇したことを感知する。
☐☐ 8	大動脈小体と頸動脈小体は，主に動脈血中の二酸化炭素分圧を感知して呼吸の調節に寄与する。	▶▶ 8 × 主に動脈血酸素分圧を感知し，程度は少ないが二酸化炭素分圧にも反応する。
☐☐ 9	気道には神経支配によらない物理的受容器が存在する。	▶▶ 9 × 物理的受容器も神経支配を受けている。

□□	10	Hering-Breuer反射とは何か述べよ。	▶▶ 10	肺への伸展刺激が中枢に伝わり，吸気を中断するように指令を出す反射。
□□	11	咳反射，気道分泌，気道収縮などの反応を引き起こす物理的刺激は，気管に分布するイリタント受容器やC線維により感知される。	▶▶ 11	○
□□	12	血中二酸化炭素分圧は，通常50Torr程度に保たれている。	▶▶ 12	×　40Torr
□□	13	二酸化炭素分圧の調節は，比較的緩やかに行われている。	▶▶ 13	× 二酸化炭素分圧が40Torrから41Torrに上昇するだけで換気量は安静時より30％も上昇する。化学受容器により鋭敏にコントロールされる。
□□	14	慢性呼吸不全患者では，呼吸中枢刺激が血中酸素分圧の上昇によって起こる。	▶▶ 14	× 血中酸素分圧の低下によって起こる。

呼吸の調節

chapter 2

呼吸治療領域の基礎知識と基本業務指針

01 呼吸治療における臨床工学技士の業務と責任

石井宣大

はじめに

　呼吸治療業務は，臨床工学技士法施行時から臨床工学技士の主業務の一つである。

　厚生省の「臨床工学技士業務指針」（1988年）から20年以上経過して改定された「臨床工学技士業務指針2010」[1]において，呼吸治療業務は，当初の生命維持管理装置である人工呼吸器の操作から呼吸療法という治療を主業務とするものへと業務内容が拡大している。

　近年の医療機器の進歩は目覚ましく，呼吸治療分野においてもスタッフが新しい技術の習得に追従できなければ，安全上に重大なリスクを含むことになる。

　そのなかで臨床工学技士は，呼吸治療のカンファレンスなど方針決定の場に参加し，治療法提案，人工呼吸器の操作・設定，治療の評価を行い，新しい技術を円滑に臨床に導入することで，効果的かつ安全な患者治療に貢献している。

呼吸治療とは

　呼吸が不十分な患者の呼吸の役割を補助する治療法であり，呼吸不全に対して，人工呼吸管理，非侵襲的陽圧換気（non-invasive positive pressure ventilation：NPPV）[*1]，酸素療法，モニタリング，鎮痛・鎮静，薬物療法などを行う。

補足

●呼吸不全とは[2]
　呼吸不全とは，室内気（21％酸素）の吸入下で動脈血酸素分圧が60Torr以下となる呼吸器系の機能障害のこと。
　動脈血二酸化炭素分圧が45Torrを超えるものはⅡ型，超えないものはⅠ型と分類されている。

補足

●人工呼吸器とは
　人工呼吸器は，換気が不十分な患者の換気を補助する生命維持管理装置である。
　人工呼吸器によって肺にガスを送り，肺で血液に酸素を取り込み，二酸化炭素を排出する。その血液が全身に送られることで，組織に酸素が供給され，組織から二酸化炭素が排出される。
　患者にガスを送り込むため，インターフェイスとして気管チューブやマスクを接続する。

用語アラカルト

*1 NPPV
NPPVは，非侵襲的陽圧換気を表す。人工呼吸療法の一つであり，患者と人工呼吸器を接続するインターフェイスとして，気管チューブ（侵襲的）の代わりにマスク（非侵襲的）を使用する。
気管チューブを介した人工呼吸療法は，invasive positive pressure ventilation（IPPV）と表せる。

> **補足**

● 人工呼吸器の目的は？[3]

人工呼吸器の主な目的は，①ガス交換の改善，②肺容量の改善，③呼吸仕事量の軽減である。

臨床的な目的としては，①低酸素血症の改善，②急性呼吸性アシドーシスの改善，③呼吸困難の改善などが挙げられる。

臨床工学技士は呼吸治療業務にどのくらい携わるか

呼吸治療業務に従事している臨床工学技士は全体の52%であり，血液浄化業務，医療機器の保守点検関連業務に次いで第3位の規模である[4]。

臨床工学技士の効果

臨床工学技士が呼吸治療に携わることによる患者の予後改善効果については明らかではない。

ICUには人工呼吸管理中の患者が多く収容されている。ICUでの臨床工学技士の配置状況で患者予後にどのような影響を与えるかを研究した報告では，「臨床工学技士の業務時間が長いICUでは標準化死亡比（standardized mortality ratio：SMR）が低かった」として，臨床工学技士の配置によって患者転帰が改善する傾向を示した[5]。

呼吸治療領域の臨床工学技士が要件に含まれる診療報酬

施設基準に提示される臨床工学技士は，以下の2つである。

| 呼吸ケアチーム加算 |
■呼吸ケアチーム加算の施設基準
(1) 当該保険医療機関内に，以下の4名から構成される人工呼吸器離脱のための呼吸ケアに係るチーム（以下，呼吸ケアチーム）が設置されていること。
ア．人工呼吸器管理等について十分な経験のある専任の医師
イ．人工呼吸器管理や呼吸ケアの経験を有する専任の看護師
ウ．人工呼吸器等の保守点検の経験を3年以上有する専任の臨床工学技士
エ．呼吸器リハビリテーション等の経験を5年以上有する専任の理学療法士

| 特定集中治療室管理料 |
■特定集中治療室管理料1に関する施設基準
(2) 専任の臨床工学技士が，常時，院内に勤務していること。

呼吸治療における臨床工学技士の業務と責任

臨床工学技士の呼吸治療における業務は，臨床業務，保守管理業務の2つに大別できる。

| 呼吸治療の臨床業務 |
臨床業務では，カンファレンスへの参加（治療方針決定），指示受け，人工呼

> **POINT!!**
> 臨床工学技士の業務で医師の具体的な指示が必要なのは，人工呼吸装置の運転条件の設定，動脈留置カテーテルからの採血であり，人工呼吸装置の回路の組み立てに対して具体的な指示は必要ない。

> **POINT!!**
> 臨床工学技士の業務に含まれるのは，人工呼吸器の1回換気量の設定，喀痰吸引，留置カテーテルからの採血であり，気管挿管，気管切開チューブの挿入は含まれない。

吸器使用前の準備，装着時，使用中，離脱後の管理，呼吸ケアチームへの参加，在宅呼吸治療の管理が挙げられる。

■呼吸治療の臨床業務　具体的な指示が必要な業務[1]

呼吸治療における臨床工学技士の業務では，①行えないもの，②医師の具体的指示を受けて行わなければならない法令上の特定行為，③引き続く一連の業務の各段階で医師の指示で行える業務がある。

①行えないもの
- 気管チューブおよび気管切開チューブの挿入および設置，または除去は医師が行う。
- 気管内洗浄については，医師が行いこれを補助するものとする。
- 身体に直接針を穿刺して行う血管からの採血および血管内への輸血等を，臨床工学技士は行ってはならない。

②医師の具体的指示を受けて行わなければならない法令上の特定の行為
治療中
- 人工呼吸装置の運転条件および監視条件（1回換気量，換気回数等）の設定および変更
- 吸入薬剤および酸素等の投与量の設定および変更
- 動脈留置カテーテルからの採血

③引き続く一連の業務の各段階で医師の指示で行える業務
治療前
- 人工呼吸装置の始業点検

治療中
- 人工呼吸装置回路の先端部（コネクタ部分）の気管チューブへの接続または気管チューブからの除去
- 人工呼吸装置回路の先端部のあらかじめ接続用に形成された気管切開部（気管チューブの挿入部分等）への接続または気管切開部からの除去
- 人工呼吸装置回路の先端部（マスク，口腔内挿入用マウスピースおよび鼻カニューラ等）の口，鼻への接続または口，鼻からの除去
- 呼吸訓練に使用する人工呼吸装置の操作
- 人工呼吸装置の使用時の吸引による喀痰等の除去
- 人工呼吸装置の機能維持および治療効果の評価

> **補足**
>
> **●人工呼吸装置の使用時の吸引による喀痰等の除去について**
>
> 1988年に厚生省が発出した「臨床工学技士業務指針」において，「吸引」の実施の可否については明確ではなかったが，人工呼吸器の操作を安全かつ適切に実施するうえで必要な行為であり，「臨床工学技士業務指針2010」では，臨床工学技士が実施できる行為として明確化された。
>
> 喀痰等の吸引は，必要に応じて適宜行い，実施後は人工呼吸装置の正常な作動状態を監視する。
>
> なお，養成機関や医療機関等において吸引操作の手技に関して必要な教育・研修等を受けた臨床工学技士が実施すること[6]。

補足

●動脈留置カテーテルからの採血

臨床工学技士が，人工呼吸器を操作して呼吸療法を行う場合，評価として血液ガス分析を行うため，動脈留置カテーテルから採血を行う必要がある。

これは当初（1988年）の厚生省「臨床工学技士業務指針」では，臨床工学技士が行ってはならないと業務指針として示されていた。

臨床工学技士法施行後20年以上が経過して発表された，厚生労働省の「チーム医療の推進に関する検討会」報告書[6]では，「動脈留置カテーテルからの採血については，制度が十分に成熟し，臨床現場における臨床工学技士に対する評価が定まってきた現在の状況から，臨床工学技士の技術の高度化を考慮し，臨床工学技士が行い得る行為として明確化すべきである」とされた。これを受けて「臨床工学技士基本業務指針2010」では明確化された。

動脈留置カテーテルからの採血の手技は，養成機関や医療機関等において必要な教育・研修等を受けた臨床工学技士が実施することが必要である[6]。

■呼吸治療の臨床業務の具体例

①カンファレンスへの参加（治療方針の決定）

・患者プロフィール，現病歴，既往歴，生活歴，身体所見，検査データから問題点を抽出して多職種で治療方針を決定する。

例：肺炎にて入院した患者Aに対し，酸素療法（マスク8L/min）を行うがSpO$_2$〔（パルスオキシメータによる）動脈血酸素飽和度〕88％と酸素化改善せず，ICUに入室した。酸素化改善するために呼吸治療は何を選択すべきかを検討し，経鼻高流量酸素療法[*2]を導入したが，改善せず，挿管下人工呼吸管理とする，と決定した。治療目標，人工呼吸器の初期設定，中止基準を確認する。

②指示受け

・目標と初期設定を確認し，中止基準を医師に確認する。

例：カンファレンスの方針として，人工呼吸器設定を調整しても，SpO$_2$＜90％，心拍数（heart rate：HR）＞110またはHR＜60，平均血圧＜70mmHg，呼吸数（respiration rate：RR）＞25回/minまたは＜10回/minのいずれかが該当したら，Drコールすることとなった。

医師からの指示例

・初期設定吸入気酸素分画（inspired oxygen fraction：F$_IO_2$）0.4，呼気終末陽圧（positive end-expiratory pressure：PEEP）8cmH$_2$O，換気モード：プレッシャーサポートベンチレーション（pressure support ventilation：PSV），1回換気量8mL/kg（予測体重[*3]）を維持するようにPSを調整，pH＞7.25かつSpO$_2$ 90～95％を目標として，F$_IO_2$を調整する。設定変更時は，10分後に血液ガス分析検査を実施し評価して報告すること。

・次のいずれかに該当した場合はDrコール
SpO$_2$＜90％，HR＞120または＜60，RR＞25または＜10，不穏

・プロトコルに従いウィーニング可能であれば，医師に確認後，自発呼吸トライアル（spontaneous breathing trial：SBT）を開始し，結果を報告すること。

③人工呼吸器使用前の準備

・機器と消耗品（回路など）を組み付けた状態で点検する。
・機器は次回定期点検日を過ぎていないか，消耗品は使用期限を超えていないか確認する。

用語アラカルト

*2 経鼻高流量酸素療法
経鼻高流量酸素療法（nasal high flow oxygen therapy）とは，酸素濃度を調整し，加温加湿された高流量ガス（通常30L/min以上）を専用カニューラから供給する新しい酸素療法である。

用語アラカルト

*3 予測体重
予測体重（predicted body weight）[7]とは，性別と身長から求められる。
男性：50.0＋0.91×〔身長(cm)－152.4(cm)〕
女性：45.5＋〔身長(cm)－152.4(cm)〕

- 使用前点検では，患者装着中には確認できない警報もチェックする。項目が多いのでチェックリストを用いる。
- 生体情報モニタ，パルスオキシメータおよびカプノメータ等を準備する[8]。
- 人工呼吸器の故障や停電，ガス停止などの緊急時に備え，用手換気器具等の準備を行う。バッグバルブマスクまたはジャクソンリース回路，酸素流量計等をベッドサイドに準備する。
- トラブルやアラーム発生時の対処をマニュアルにする。
- 呼吸療法に携わるスタッフは，トラブルやアラーム発生時の対処を迅速に行えるように日ごろから研修する。
- 医師から指示された設定，アラーム設定，薬剤の指示や使用材料を確認する。

④人工呼吸器装着時

- 患者に装着するときは，バイタルサインの変化に注意する。
- 装着後は胸郭の動きの観察，呼吸音の聴取，パルスオキシメータおよびカプノメータの値を確認する。
- アセスメント項目として以下を確認し，指示内容，変更点，注意事項，観察結果を経過記録表に詳細に記録する（▶表1）。

表1 人工呼吸器装着中のアセスメント項目

意識レベル	検査所見	胸郭運動	気道管理	循環動態	人工呼吸器
・鎮痛・鎮静レベル ・表情	・血液ガス分析 ・生化学検査 ・貧血 ・X線画像	・呼吸回数 ・換気パターン ・左右差 ・呼吸音，副雑音の有無 ・人工呼吸器の同調性	・分泌物貯留 ・気管チューブの位置 ・気管チューブの固定状況 ・カフ内圧	・心拍数 ・血圧 ・不整脈・心筋虚血の兆候 ・末梢循環 ・尿量 ・皮膚冷感・蒼白 ・末端性チアノーゼ	・使用中点検 ・呼吸回路 ・加温加湿器 ・人工鼻

> **補足**
>
> ●人工呼吸器装着中のアセスメント
> 胸郭の動きの観察，呼吸音の聴取，パルスオキシメータおよびカプノメータの値を確認する。

⑤人工呼吸器使用中

- 人工呼吸器設定変更後はアセスメントし，評価結果を経過記録表に記載する。
- 患者の状態に合わせて，アセスメント（検査所見，身体所見，人工呼吸器の使用中点検）を行い，評価結果を経過記録表に記載する。
- ウィーニングプロトコルに従いSBT可能であれば，医師に確認してから，SBT（▶図1）を開始し結果を報告する。
- SBTに成功したら，抜管可能かの評価および準備を行う。
- 抜管後に使用する酸素療法器具（酸素マスク，ベンチュリーマスク），経鼻高流量酸素療法，NPPVを確認して準備する。

> **補足**
>
> ●SBT
> 人工呼吸器の補助なしで，自発呼吸でガス交換などが維持できるかをテストして評価すること。実際には，PEEP 5cmH₂O，PS 5cmH₂O程度で観察する。「人工呼吸器離脱に関する学会合同プロトコル」（2015）を参照。

図1 SBTの様子

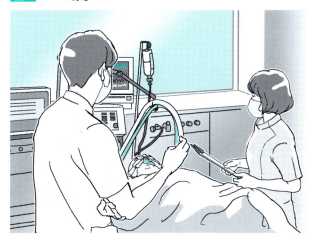

⑥人工呼吸器離脱後および抜管後
- 酸素療法器具または呼吸サポート装置を確認して準備する。
- 医師から初期設定,中止基準の指示を受ける。
- 患者に装着するときは,バイタルサインの変化に注意する。
- 装着後は胸郭の動きの観察,呼吸音の聴取,パルスオキシメータおよびカプノメータの値を確認する。
- アセスメントを行い,指示内容,変更点,注意事項,観察結果を経過記録表に詳細に記録する。
- 酸素療法器具または呼吸サポート装置の作動を確認する。
- 設定の確認,使用中点検を実施する。

⑦呼吸ケアチーム
- 呼吸ケアチームとは,RST (respiratory support team:呼吸サポートチーム),RCT (respiratory care team:呼吸ケアチーム) とよばれる多職種参加のチームであり,一般病棟において,人工呼吸器からの離脱を目的に,医師,看護師,臨床工学技士,理学療法士などでチームを構成し,人工呼吸器設定や安全管理,合併症予防,人工呼吸器離脱計画,リハビリテーション等に取り組むものである。
- チームで,対象患者の人工呼吸器離脱に向けて,カンファレンスと患者回診を行い,人工呼吸離脱計画,実施,評価,助言などを行う。

⑧在宅における呼吸治療
　在宅人工呼吸療法においては,患者家族が療養の世話を行うため,患者・患者家族に対する教育として,在宅用人工呼吸器の管理,気管吸引,緊急時の対応等の教育が重要である。

開始前の準備
- 医師,看護師,ソーシャルワーカー,理学療法士など関係スタッフとミーティングを行い,情報共有を図る。
- 医師から,換気条件や運転条件の設定について指示を受ける。
- 緊急時の対応について,患者,患者家族,医療機関,人工呼吸器のメーカーとの間で対応方法を取り決める。

- 主治医，訪問看護ステーション，人工呼吸器のメーカー緊急連絡先，救急隊などの連絡先を整理する。
- 緊急入院可能な医療機関が確保されていることを確認する。
- 病院からの退院指導として，人工呼吸器の日常点検のほかに呼吸管理，栄養・全身管理，コミュニケーション方法，移動手段，災害時の対応等を必ず指導し，最終的に退院可能か判断する。
- 人工呼吸器，用手（徒手）換気装置（バッグバルブマスク，AMBU®バッグなど），気管切開用物品，気管吸引用物品，そのほか血圧計，パルスオキシメータ，体温計，非常電源装置，予備バッテリなどの物品を準備する。

在宅療養環境の整備

- 患者や患者家族の生活環境を確認して整備する必要がある。
- ドアのサイズ，屋外および屋内の段差の有無，電気容量，電源コンセントの位置や口数を確認する。訪問診療や訪問看護ステーション，緊急入院時の受け入れ先，居住地域の保健所，消防署および電力会社に対する手続きを行う。

> **POINT!!**
> 在宅人工呼吸療法（HMV）では，家族はHMVの教育を受ける必要がある。

患者および患者家族への教育

在宅人工呼吸管理を安全に実施するために▶表2に示す項目を教育し，評価することが必要である。担当者は医療スタッフで割り振る。

また，在宅療養開始後も定期的に知識や技術の確認を行う。

表2 在宅患者および患者家族への教育項目

気道管理	気管吸引（気管切開チューブ内部まで）および口腔鼻腔吸引 気管切開チューブのカフ圧の確認
緊急時の対処	バッグバルブマスク等の使い方 気管切開チューブの緊急交換 停電時，人工呼吸器故障時の対応
医療機器の取り扱い	人工呼吸器基本知識，取り扱い方法，回路交換 トラブルシューティング 搬送時の対応

呼吸治療機器の保守管理（▶表3）

臨床工学技士は購入から廃棄までの包括的な機器管理のなかで，保守点検，修理に関する点検計画の策定，実施，記録を行う。

表3 呼吸治療機器の保守管理

保守点検	使用前点検，使用中点検，使用後点検，定期点検
修理	故障修理，オーバーホール

補足

●**保守点検と実施主体**[9]

保守点検とは，清掃，較正（キャリブレーション），滅菌，消耗部品の交換等をいうものであり，故障等の有無にかかわらず，解体のうえ点検し，必要に応じて劣化部品の交換等を行うオーバーホールは含まない。

医療機器の保守点検は，病院の業務であり，医療機関が自ら適切に実施すべきものである。

> **POINT!!**
> 医療機器の保守点検に含まれるのは，清掃，較正，滅菌，消耗部品の交換であり，オーバーホールは修理に含まれる。

①保守点検
・人工呼吸器は，使用前点検，使用中点検，使用後点検を実施して記録する。
・定期点検は，メーカーの推奨期間を参考に年間計画を立てて実施する。
・医療機器安全管理責任者に報告して実施内容に関して承認を得ること。

②オーバーホール
・部品の使用期間または使用時間に応じて交換を行うため，定期点検と同様に年間計画を立てて実施する。
・医療機器安全管理責任者に報告し，実施内容に関して承認を得ること。

③安全管理
呼吸治療に関する安全管理は，医療機器安全管理責任者と協力して進める。
呼吸治療中に発生したインシデントやトラブルは報告，記録し，必要に応じて再発防止策を検討する。

保守計画の策定と実施の管理
定期点検，オーバーホールは，年間計画を策定し，医療機器安全管理者に報告し，承認を得ること。

スタッフの研修実施と記録
呼吸治療に関する機器や装置について，定期的に研修会を開催して，スタッフの知識・技術習得に努める。新人スタッフ，部署移動者には別に実施する。

呼吸治療機器の安全性に関する情報収集
病院が保有する呼吸治療に関する医療機器の情報として，添付文書を管理する。取扱説明書，簡易取扱説明書なども管理して，いつでも閲覧できる体制（例えば電子カルテから閲覧できるなど）を構築することが望ましい。
呼吸治療機器に関する安全性情報は，回収情報や不具合情報等をメーカー，厚生労働省，医薬品医療機器総合機構（Pharmaceuticals and Medical Devices Agency：PMDA）医療安全情報などから常に収集し，医療機器安全管理責任者と対策を検討することが求められる。

● 文献
1) 日本臨床工学技士会 臨床工学合同委員会：臨床工学技士基本業務指針2010.
http://www.ja-ces.or.jp/01jacet/shiryou/pdf/kihongyoumushishin2010n.pdf（2016年12月閲覧）
2) 横山哲朗 ほか：厚生省特定疾患「呼吸不全」調査研究班総括研究報告書, 厚生省, 1983.
3) Slutsky AS: Mechanical ventilation. American College of Chest Physicians' Consensus Conference. Chest, 104: 1833-1859, 1993.
4) 日本臨床工学技士会 統計調査委員会：臨床工学技士に関する実態調査 施設アンケート結果報告. 日本臨床工学技士会会誌, 52: 9-42, 2014.
5) 日本集中治療医学会ICU機能評価委員会, 平成20年度厚生労働省科学研究班：ICUの人員配置と運営方針が予後に与える影響について. 日本集中治療医学会雑誌, 18: 283-294, 2011.
6) 厚生労働省：チーム医療の推進について（チーム医療の推進に関する検討会 報告書）, 2010.
7) 日本集中治療医学会, 日本呼吸療法医学会, 日本呼吸器学会：ARDS診療ガイドライン2016, 総合医学社, 2016.
http://www.jsicm.org/ARDSGL/ARDSGL2016.pdf（2016年12月閲覧）
8) 厚生労働省：生命維持装置である人工呼吸器に関する医療事故防止対策について（平成13年3月27日）, 医薬発第248号, 2001.
9) 厚生労働省：医療法施行規則の一部を改正する省令の施行等について（平成17年12月22日）, 医政発第1222001号, 2005.

まとめのチェック

☐☐ 1	呼吸不全とは何か述べよ。	▶▶ 1 呼吸不全とは，室内気（21%酸素）の吸入下で動脈血酸素分圧が60Torr以下となる呼吸器系の機能障害。
☐☐ 2	人工呼吸器の主な目的を挙げよ。	▶▶ 2 人工呼吸器の主な目的は，①ガス交換の改善，②肺容量の改善，③呼吸仕事量の軽減。
☐☐ 3	臨床工学技士が呼吸治療で行えない行為を3つ述べよ。	▶▶ 3 ・気管チューブおよび気管切開チューブの挿入および設置，または除去 ・気管内洗浄 ・直接針を穿刺して行う血管からの採血および血管内への輸血等
☐☐ 4	医師の具体的指示を受けて行わなければならない法令上の特定の行為を3つ述べよ。	▶▶ 4 ・人工呼吸装置の運転条件および監視条件（1回換気量，換気回数等）の設定および変更 ・吸入薬剤および酸素等の投与量の設定および変更 ・動脈留置カテーテルからの採血
☐☐ 5	人工呼吸器装着中のアセスメント項目を6つ述べよ。	▶▶ 5 ①意識レベル ②検査所見 ③胸郭運動 ④気道管理 ⑤循環動態 ⑥人工呼吸器
☐☐ 6	呼吸ケアチームについて述べよ。	▶▶ 6 呼吸ケアチームとは，RST，RCTともよばれる多職種参加のチームであり，一般病棟において，人工呼吸器からの離脱を目的に，医師，看護師，臨床工学技士，理学療法士などでチームを構成し，人工呼吸器設定や安全管理，合併症予防，人工呼吸器離脱計画，リハビリテーション等に取り組むものである。 チームで，対象患者の人工呼吸器離脱に向けて，カンファレンスと患者回診を行い，人工呼吸器離脱計画，実施，評価，助言を行う。

☐☐	7	在宅人工呼吸療法における患者および患者家族への教育項目を3つ述べよ。	▶▶ 7 ①気道管理 ②緊急時の対処 ③医療機器の取り扱い
☐☐	8	医療機器の保守点検と実施主体について述べよ。	▶▶ 8 保守点検とは，清掃，較正（キャリブレーション），消耗部品の交換等をいうものであり，故障等の有無にかかわらず，解体のうえ点検し，必要に応じて劣化部品の交換等を行うオーバーホールは含まない。 医療機器の保守点検は，病院の業務であり，医療機関が自ら適切に実施すべきものである。
☐☐	9	安全管理上実施すべき項目を3つ述べよ。	▶▶ 9 ・保守計画の策定と実施の管理 ・スタッフの研修実施と記録 ・呼吸治療機器の安全性に関する情報収集

02 呼吸治療関連機器の保守点検

木村政義

用語アラカルト

*1 医薬品，医療機器等の品質，有効性及び安全性の確保等に関する法律（医薬品医療機器等法）

以前は薬事法という名称であったが，2014年11月の改定により，名称が変更された。以前は医薬品中心の記載であったが，この改定により医療機器の主要な規定が独立して記載されるようになった。

*2 特定保守管理医療機器

「医薬品医療機器等法」では，▶表1の医療機器の分類にかかわらず，保守点検，修理その他の管理に専門的な知識および技能を必要とするものを「特定保守管理医療機器」と指定している。

「医薬品，医療機器等の品質，有効性及び安全性の確保等に関する法律（医薬品医療機器等法）*1」によると，呼吸治療に関連する機器の多くは，保守点検・修理その他の管理に専門的な知識および技能を必要とする「特定保守管理医療機器*2」に分類されている。従って，臨床工学技士は医療機器の専門家として呼吸治療関連機器の保守点検を主導して取り組んでいかなければならない。なかでも生命維持管理装置である人工呼吸器の保守点検は最も重要である。

表1 「医薬品，医療機器等の品質，有効性及び安全性の確保等に関する法律」による呼吸治療関連機器の分類

高度管理医療機器	管理医療機器	一般医療機器
人の生命・健康に重大な影響を与えるおそれがある機器	人の生命・健康に影響を与えるおそれがある機器	人の生命・健康に影響を与えるおそれがほとんどない機器
人工呼吸器※ CPAP装置※ バッグバルブマスク※	加温加湿器※ 気道粘液除去装置※ パルスオキシメータ※ カプノメータ※	酸素濃度計 酸素ブレンダ ネブライザ 酸素テント※ 酸素ボックス※ 酸素レギュレータ※

※ 特定保守管理医療機器
CPAP : continuous positive airway pressure（持続的気道陽圧）

人工呼吸器の保守点検

どのような保守点検が行われるのか

保守点検は，日常点検と定期点検を添付文書に記載された時期・方法に従い実施していく必要がある。日常点検は軽微な内容で人工呼吸器の安全性の確認を行う。実施する時期により，使用前（始業）点検・使用中点検・使用後（終業）点検に分類される。定期点検は安全性の確認に加え，人工呼吸器の性能が維持されているかどうかの確認も行う。また，消耗部品の交換も必要となる。定期的に消耗品の交換を行うことにより，装置の耐用寿命を延ばすことが可能となる。よって，人工呼吸器の定期点検は，定期点検計画書を作成して確実に実施していく（▶表2）。

表2 点検の分類

点検の大別	実施時期	実施内容
日常点検	使用前(始業)点検	使用前に機器の基本性能や安全確保のために行う点検で,外観点検と作動点検[※1]を行う
	使用中点検	使用中の医療機器の作動状況を確認する点検で,警報設定や動作設定の確認,電源の確認,患者の状態の確認等を行う
	使用後(終業)点検	使用後に安全性・性能・劣化等の問題を発見する点検で,外観点検と作動点検を行う
定期点検	点検計画書を基に実施	詳細な点検や消耗部品の交換等により機器の性能を確認するとともに次回点検まで性能の維持を確保する 外観点検・作動点検・機能点検[※2]・消耗部品の交換を行う

※1 作動点検:機器の基本性能・各種安全装置・警報装置の確認,同時に使用する消耗品の準備・確認等を行う
※2 機能点検:測定機器等を用い,機器のもつ本来の性能が維持されているかを確認する
(日本臨床工学技士会:医療機器安全管理指針 第1版,2013.を参照し作成)

日常点検・定期点検は誰が行うのか

使用前点検は臨床工学技士以外にも,医師や看護師が行うことがある。臨床工学技士は医師や看護師が適正な使用前点検が実施できるよう,研修の実施やマニュアルの作成などを行って支援していく。また,保守点検委託業者など医療資格のない者も使用前点検を実施することができる。この場合は責任の所在や点検実施内容を確認しておかなければならない。

使用中点検は医師・看護師・臨床工学技士とさまざまな職種で実施していくべきである。それぞれの職種が違った視点から点検を行うことにより,幅の広い点検が可能となる。また,使用中点検は人工呼吸器だけではなく,患者の状態の確認も必要である。適正な人工呼吸が行われているか,患者の状態を観察して判断を行う。

定期点検は臨床工学技士が実施する。臨床工学技士が実施できない場合は外部委託することもできる。外部委託を行う際,院内で実施するのと同様に,臨床工学技士は定期点検の実施状況等の記録を保存し,実施状況を把握する必要がある。

消耗品の交換を含む定期点検の実施は,それぞれの機種に対する専門的な知識が必要となる。定期点検の実施のためには,メーカー等が主催する技術講習会へ参加し,技術を習得することが必要となる。

厚生労働省通知やガイドラインを参照し,点検項目を検討する

人工呼吸器のトラブルは患者に重篤な影響を及ぼすおそれがある。人工呼吸器のトラブルを未然に防止するため,安全に関する厚生労働省からの通知があり,各機関による安全に関するガイドラインが作成されている。これらの記載内容や例示されている点検項目などを参照し,自身の施設に合った内容の点検項目をチェックリストに収載する。参考となる厚生労働省通知[*3]やガイドラインを▶表3に示す。

用語アラカルト

*3 **厚生労働省通知**
厚生労働省が各医療機関等に事実を伝えるために通知文が出される。通知には法的拘束力はないが,通知内容に従っていない場合は改善のための指導を受けることになる。

表3 人工呼吸器安全のための厚生労働省通知や各機関のガイドライン

- 医療機器安全管理指針Ⅱ―適正使用のための研修―（日本臨床工学技士会，2014年10月）
  http://www.ja-ces.or.jp/ce/wp-content/uploads/2013/03/guidelines2.pdf
- 医療機器安全管理指針 第1版（日本臨床工学技士会，2013年7月）
  http://www.ja-ces.or.jp/ce/wp-content/uploads/2013/03/089a9b030c6a90b3045f15891d2d9fce.pdf
- 臨床工学技士業務別業務指針 2010（日本臨床工学技士会，2012年7月）
  http://www.ja-ces.or.jp/ce/?page_id=2024
- 人工呼吸器安全使用のための指針 第2版（呼吸療法医学会，2011年7月）
  http://square.umin.ac.jp/jrcm/contents/guide/page06.html
- 医療スタッフのための人工呼吸療法における安全対策マニュアル Ver.1.10（日本臨床工学技士会，2001年11月）
  http://www.ja-ces.or.jp/03publish/pdf/kokyuuki_manual.pdf
- 生命維持装置である人工呼吸器に関する医療事故防止対策について（厚生労働省医薬局長通知・医薬発第248号，2001年3月）
  https://www.pmda.go.jp/files/000144806.pdf

点検方法を改善し，ヒューマンエラーの軽減に努める

　チェックリストの点検項目が多い場合，手間と時間がかかるため，チェックの手抜きの要因となる。従って，チェックリストの点検項目は，必要最小限に留めるように努める。自己診断機能を装備した人工呼吸器は，使用前点検にその機能を積極的に活用する。機械が点検を行うことにより，ヒューマンエラー発生の確率が低下し，安全性が向上する。

　使用中点検は，ダブルチェックを行うほうが間違いを見落としする確率が減少する。ダブルチェックは臨床工学技士同士や看護師同士で行うよりも，臨床工学技士と看護師など異なる職種同士で行うほうが**権威勾配**[*4]を低く保つことができると考えられる。また，職種により視点も異なるため，幅広い視点での観察ができるようになると考えられる。しかし，トリプルチェックを実施すると**集団的手抜き**[*5]の心理作用により間違いを見落としする確率が高くなってしまう[1)]。

人工呼吸器以外の呼吸治療関連機器の保守点検

酸素流量計

　加湿瓶の接続の緩み，部品の破損や欠落，流量誤差などが生じるおそれがあり，定期的な点検が必要となる。酸素流量計は大気圧式と恒圧式がある（▶図1）。大気圧式をネブライザに取り付けると浮子で表示された量の酸素が供給されなくなる。見た目ではわかりにくいため，適切に使用されるよう管理を行う必要がある。

加温加湿器

　チャンバや温度プローブなどをセットした後，使用前点検として電源を投入してエラー表示が出ないことや温度表示が適正であることを確認する（▶図2）。
　加温加湿器は，滅菌精製水が切れて乾燥してしまったり，空調の風が当たることで大量の結露が生じたり，使用中にトラブルを起こすことが多い。人工呼吸器使用中は加温加湿器も含めて使用中点検を実施する必要がある。
　温度プローブは破損したり性能劣化を起こしたりすることがある。定期点検を行う際は，温度プローブを含めて実施する。

用語アラカルト

*4 権威勾配
目上の人と組んでダブルチェックを行っている場合，目上の人が見逃がしたり，間違ったことをしたりしていても指摘しにくく，「あの人が行っていることだから大丈夫だ」と自分に言い聞かせてしまうような状況を，権威勾配が高い状況という。

*5 集団的手抜き
多くの人と共同で作業を行う場合，自分が少し手抜きしてもほかの人がやってくれるから大丈夫であろうと考えてしまう心理状態。

図1 酸素流量計

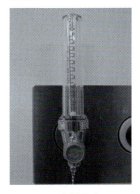

a 大気圧式

酸素の流れ
①酸素配管
②流量調節弁
③フロート
④出口

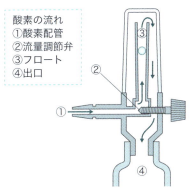

b 大気圧式の模式図

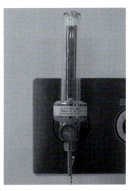

c 恒圧式
配管端末に差し込むと一瞬フロートが上がる

酸素の流れ
①酸素配管
②フロート
③流量調節弁
④出口

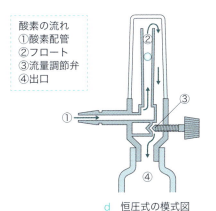

d 恒圧式の模式図

図2 加温加湿器

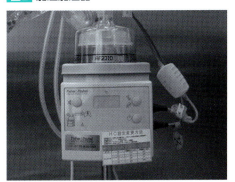

pass-over型人工呼吸器用加温加湿器。挿管による人工呼吸とマスクによる人工呼吸で，温度の切り替えが可能

酸素ブレンダ

　酸素ブレンダは新生児・乳児への酸素療法や経鼻高流量酸素療法などで使用されている（▶図3）。患者に供給する酸素濃度の調整を行う重要な装置であるが，実際には患者へ供給される酸素濃度のモニタリングなしで使用されることが多い。また，逆止弁の故障により空気配管へ酸素が逆流した事例も報告されている[2]。よって，使用前点検にて供給酸素濃度の確認と，耐圧管の片側をはずし供給側

のガスがはずした側の耐圧管へ逆流していないことを確認するのが望ましい。

酸素ブレンダの内部には消耗劣化する部品が使用されているため、メーカーによる定期点検やオーバーホールを実施する必要がある。

図3 酸素ブレンダ

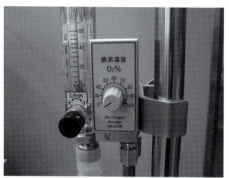

経鼻高流量酸素療法で用いられる酸素ブレンダ。
供給酸素濃度を自由に設定できる

バッグバルブマスク

バッグバルブマスクは手動で換気を行う器具であり、心肺蘇生時に使用されることも多いため蘇生バッグともいわれている。再使用型のバッグバルブマスクは、使用後分解洗浄し、再度組み立てる必要がある（▶図4）。組み立て方法を間違えると、バッグバルブマスクが正常に作動しないことがある[3]。緊急時に使用されることが多いため、組み立て後に動作確認を行い、すぐに使用できる状態で設置しておく必要がある。

図4 再使用型バッグバルブマスク

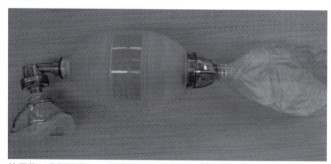

使用後は分解洗浄し、再度組み立てることが必要

保守点検や修理の記録

臨床工学技士基本業務指針の「保守点検関連業務」には、「臨床工学技士は保守点検または修理を実施した場合に、その内容を記録して保管しなければならない」と記載されている[4]。よって、呼吸治療関連機器の保守点検や修理を実施した際も、その記録を残す必要がある。保守点検記録は「医薬品医療機器等法」に準拠し、3年もしくは有効期間に1年を加えた年数保管する必要がある[5]。

補足

●耐用寿命・耐用期間・耐用年数

耐用寿命によく似た言葉に、耐用期間と耐用年数がある。

耐用寿命は部品の劣化や機能の陳腐化などにより機器が使用できなくなるまでの期間を示す。

耐用期間は「医薬品医療機器等法」による用語であり、適正な保守点検を行っても、その機器の信頼性・安全性が目標値を維持できなくなると予想される期間を示し、機器のメーカーが設定する。

耐用年数は減価償却資産が利用に耐える年数であり、税法上耐用年数内の機器は価値ある資産と見なされ課税対象となる。よって耐用期間や耐用年数を超過したからといって、その機器が使用できなくなるわけではない。

●使用中点検時の患者の状態観察

人工呼吸器の使用中点検では装置の安全性の確認のみならず、患者の状態を観察することが必要である。患者が苦しそうな換気をしていないか（異常呼吸の有無）、呼吸音は聞こえるか、呼吸音に左右差はないかなどの確認を行う。異常がみられる場合は人工呼吸器の設定変更を考慮する必要もあるため、医師に報告を行う。

グラフィックモニタの波形は患者の換気状態把握に有用である。グラフィックモニタが装備されている人工呼吸器は、使用中点検にて波形の確認を実施する。

●臨床工学技士は医療機器の修理を行ってもよい!?

院内で使用されている医療機器を、臨床工学技士が院内で修理することは可能である。しかし、医療機器の性能および安全性に重大な影響を及ぼす可能性のある修理については、作業に必要な知識および技能を有する者でかつ製造業者の許可を受けた者のみが行う。

修理後は動作試験を行い安全性と信頼性を確認し、修理および試験が適切に行われたことを証明できるように記録を残さなければならない。
（日本臨床工学技士会：業務別業務指針「医療機器管理業務指針」参照）

●臨床工学技士による定期点検と外部委託による定期点検の比較

臨床工学技士による定期点検
- ・院内の人材を利用するため、外部委託よりもコストが安い
- ・院内で迅速に実施できるため、機器のダウンタイム（使用できない時間）が短い
- ・臨床工学技士がその機器に慣れることができ、特徴を理解できる
- ・所有している機器の台数が少ないときは、定期点検技術に習熟することが難しいため、外部委託よりもミスが生じる可能性が高くなる

外部委託による定期点検
- ・臨床工学技士の業務負担が軽減できる

用語アラカルト
＊6 特定機能病院
高度の医療の提供，高度の医療技術の開発および高度の医療に関する研修を実施する能力などを備えた病院。全国の大学病院本院を中心に84病院が承認されている（2016年9月1日時点）。

\ POINT!! /

● **人工呼吸器の保守点検計画と研修の実施**

2007年の厚生労働省からの通知「医療機器に係る安全管理のための体制確保に係る運用上の留意点について（医政指発第0330001号）により，人工呼吸器は保守点検が必要で，機種別に保守点検計画を策定し実施する必要がある機器とされている（▶表4）。また，人工呼吸器は特定機能病院[＊6]において，年2回程度の定期研修を実施しなければならないとされている。

表4 保守点検計画を策定し実施しなければならない機器，また，特定機能病院において定期研修を実施しなければならない機器

①人工心肺装置及び補助循環装置
②人工呼吸器
③血液浄化装置
④除細動装置（自動体外式除細動器；AED を除く）
⑤閉鎖式保育器
⑥診療用高エネルギー放射線発生装置（直線加速器等）
⑦診療用放射線照射装置（ガンマナイフ等）

● **文献**

1) 田中健次：ダブルチェックの方法とその選択—有効性と効率性を探るシステム安全学の研究から．看護管理, 24: 426-431, 2004.
2) 吉岡 淳, 中根正樹, 川前金幸：空気―酸素ブレンダーに起因する空気配管への酸素混入トラブル. 人工呼吸, 29: 256-260, 2012.
3) 日本医療機能評価機構：手動式人工蘇生器の組み立て間違い．医療事故情報収集等事業 医療安全情報, No.74, 2013.
http://www.med-safe.jp/pdf/med-safe_74.pdf（2017年1月閲覧）
4) 日本臨床工学技士会 臨床工学合同委員会：臨床工学技士基本業務指針 2010.
http://www.ja-ces.or.jp/01jacet/shiryou/pdf/kihongyoumushishin2010n.pdf（2017年1月閲覧）
5) 日本臨床工学技士会 医療機器管理指針策定委員会：医療機器の保守点検に関する計画の策定及び保守点検の適切な実施に関する指針, 2007.
http://www.ja-ces.or.jp/10topics/2007-2.pdf（2017年1月閲覧）

まとめのチェック

☐☐ 1	消耗品の交換を伴う定期点検を実施することで延長できる期間は何か。	▶▶ 1 装置の耐用寿命。
☐☐ 2	定期点検は外観点検・作動点検・機能点検のうち，どの点検を実施するか。	▶▶ 2 外観点検・作動点検・機能点検のすべてを実施する。
☐☐ 3	高度管理医療機器とはどのような医療機器であるかを述べよ。	▶▶ 3 人の生命・健康に重大な影響を与えるおそれがある医療機器である。
☐☐ 4	特定保守管理医療機器とはどのような医療機器であるかを述べよ。	▶▶ 4 保守点検，修理その他の管理に専門的な知識および技能を必要とする医療機器である。

03 人工呼吸器の構造と原理

井上博満

人工呼吸器の基本構成

人工呼吸器の一般的な基本構成は駆動源，人工呼吸器本体，呼吸回路の3つで構成されている（▶図1）。

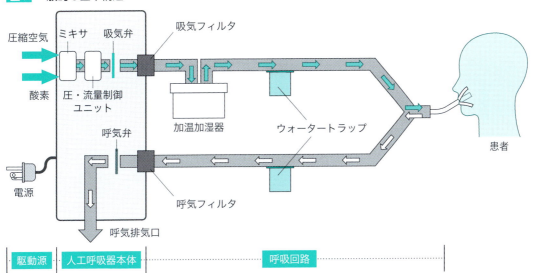

図1 一般的な基本構造

駆動源

人工呼吸器は電源と医療ガスである**酸素**[*1]，**圧縮空気**[*2]の3つが必要となる。電源は各施設で定められた非常電源に接続する（▶図2）。医療ガスの接続にするアダプタプラグには誤接続防止のために**ピン方式**[*3]と**シュレーダ方式**[*4]があるが，ほとんどの施設ではピン方式が採用されている（▶図3）。

図2 電源コンセントと電源プラグ

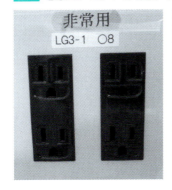
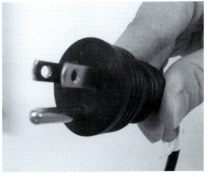

用語アラカルト

*1 酸素
性状は無色無臭。支燃性があり，比重は約1.1（空気＝1）。ボンベを除く識別色は医療ガス配管設備（JIS T-7101）により緑色に規定される。

*2 圧縮空気
大気中の空気をコンプレッサによって加圧・圧縮し，体積を縮小させた空気をいう。性状は無色無臭。支燃性があり，比重は1（空気＝1）。ボンベを除く識別色は医療ガス配管設備（JIS T-7101）により黄色に規定される。

*3 ピン方式
ピンの数と位置によって誤接続を防止する。

図3 酸素および空気配管（ピン方式）

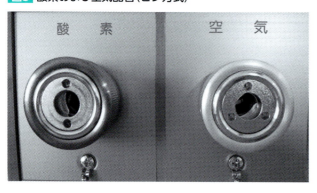
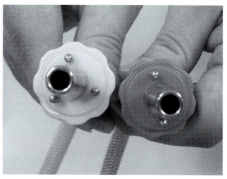

用語アラカルト
＊4　シュレーダ方式
接続部の口径の違いによって誤接続を防止する。

\POINT!!/
一般的な吸気側回路に組み込むものはバクテリアフィルタ（吸気フィルタ），ウォータートラップ，加温加湿器がある。

\POINT!!/
人工呼吸器本体に供給する酸素の標準圧力は，400±40kPaである。

人工呼吸器本体

■ミキサ（酸素ブレンダ）
駆動源から送られた酸素と圧縮空気を混合して，設定された酸素濃度に調節する。

■圧・流量制御ユニット
換気方式に合わせて設定した換気量や換気回数ならびに設定圧などを制御する。

■吸気弁・呼気弁
呼吸回路内のガスの流れは1方向である。吸気時は吸気弁が開放され，呼吸回路内にガスが送り出されると呼気弁は閉鎖される。呼気時は呼気弁が開放され，吸気弁が閉鎖される。なお，呼気弁は設定された呼気終末陽圧（positive end-expiratory pressure：PEEP）値を維持するために開閉の度合いが変わる。

人工呼吸器内部の構造（ニューマチック回路）

駆動源から送られた酸素と圧縮空気は人工呼吸器内部のミキサに送られ，設定された酸素濃度に応じて混合する。混合されたガスは圧・流量制御ユニット内の設定に応じて吸気弁が開放され，吸気ガスとして送られる。患者からの呼気ガスは呼気側回路を通じて，呼気弁の開放により呼気排気口から排出される。

呼吸回路

■吸気フィルタ・呼気フィルタ

主な目的は▶表1に示す。また，使用するフィルタには**静電式***5と**機械式***6がある（▶図4）。

表1 フィルタ使用の主な目的

- 菌（バクテリア），ウイルスの除去
- 異物（ちり，ほこり，鉄分，油分など）の除去
- 機械の汚染防止
- 機械の性能維持
- 交差感染防止

図4 吸気・呼気フィルタ

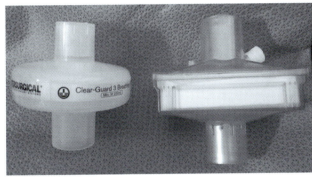

静電式　　　　　　　　機械式

■呼吸回路

呼吸回路には，再利用可能なリユーザブル回路と単回使用するディスポーザブル回路がある。リユーザブル回路は洗浄回数を重ねることにより，▶図5のような原因により医療事故につながることが多いため，近年，多くの施設ではディスポーザブル回路が採用されている。

図5 リユーザブル回路の不良・亀裂

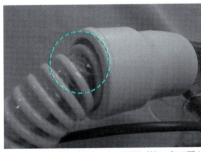 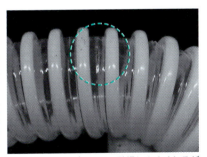

洗浄・滅菌を繰り返すことで回路（特に◯で囲んだ部分）の耐久性が弱まり，破損しやすくなるだけでなく亀裂も発生する。

■加温加湿器

ヒーターによって**滅菌精製水***7（もしくは**注射用水***8）を温めて吸気ガスを加温・加湿する機器である。多くは**pass-over型***9が採用されている（▶図6）。

用語アラカルト

*5 静電式
帯電加工を施した不織布繊維を組み込み，静電気吸着原理を付加したもの。

*6 機械式
細かいフィルタ膜を緻密に織り込み，アコーディオンのひだ（プリーツ）状にしたもの。

*7 滅菌精製水
イオン交換，逆濾過により精製した水を滅菌したもの。

*8 注射用水
滅菌精製水のうち，発熱性物質（エンドトキシン）試験に適合したもの。

*9 pass-over型
水の入ったチャンバを加温加湿器本体にあるヒータープレートで加温し，吸気ガスがチャンバ内を通過するときに加温・加湿する方式。

図6 pass-over型加温加湿器

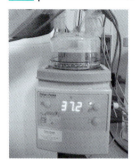

■ ウォータートラップ

呼吸回路の一番低い位置になるように設置し，回路内に発生した水がカップ内にたまるようにする。たまった水は適宜廃棄するようになっているが，▶図7のような廃棄後のカップ接続不十分などにより医療事故が多く発生していた。2009年3月，厚生労働省医薬食品局より「人工呼吸器回路内のウォータートラップの取扱いに関する医療事故防止対策について」[1]が出され，対策の一つとして製造販売業者が注意喚起ラベルを貼付することとなった(▶図8)。

図7 カップ接続不良例

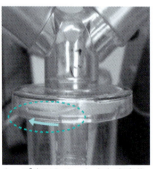

カップ内にたまった水を廃棄後，カップをしっかり接続しなかったことにより隙間が生じ，リークの原因となってしまう。

図8 ウォータートラップへの注意ラベル

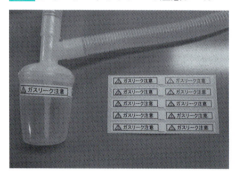

最近では呼吸回路内にヒーターワイヤを内蔵し，ウォータートラップをなくし結露を発生しにくくした回路の使用が増えつつあり，結露防止強化を目的としたスリーブ付き回路(▶図9)や，回路内の水蒸気を拡散させる回路(▶図10)が販売されている。

図9 スリーブ付き回路

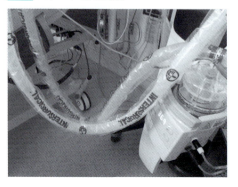

図10 拡散機能をもつEvaqua™

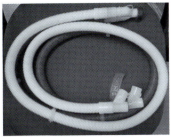

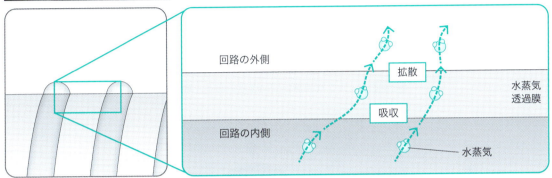

Evaqua™膜の拡大図
(Fisher&Paykel Healthcare・資料より引用)

人工鼻使用時の回路の基本構造

近年，回路の単純化や感染リスクの軽減を目的として人工鼻を使用する場合がある。呼吸回路の構成は▶図11のように単純化される。

図11 人工鼻使用時の回路の基本構造

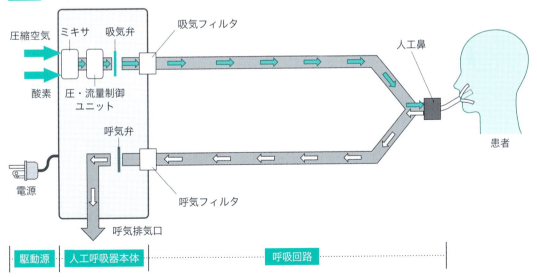

■人工鼻

患者の呼気の水分を利用して加温・加湿するものである。人工鼻には本来の加温・加湿だけをするものと，吸気・呼気フィルタのようなフィルタ機能も備えた人工鼻がある（▶図12）。フィルタ機能付き人工鼻を使用することで，▶図13のように吸気・呼気フィルタの装着は不要となり，さらに簡便な呼吸回路構成となる。

図12 人工鼻とフィルタ機能付き人工鼻

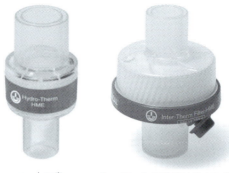

a 人工鼻　　b フィルタ機能付き人工鼻
(INTERSURGICAL)

図13 フィルタを装着しない場合の吸気・呼気部

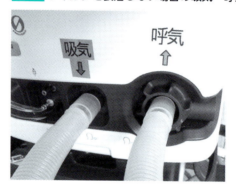

補足

人工鼻装着部位はYピースとフレックスチューブの間であるが，装着部位を誤ると患者の喀痰などの分泌物により閉塞する危険性があることから，十分に注意が必要である（▶図14）。

図14 人工鼻の装着部位

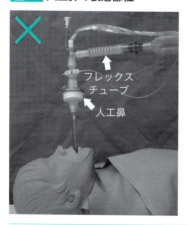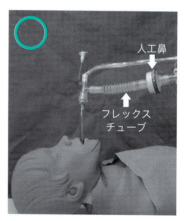

\POINT!!/
人工鼻の短所として呼吸抵抗増加が挙げられる。

●文献
1) 厚生労働省：人工呼吸器回路内のウォータートラップの取扱いに関する医療事故防止対策について（薬食安発第0305001号），2009年3月5日．

まとめのチェック

☐☐	1	人工呼吸器の一般的な基本構成を述べよ。	▶▶ 1	駆動源，人工呼吸器本体，呼吸回路の3つから構成される。
☐☐	2	人工呼吸器を駆動させるために必要なものを述べよ。	▶▶ 2	電源，酸素，圧縮空気の3つが必要である。
☐☐	3	医療ガスの誤接続防止のために用いられているアダプタプラグの方式を述べよ。	▶▶ 3	ピン方式，シュレーダ方式がある。
☐☐	4	ミキサ（酸素ブレンダ）とは何か述べよ。	▶▶ 4	酸素と圧縮空気を混合して設定された酸素濃度に調節するもの。
☐☐	5	呼吸回路内に使用する吸気・呼気フィルタの主な役割を述べよ。	▶▶ 5	菌，ウイルス，異物（ちり，ほこり，鉄分，油分など）の除去や人工呼吸器本体内の汚染防止などを担う。
☐☐	6	吸気・呼気フィルタのフィルタ方式について述べよ。	▶▶ 6	静電式と機械式がある。
☐☐	7	加温加湿器に使用する水は何か述べよ。	▶▶ 7	滅菌精製水もしくは注射用水。
☐☐	8	ウォータートラップの役割について述べよ。	▶▶ 8	呼吸回路の一番低い位置になるように設置し，回路内に発生した水（結露）をカップ内にためる。
☐☐	9	人工鼻を使用することの利点を述べよ。	▶▶ 9	回路の単純化や感染リスクの軽減につながる。
☐☐	10	人工鼻の装着部位はどこか。	▶▶ 10	Yピースとフレックスチューブの間。

04 気道管理の基本

磯野史朗

用語アラカルト

＊1 シーソー呼吸パターン

非挿管患者では，上気道閉塞による低酸素血症が最も頻度の高い呼吸合併症である。呼吸中枢からの刺激で横隔膜が収縮すれば換気運動が生じるが，このとき上気道が閉塞していれば，実際には閉塞性無呼吸あるいは閉塞性低換気状態となる。吸気時の横隔膜収縮で腹部は拡大するが，胸郭は発生した陰圧で陥没する。腹部と胸部の動きがシーソーのようであるので，シーソー呼吸とよばれる。上気道閉塞でなくとも，胸郭の軟らかい新生児や乳児では大きな吸気努力でシーソー呼吸パターンになる。

換気状態の把握の基本

視診，聴診，触診で，換気状態を把握する。

視診

胸部と腹部の上下運動を観察し，呼吸数，換気の大きさ，規則性を確認する（▶図1）。

上気道閉塞のサインとしては，**シーソー呼吸**[＊1]，胸骨切痕や鎖骨上窩の吸気時陥没が挙げられる。上気道閉塞は，睡眠時，意識レベル低下時にチェックすべきである。呼吸不全のサインとしては，浅く速い換気，胸鎖乳突筋など呼吸補助筋の使用，あえぎ呼吸が挙げられる。

また，人工呼吸器との同調性について，咳反射，体動から評価する。患者の姿勢や体位，意識レベルとの関連性にも注目するとともに，漏斗胸やビア樽状胸郭，側弯症，胸郭の左右差などの胸郭の変形などもチェックする。片側の呼吸異常では，奇異性呼吸パターンが観察できることもある。

図1 視診による換気観察のポイント

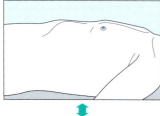
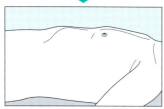

a 中枢性低換気・無呼吸
換気運動がない，換気運動が弱い。

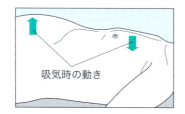
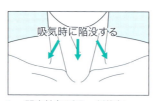

b 閉塞性無呼吸・低換気
胸郭・腹部の動きあり。シーソー呼吸パターン。いびき音（完全閉塞ではない）。

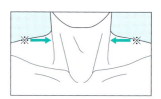

c 呼吸不全の徴候
浅く速い換気パターン。あえぎ呼吸（呼吸に合わせて首を振る）。呼吸補助筋の使用，胸鎖乳突筋の収縮（※）。

聴診

換気に関連した音を耳，聴診器で確認する。

人工呼吸器本体の呼吸関連音をチェックする際は，異常音の有無，性状と音の発生場所を確認する。呼吸回路の呼吸関連音については，特にリークや回路内結露の有無をチェックする必要がある。

聴診器なしで聞こえる患者呼吸関連音としては，いびき音（低い狭窄音），ストライダー（喉頭喘鳴：高い吸気時狭窄音），喘息発作，呼吸苦に関連したうなり声が挙げられる。聴診器で呼吸音をチェックする際は，膜型を使用し，吸気・呼気いずれの換気相も聴診する（▶図2，3）。

気管・気管支呼吸音（胸郭中心部）では狭窄音の有無をチェックし，肺胞呼吸音（側胸部）では左右を比較するとともに，ラ音の有無，連続性*2か断続性*3かを確認する。

用語アラカルト

＊2 連続性ラ音
連続性ラ音は，高音性（wheeze），低音性（ロンカイ）ともに末梢気道由来狭窄音。慢性閉塞性肺疾患（chronic obstructive pulmonary disease：COPD）患者や喘息発作時に聴取される。

＊3 断続性ラ音
断続性ラ音（crackle）は，「ブツブツ」「ゴロゴロ」など衝撃音の一種。粗い・細かいの区別あり。
粗いcrackle（水泡音）は，吸気開始時に聞こえる低調でやや長めの音で，やや太めの気道内分泌物由来。細菌性肺炎，気管支拡張症，慢性閉塞性肺疾患（chronic obstructive pulmonary disease：COPD），びまん性汎細気管支炎（diffuse panbronchiolitis：DPB），進行した肺水腫などで聴取される。
一方，細かいcrackle（捻髪音）は，「パチパチ」「パリパリ」など吸気終末に聞こえる高調で短い音。呼気時に閉塞した末梢気道が吸気時に再開放され発生する音で，間質性肺炎，肺線維症，肺水腫の初期に聴取される。

図2 呼吸音聴診のポイント

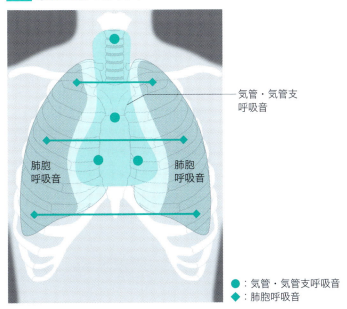

●：気管・気管支呼吸音
◆：肺胞呼吸音

図3 呼吸音の聴診

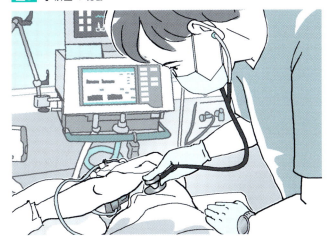

触診

手で換気運動，呼吸筋の活動，胸部・腹部の硬さなどを触知する。

胸部，腹部に手を置き，換気運動を確認する。呼吸異常音の発生部位を手で感じ取るとともに，腹筋などの呼吸補助筋の活動を把握する。打診による気胸や無気肺のチェックも行う。

呼吸のモニタ

パルスオキシメータか，呼吸モニタか？

病態の急変が予測される場合には，パルスオキシメータは酸素化モニタとして必須である。しかし，酸素吸入患者では，パルスオキシメータの値が正常であっても，呼吸異常は存在することが多い。各種の呼吸モニタは，パルスオキシメータよりも呼吸異常の早期発見に有用である。

さまざまな呼吸モニタの長所と限界

気管挿管されている患者では，換気流量，1回換気量，呼吸数，二酸化炭素分圧測定など，換気状態を正確に評価できる呼吸モニタを臨床使用することができるが，気管挿管されていない患者での呼吸モニタリングには，さまざまな限界があることを認識すべきである（▶表1）。実際の呼吸量と換気運動の両方を評価できるモニタが，上気道閉塞診断には有用である（▶表2）。

胸郭心電図電極間のインピーダンスは，換気運動のモニタとして広く利用されているが，上気道閉塞時の無呼吸診断能力，呼吸数測定の信頼性は低い。睡眠ポリグラフ検査では，鼻内圧測定が推奨されている。また，非接触型の呼吸センサも開発されている。

表1 非挿管患者で測定可能な呼吸モニタ：その有用性と限界

呼吸モニタ	換気流量	鼻カニューラ圧	気流温度	カプノメータ	呼吸音	胸部・腹部運動	胸郭運動	胸腔内圧
センサ，測定原理	差圧，熱線式	鼻内圧	サーミスタ	二酸化炭素分圧	振動，圧電	RIP，張力，圧電，容量	インピーダンス，張力，圧電，容量	食道内圧
呼吸量測定	◎	○	△	△	×	△	×	×
換気運動検出	×	×	×	×	×	◎	○	◎
無呼吸診断	◎	◎	◎	◎	△	△	×	×
上気道閉塞診断	○	○	○	○	○	◎	×	△
口呼吸時反応	△	×	○	○	○	○	○	○
簡便性	×	◎	○	○	○	○	◎	×
安定性	△	◎	○	○	○	△	△	△

◎：優れている，○：可能，△：一定条件下で可能，×：不可能
RIP：respiratory inductance plethysmography（呼吸インダクタンスプレチスモグラフィ）

表2 非挿管患者の換気運動と呼吸量とのパターンで呼吸異常の型を診断する

	中枢型	混合型	閉塞型	測定可能なモニタ
換気運動				胸郭インピーダンス 胸腹部運動 食道内圧
実際の呼吸量				換気流量 鼻カニューラ圧 気流温度 カプノメータ

＊いずれも上気道閉塞（＋）

気管挿管されていない患者の気道管理

呼吸異常の原因検索は，換気パターンの分析から開始する

自発呼吸は，それぞれの呼吸器疾患に特有なパターンとなる場合も多いが，各患者の換気パターンは，全身状態や投与薬剤の影響も考慮し，総合的に解釈して判断すべきである。

上気道閉塞が最も頻度の高い呼吸異常である。閉塞性換気障害では，呼吸数が低下し，1回換気量がやや大きくなる。拘束性換気障害では，呼吸数が増加し，1回換気量は小さくなる。全身性の炎症反応や発熱，痛みは，呼吸数と1回換気量を増加させる。

鎮静薬は，呼吸数を増加させ，1回換気量を低下させる薬剤が多い。一方で，麻薬は，呼吸数を低下させ，1回換気量をやや増加させる。換気状態は，睡眠や鎮静，中枢神経障害などで意識レベルが低下したときに悪化しやすい。

補足

上気道閉塞は，睡眠時気道閉塞と覚醒時換気再開を周期的に繰り返す。そのため，SpO_2〔arterial oxygen saturation of pulse oximetry：（パルスオキシメータによる）動脈血酸素飽和度〕や脈拍，血圧などが30〜60秒の周期で変動する。このような所見をみたら，閉塞性睡眠時無呼吸の存在を強く疑うべきである。肥満患者に多いが，肥満ではなくとも小顎患者は，この疾患を合併しやすい。

非挿管患者の気道管理

呼吸異常の原因に対応した気道管理が求められる。

低酸素血症が，変動せず持続しているのか，周期的に変動するのかが，原因検索の手掛かりとなる（▶図4）。持続的低酸素血症時は，機能的残気量低下〔動脈血二酸化炭素分圧（$PaCO_2$）正常または低値〕または肺胞低換気（$PaCO_2$増加）のいずれかを考える。

周期的低酸素血症の多くは，閉塞性睡眠時無呼吸が原因であり，重症心不全患者では中枢性呼吸異常であるチェーンストークス呼吸を伴うことがある。

図4　非挿管患者の低酸素血症出現パターンとその原因，治療

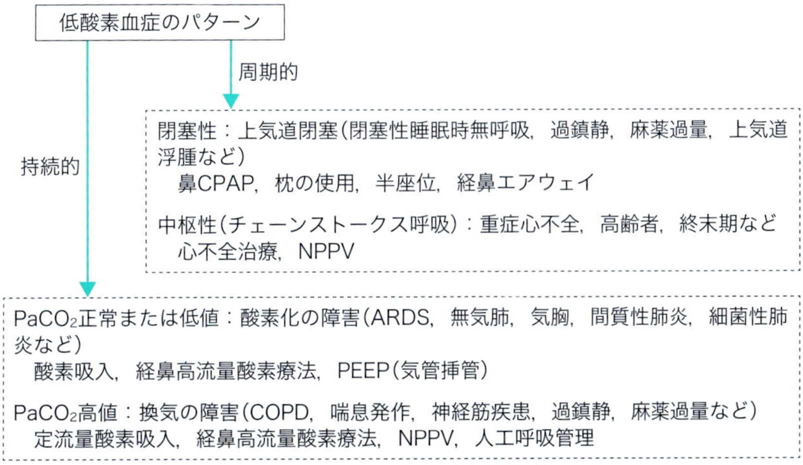

```
                    低酸素血症のパターン
                   ／              ＼
               持続的              周期的
                                    ↓
        ┌──────────────────────────────────────────┐
        │ 閉塞性：上気道閉塞（閉塞性睡眠時無呼吸，過鎮静，麻薬過量，上気道浮腫など）│
        │   鼻CPAP，枕の使用，半座位，経鼻エアウェイ │
        │                                          │
        │ 中枢性（チェーンストークス呼吸）：重症心不全，高齢者，終末期など│
        │   心不全治療，NPPV                        │
        └──────────────────────────────────────────┘
```

$PaCO_2$正常または低値：酸素化の障害（ARDS，無気肺，気胸，間質性肺炎，細菌性肺炎など）
　酸素吸入，経鼻高流量酸素療法，PEEP（気管挿管）

$PaCO_2$高値：換気の障害（COPD，喘息発作，神経筋疾患，過鎮静，麻薬過量など）
　定流量酸素吸入，経鼻高流量酸素療法，NPPV，人工呼吸管理

CPAP：continuous positive airway pressure（持続的気道陽圧）
NPPV：non-invasive positive pressure ventilation（非侵襲的陽圧換気）
ARDS：acute respiratory distress syndrome（急性呼吸窮迫症候群）
PEEP：positive end-expiratory pressure（呼気終末陽圧）

気管挿管時の気道管理

気管挿管の適応

気管挿管人工呼吸は,以下の場合に適応となる。

- 全身麻酔管理
- NPPV禁忌またはNPPVで改善不能な血液ガス異常
    酸素化障害:PaO_2/F_IO_2低値,悪化傾向
    換気障害:$PaCO_2$異常高値
- 気道確保と分離(持続的な上気道閉塞,誤嚥の予防)の必要性
- 全身状態の悪化:高度の循環不全,ショック状態など

気管挿管の方法

経口挿管を原則とし,経鼻挿管は避ける。胃管も経口的に挿入する。

■全身麻酔導入薬や筋弛緩薬を使用するか?

心停止患者には不必要である。全身麻酔下手術患者は,覚醒時気管挿管適応患者以外では,全身麻酔薬と筋弛緩薬の使用が推奨されている[1]。

気道確保や呼吸管理目的での気管挿管は,静脈麻酔薬と筋弛緩薬使用で成功率が増加する。ただし,救急患者では循環抑制に十分注意し,静脈麻酔薬は必要最低量とし,必要時は昇圧剤投与を積極的に行う。

■気管挿管前準備

- 十分な酸素化:高濃度酸素を可能であれば3分間は吸入継続
- 適切な体位,頭位:逆トレンデレンブルグ体位,座位,スニッフィング位

■マスク換気の重要性

麻酔器がない場合は,バッグバルブマスクまたはジャクソンリース回路を準備する。静脈麻酔薬で就眠後,筋弛緩薬が完全に効くまでは,気道を確保し,マスク換気で酸素化を維持する。気管挿管失敗時は,速やかにマスク換気を再開する。

■ビデオ喉頭鏡の活用

マッキントッシュ喉頭鏡など声門直視型の喉頭鏡では,全身麻酔患者でも約6%,救急患者では約10〜20%で気管挿管が困難である。声門をカメラで間接視するビデオ喉頭鏡(▶図5)では,気管挿管困難患者でも約90%成功する。

POINT!!

人工呼吸管理の目的は肺胞換気量の維持,呼吸仕事量の軽減,ガス交換能の改善,閉塞肺胞の開通,PEEPによる機能的残気量の増加である。

図5 声門をカメラで間接視可能なビデオ喉頭鏡

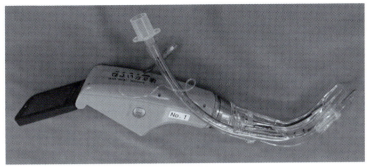

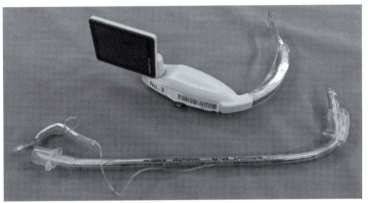

■気管内への挿管確認
　胸郭の上がり，聴診，気管チューブのくもり確認だけでは食道挿管を見逃す。カプノメータで呼気の二酸化炭素分圧を確認する方法が，最も確実な気管挿管確認法である。心停止患者であっても，心臓マッサージが有効であれば，カプノメータで気管内への挿管確認が可能である。

■マスク換気不能かつ気管挿管不能時の対応
　以下の対応が挙げられる。

- ・周囲に助けを呼ぶ。
- ・声門上器具を挿入する[※]。
- ・輪状甲状膜切開または穿刺を行う[※]。
- ・緊急気管切開は時間を要するので原則として第1選択にしない[※]。
- ・心停止に備える。

[※]医師が行う行為

気管挿管されている患者の気道管理

気管チューブの管理
　短期間の留置であっても，気管チューブは適切に管理すべきである。

■カフ圧管理
　高容量低圧カフが基本，カフ圧は20～30cmH$_2$Oに調節する。

■バイトブロックの使用

バイトブロックは使用すべきであるが，それによる舌や口唇の損傷にも注意が必要である。

■気管チューブの固定

固定テープによる皮膚損傷を予防するため，皮膚被膜剤や専用固定器具を使用する。チューブ固定位置，チューブの屈曲を定期的にチェックする。

気管吸引

日本臨床工学技士会の『呼吸治療業務指針』の気管吸引の実施方法[2]を順守する。気管吸引は，定期的にではなく，分泌物貯留や閉塞による気道内圧上昇時に行う。

閉鎖式吸引が開放式吸引よりよいというエビデンスはないが，閉鎖式には換気を中断しないというメリットがある。口腔内吸引とカフ上部吸引を先に行い，気管吸引後には，肺リクルートメントを行い虚脱した肺胞を広げる。

気管チューブ閉塞が疑われるときは，気管吸引カテーテル挿入や気管支ファイバースコープ観察で確認する。はっきりとした無気肺が確認された場合や分泌物が多量の場合には，気管支ファイバースコープによる選択的分泌物吸引を行う。

\ POINT!! /
閉鎖式吸引システムには，人工呼吸器関連肺炎（ventilator associated pneumonia：VAP）予防の優位性がない。

補足

『呼吸治療業務指針』に記載されている気管吸引実施のポイントは，①手洗いと標準予防策実施，②カテーテルの太さは気管チューブの内径の50％以下，③先端は気管分岐部を超えない，④吸気に合わせて挿入，⑤SpO_2と心電図のチェック，⑥吸引は15秒以内，$-20kPa$を超えない，⑦開放式吸引ではカテーテルの単回使用，⑧吸引後の観察，記録である[2]。

人工呼吸器関連肺炎(ventilator associated pneumonia：VAP)の予防

気管チューブは気道と食道を分離するが，口腔内分泌物の下気道への流れ込みは予防できない。VAP予防には，①口腔ケア，②カフ上部分泌物コントロール，③気管チューブ内バイオフィルム形成予防がポイントとなる。

口腔ケアは，ブラッシングケア（プラークの除去と回収）と維持ケア（口腔内清浄・湿潤環境の維持）を組み合わせて行う。カフ上部声門下分泌物を吸引可能な気管チューブは，早期VAP発生率を減少させる。適切な加温加湿や銀被覆の抗菌気管チューブは，管内バイオフィルム形成を抑制し後期VAP発生率を減少させる。

補足

●人工呼吸器関連肺炎（VAP）

VAPは，人工呼吸器装着48時間後以降発症する肺炎である。口腔咽頭内常在菌や消化管由来の細菌を含む分泌物の声門下カフ上部貯留と，引き続く下気道への垂れ込みが原因と考えられている。気管チューブ留置中ばかりでなく，気管挿管実施時の流れ込みも原因となる。

> **補足**
>
> 『呼吸治療業務指針』では,加温加湿目的での人工鼻は短時間(96時間以内)の使用を推奨しており,①粘稠痰や血性痰,②リークのため設定換気達成不能患者,③体温32℃以下,④分時換気量10L/min以上,⑤ネブライザ使用患者には適さないとしている[2]。

気管チューブの入れ替え

気管チューブの入れ替えは,VAP発症リスクと再挿管困難のリスクがあり,原則行わない。気管チューブを入れ替える必要がある際は,**気管チューブ交換用カテーテル**[*4]を使用すると安全である。気管チューブの長期留置が必要な場合は,2〜3週間を目安に気管切開の適応を検討する。原則として,気管切開チューブは留置開始後2週間は入れ替えをしない。

用手換気の準備

整備点検済みの用手換気用バッグバルブマスクまたはジャクソンリース回路を,常時使用可能な状態で気管挿管患者のベッドサイドに常備するべきである。

人工呼吸器の不具合,電源の供給停止,危機的な警報音作動時,気管チューブの計画外抜去,閉塞や破損などが生じた場合は,直ちに周囲に助けを呼び,高濃度酸素でのバッグバルブマスク換気などを開始する。このような緊急時対応のための訓練を日頃から行うべきである。

用語アラカルト
*4 気管チューブ交換用カテーテル

チューブエクスチェンジャーとよばれる気管チューブの約3倍近くの長さのカテーテルである。気管チューブの太さに対応した製品を用いる。交換したい気管チューブ内に留置後にチューブを抜去し,新しい気管チューブをカテーテルガイドに沿って気管内に挿入する。カテーテル内腔から酸素を送気可能であり,抜管可能かどうか判断が難しい場合には,このカテーテル留置後に抜管し,換気状態を観察する方法も行われている。気管挿管補助のためのガムエラスティックブジーよりも長く,目的が異なる。

● 文献

1) 日本麻酔科学会: 日本麻酔科学会気道管理ガイドライン 2014(日本語訳)より安全な麻酔導入のために.
http://www.anesth.or.jp/guide/pdf/20150427-2guidelin.pdf(2016年12月閲覧)
2) 日本臨床工学技士会: 臨床工学技士業務別業務指針 呼吸治療業務指針.
http://www.ja-ces.or.jp/01jacet/shiryou/pdf/2012gyoumubetsu_gyoumushishin01.pdf(2016年12月閲覧)
3) 磯野史朗,石川輝彦 ほか: 気道確保に難渋する患者の呼吸管理. 周術期の呼吸管理(西野 卓 編), p143-164, 克誠堂出版, 2007.
4) 三輪泰之: 呼吸関連の計測. 臨床工学技士 イエロー・ノート 臨床編(見目恭一 編), p290-297, メジカルビュー社, 2013.
5) 三輪泰之: 呼吸療法装置. 臨床工学技士 イエロー・ノート 臨床編(見目恭一 編), p2-46, メジカルビュー社, 2013.

まとめのチェック

☐☐	1	気管チューブが気管内に挿管されたことを最も確実に確認できる方法は何か。	▶▶ 1 カプノメータによる呼気二酸化炭素分圧波形の確認である。視診（胸郭の上がり，気管チューブ内のくもり），聴診（呼吸音の聴取）は，食道挿管を見逃すことが少なくない。
☐☐	2	気管挿管されていない患者で，睡眠時に胸部と腹部の動きが呼吸性に同期しないパターンが確認できた。何を疑うべきか。	▶▶ 2 シーソー呼吸パターンであり，上気道閉塞の発生が強く疑われる。閉塞性睡眠時無呼吸症の合併を疑うべきである。
☐☐	3	VAPとは何か，またVAPを予防するポイントを3つ述べよ。	▶▶ 3 VAPとは，人工呼吸器関連肺炎（ventilator-associated pneumonia）の略であり，人工呼吸器装着48時間後以降発症する肺炎である。口腔咽頭内常在菌や消化管由来の細菌を含む分泌物の声門下カフ上部貯留と，引き続く下気道への垂れ込みが原因と考えられている。VAP予防のポイントは，①口腔ケア，②カフ上部分泌物のコントロール，③気管チューブ内バイオフィルム形成予防。
☐☐	4	『呼吸治療業務指針』で推奨されている人工鼻の使用方法を述べよ。	▶▶ 4 業務指針では，加温加湿目的での人工鼻は短時間（96時間以内）の使用を推奨しており，①粘稠痰や血性痰，②リークのため設定換気達成不能患者，③体温32℃以下，④分時換気量10L/min以上，⑤ネブライザ使用患者，には適さないとしている。

鎮痛・鎮静・せん妄予防

宮内　崇, 鶴田良介

はじめに

　人工呼吸管理中の患者は痛みやストレスを感じているが，それを客観的に評価するのは難しい。2012年に日本集中治療医学会が実施したアンケートでは，集中治療室（intensive care unit：ICU）における痛み，不穏，せん妄に対する管理が十分に実施されていないことが示された[1]。その原因は，医療従事者の関心が低かったこと，わが国で使用できるツールが少なかったこと，指針となるガイドラインが十分に普及していなかったことなどが挙げられる。これを踏まえ，日本集中治療医学会は2014年にICUにおける痛み，不穏，せん妄管理のためのガイドラインを発表した[2]。これは，2013年に改訂されたアメリカのガイドラインをわが国に適応させたものであり，人工呼吸管理中の患者を含むすべてのICU患者に対する痛み，不穏，せん妄の適切な評価とコントロールについて記されている。このガイドラインは痛み（pain），不穏（agitation），せん妄（delirium）の頭文字をとった，アメリカのガイドラインの呼称「2013 PAD guidelines」に由来して「J-PADガイドライン」とよばれる。本項では，J-PADガイドラインに沿ってそれぞれの項目について簡潔に記す。

鎮痛

　痛みとは，「なんらかの組織損傷がある，あるいはその可能性がある場合に表現される不快な感覚や情動体験」と定義される。人工呼吸管理をされている患者は，気管チューブや吸引による刺激，強制換気によるストレスを常に感じていると認識すべきであり，その程度は適切に評価，コントロールされなければならない。痛みのコントロールが不十分になると，カテコラミンの分泌による血管収縮や組織灌流の低下，タンパク異化亢進，脂肪分解促進などにより創傷治癒の遷延や易感染性が起こり，予後を悪化させる要因となる。

痛みの評価ツール

　患者自身が筆談や身振りなどで痛みを表現できる場合はVisual Analogue Scale（VAS），Numeric Rating Scale（NRS）が評価ツールとして用いられる。VASは10cmの直線の両端に「痛みなし」，「激しい痛み」と書いて，現在の痛みがどの位置に当たるかを示してもらう方法であり，NRSは患者自身に痛みの強さを0〜10までの11段階で表現してもらう方法である。これらは簡便であるが，個人差により評価が曖昧になることがある。患者自身が痛みを表現できない場合にはBehavioral Pain Scale（BPS），Critical-Care Pain Observation Tool（CPOT）が用いられる。BPSは表情，上肢の状態，人工呼吸器との同調性の3項目で患者の痛みを判断する方法であり，人工呼吸中の鎮静のためのガイドラインにおいて推奨されている[4]。CPOTは表情，身体運動，筋緊張，人工呼吸器の順応性または発声の4項目からなる評価スケールで，それぞれ0，1，2点で

採点する。いずれも臨床的，判別的な妥当性が示され，広く使用されている。最近，日本版CPOT(CPOT-J)の信頼性，妥当性が確認された[3]（▶表1）。

表1 CPOT-J

指標	説明		得点
表情	筋の緊張がまったくない	リラックスした状態	0
	しかめ面・眉が下がる・眼球の固定・まぶたや口角の筋肉が萎縮する	緊張状態	1
	上記の顔の動きと眼をぎゅっとするに加え固く閉じる	顔をゆがめている状態	2
身体運動	まったく動かない（必ずしも無痛を意味していない）	動きの欠如	0
	緩慢かつ慎重な運動・疼痛部位を触ったりさすったりする動作・体動時注意をはらう	保護	1
	チューブを引っ張る・起き上がろうとする・手足を動かす/ばたつく・指示に従わない・医療スタッフをたたく・ベッドから出ようとする	落ち着かない状態	2
筋緊張（上肢の他動的屈曲と伸展による評価）	他動運動に対する抵抗がない	リラックスした状態	0
	他動運動に対する抵抗がある	緊張状態・硬直状態	1
	他動運動に対する強い抵抗があり，最後まで行うことができない	極度の緊張状態あるいは硬直状態	2
人工呼吸器の順応性（挿管患者）または発声（抜管された患者）	アラームの作動がなく，人工呼吸器と同調した状態	人工呼吸器または運動に許容している	0
	アラームが自然に止まる	咳き込むが許容している	1
	非同調性：人工呼吸の妨げ，頻回にアラームが作動する	人工呼吸器に抵抗している	2
	普通の調子で話すか，無音	普通の声で話すか，無音	0
	ため息・うめき声	ため息・うめき声	1
	泣き叫ぶ・すすり泣く	泣き叫ぶ・すすり泣く	2

(山田章子，池松裕子：日本語版Critical-Care Pain Observation Tool (CPOT-J) の信頼性・妥当性・反応性の検証. 日集中医誌 23: 133-140, 2016. より引用)

鎮痛薬

人工呼吸管理の有無にかかわらず，ICU患者に対する鎮痛薬はオピオイドの静脈投与が第一選択である。非オピオイド性鎮痛薬はオピオイドの使用量や副作用を減らすために併用される。鎮痛薬は痛みを伴う処置の前から投与が開始されるべきとされ，人工呼吸管理においては気管挿管の前から鎮痛薬投与が行われる。投与量は上記の評価ツールを用いて継続的に判断され，適宜調節される。

代表的な鎮痛薬の特徴について以下に述べる。

①フェンタニル

速効性があり，効果発現時間は数分である。鎮痛効果はモルヒネの50～100倍であるが持続時間が短く，持続静脈内投与される。循環動態に与える影響はモルヒネよりも少ない。

②モルヒネ

通常の術後鎮痛には5～10mgを筋注または静脈注射で使用する。効果発現時間は5～10分，作用時間は4～5時間である。血管拡張作用により血圧低下が起こりやすく，消化管運動は抑制される。

③ブプレノルフィン（レペタン®）

麻薬拮抗性鎮痛薬。鎮痛効果はモルヒネの25～40倍で，持続時間は長い（6～

9時間)。oddi括約筋の収縮作用が少ないため，急性膵炎における鎮痛薬として推奨されている。

④ペンタゾシン（ペンタジン®，ソセゴン®）

麻薬拮抗性鎮痛薬。筋注または静脈投与により使用され，持続時間は3～4時間である。嘔吐や呼吸抑制などの副作用がある。血管収縮作用により血圧上昇，心筋酸素消費量の増加が起こるため心疾患には使用しにくい。

⑤非ステロイド性抗炎症薬（nonsteroidal anti-inflammatory drugs：NSAIDs）（経口，坐剤，静注）

麻薬など，他の鎮痛薬と併用することで効果が増し，麻薬の投与量を減らすことができる。血圧低下，腎機能障害，消化管出血，気管支喘息，発作誘発などの副作用がある。

⑥アセトアミノフェン（経口，坐剤，静注）

適切な量を投与すれば，非ステロイド性抗炎症薬と同等の鎮痛効果があり，副作用も少ないため，欧米では広く使用される。わが国での使用頻度は低いが近年，海外と同等に承認用量が拡大された。効果発現までに15～60分を要する。肝障害の副作用がある。

鎮静

ICU患者に対する鎮静の目的は，患者の安全性と快適性の確保，酸素・基礎代謝量の減少が挙げられる。特に人工呼吸管理中の患者では，適切に鎮静を行うことで同調性を高め，換気を改善させ，人工呼吸器に関連した肺傷害を減少させることができる。一方，持続的に鎮静管理を行う場合は，副作用として血圧低下，腸管麻痺，骨格筋の萎縮，褥瘡，深部静脈血栓，人工呼吸器関連肺炎なども考慮しなければならない。また，長期間の鎮静管理はICU入室期間を延長させ，ICU退室後の精神状態にも影響を与える。安全に鎮静管理を行うためには，鎮静深度を適切に評価し，鎮静薬の投与量や期間を調節しなければならない。

鎮静の評価ツール

鎮静の深度を評価するのに用いられる代表的なツールはRichmond Agitation-Sedation Scale（RASS）である（▶表2）。ICUでは，まず評価ツールを用いて目標鎮静深度を設定し，定期的，継続的に評価を行って鎮静薬の投与量を調節する。

鎮静薬

ICUで使用される代表的な鎮静薬として，ミダゾラム，プロポフォール，デクスメデトミジンの特徴を記す。

①ミダゾラム

鎮静，催眠，抗痙攣，抗不安，健忘作用を有するが鎮痛効果はない。効果発現が速いが脂肪組織にすばやく分布し，持続時間も短いため，持続投与で使用する。長期間使用すると代謝産物の作用や脂肪組織からの再分布により覚醒が

表2 Richmond Agitation-Sedation Scale

ステップ1：30秒間，患者を観察する。これ（視診のみ）によりスコア0～＋4を判定する。
ステップ2：
1) 大声で名前を呼ぶか，開眼するように言う。
2) 10秒以上アイ・コンタクトができなければ繰り返す。以上2項目（呼びかけ刺激）によりスコア－1～－3を判定する。
3) 動きが見られなければ，肩を揺するか，胸骨を摩擦する。これ（身体刺激）によりスコア－4，－5を判定する。

スコア	用語	説明		
＋4	好戦的な	明らかに好戦的な，暴力的な，**スタッフに対する差し迫った危険**		
＋3	非常に興奮した	**チューブ類またはカテーテル類を自己抜去**：攻撃的な		
＋2	興奮した	**頻繁な非意図的な運動，人工呼吸器ファイティング**		
＋1	落ち着きのない	**不安で絶えずそわそわしている**，しかし動きは攻撃的でも活発でもない		
0	意識清明な 落ち着いている			
－1	傾眠状態	完全に清明ではないが，呼びかけに**10秒以上**の開眼およびアイ・コンタクトで応答する	呼びかけ	刺激
－2	軽い鎮静状態	呼びかけに**10秒未満**のアイ・コンタクトで応答	呼びかけ	刺激
－3	中等度鎮静状態	呼びかけに動きまたは開眼で応答するが**アイ・コンタクトなし**	呼びかけ	刺激
－4	深い鎮静状態	呼びかけに無反応，しかし，**身体刺激で動きまたは開眼**	身体刺激	
－5	昏睡	呼びかけにも身体刺激にも**無反応**	身体刺激	

(日本呼吸療法医学会 人工呼吸中の鎮静ガイドライン作成委員会：人工呼吸中の鎮静のためのガイドライン．人工呼吸，24：146-167，2007．より引用)

遷延することがある。呼吸抑制や血圧低下をきたすため，換気状態が不安定な患者に対して投与する場合には気道確保を行うほうが無難である。

②プロポフォール

鎮静，催眠，抗痙攣，抗不安，健忘作用を有するが鎮痛効果はない。ミダゾラムと同様に効果発現が速く持続時間が短いため持続投与で使用されるが，生体でのクリアランスが高く，ミダゾラムよりも調節性に優れる。呼吸抑制や血圧低下の副作用がある。大豆油を含む10％乳化剤に溶解しているため，卵や大豆アレルギーがある患者はアレルギー反応を起こす可能性がある。また，微生物汚染が起こりやすいことにも注意する必要がある。15歳未満の小児に対してはICUでの使用でも禁忌である。

③デクスメデトミジン

選択的α2アドレナリン受容体作動薬であり鎮静，抗不安，鎮痛効果を有する。デクスメデトミジンで得られる鎮静効果は，軽度の刺激に対して容易に覚醒し，意思疎通が可能といった特徴があるため，呼吸抑制もほとんどなく，人工呼吸中から抜管後まで継続的に使用できる。交感神経抑制作用があり，過剰に投与すると徐脈や血圧低下が現れやすい。

せん妄

せん妄は意識障害であり，注意力の低下，記憶や見当識の障害，幻覚，妄想などが短時間で変化して出現する症候群である。「せん妄」と「不穏」はよく混同されるが，不穏は"落ち着かない状態"を示す言葉である。不穏はせん妄の症状であることもあるが，落ち着かない状態であるからといって，せん妄であると

は限らない。逆に，一見落ち着いているような状態も，せん妄であることがある。せん妄は，易刺激性，興奮，幻覚などを示す過活動型（hyperactive），注意力の低下，不活発などを示す低活動型（hypoactive），両方の特徴をもつ混合型（mixed）に分類される。

せん妄の評価ツール

せん妄のスクリーニング，モニタリングに使用される代表的なツールとして，Confusion Assessment Method for the intensive care unit（CAM-ICU）がある。CAM-ICUは急性発症または変動性の経過（所見1），注意力の欠如（所見2），無秩序な思考（所見3），意識レベルの変化（所見4）からなり，所見1＋所見2＋所見3 or 4でせん妄と診断される。CAM-ICUトレーニングマニュアルの日本語版はwebサイトから自由にダウンロードできるので，参照されたい[5]。ICU患者はせん妄の発症率が高く，過活動型ではカテーテルの計画外抜去が起きやすく，低活動型せん妄では身体活動の向上が得られにくいなど，治療経過に影響する。ICUにおけるせん妄の有無，持続期間は独立した予後不良因子である。評価ツールを適切に使用しなければ，ICUにおけるせん妄の75%は見逃されるという報告もある。

せん妄の管理

せん妄患者に対して有効な治療法として確立されたものはなく，発症予防が重要である。せん妄発症の患者側の危険因子は年齢，重症度，感染症，既存の認知症が挙げられ，医療側の危険因子はベンゾジアゼピン系鎮静薬，オピオイドの使用である。従って，せん妄の発症予防には，適切な鎮静，鎮痛管理が重要であることはいうまでもない。そのほか，ICU入室中から理学療法士や作業療法士の協力を得て，リハビリテーションで離床を促すこと，光，音などの環境調整を行うことは，せん妄の発症予防に有用である。非定型抗精神病薬によるせん妄発症予防の有効性は示されていないが，デクスメデトミジンには予防効果がある可能性がある[6]。

まとめ

ICUにおいて鎮痛，不穏，せん妄はベーシックな問題であり，医師に限らず看護師，臨床工学技士，薬剤師，理学療法士などさまざまな職種が情報を共有し，適切に評価，管理しなければならない。「臨床工学技士の基本業務指針2010」には鎮静や鎮痛，せん妄管理に関する項目はないが，今後は臨床工学技士も医療従事者の一員として，鎮痛や鎮静管理の知識を有し，専門的な視点から評価することが求められるようになるだろう。

● 文献

1) 日本集中治療医学会規格・安全対策委員会, 日本集中治療医学会看護部会: ICUにおける鎮静・鎮痛に関するアンケート調査. 日集中医誌, 19: 99-106, 2012.
2) 日本集中治療医学会J-PADガイドライン作成委員会: 日本版・集中治療室における成人重症患者に対する痛み・不穏・せん妄管理のための臨床ガイドライン. 日集中医誌, 21: 539-579, 2014.
3) 山田章子, 池松裕子: 日本語版Critical-Care Pain Observation Tool (CPOT-J) の信頼性・妥当性・反応性の検証. 日集中医誌, 23: 133-140, 2016.
4) 日本呼吸療法医学会 人工呼吸中の鎮静ガイドライン作成委員会: 人工呼吸中の鎮静のためのガイドライン. 人工呼吸, 24: 146-167, 2007.
5) Tsuruta R, et al: ICUのためのせん妄評価法 (CAM-ICU) トレーニング・マニュアル, 改訂版, 2014.
   http://www.icudelirium.org/docs/CAM_ICU2014_Japanese_version.pdf
6) Riker RR, Shehabi Y, Bokesch PM, et al: Dexmedetomidine vs midazolam for sedation of critically ill patients: a randomized trial. JAMA, 301: 489-499, 2009.

まとめのチェック

☐☐ 1	痛みを評価するための代表的なツールについて述べよ。	▶▶ 1 患者が痛みを表現できる場合にはVASやNRSが、表現できない場合にはBPSやCPOTが用いられる。VASは10cmの直線を用いて痛みの程度を示してもらう方法、NRSは痛みを0～10の11段階で表現してもらう方法である。BPSは表情、上肢の状態、人工呼吸器との同調性の3項目で患者の痛みを判断する。CPOTは表情、身体運動、筋緊張、人工呼吸器の順応性または発声の4つの項目によりそれぞれ0～2点の3段階で採点する。
☐☐ 2	鎮静を評価するための代表的なツールについて述べよ。	▶▶ 2 鎮静の評価にはRASSが使用される。RASSは鎮静深度を－5～＋4の10段階で評価する方法である。
☐☐ 3	せん妄のスクリーニングやモニタリングに用いられるツールについて述べよ。	▶▶ 3 せん妄の評価にはCAM-ICUが使用される。精神状態の変化と注意力の欠如を認め、かつ無秩序な思考あるいは意識レベルの変化を認めた場合にせん妄と評価される。
☐☐ 4	せん妄の発症因子について述べよ。	▶▶ 4 患者側の因子として年齢、重症度、感染症、既存の認知症が挙げられ、医療側の危険因子はベンゾジアゼピン系鎮静薬、オピオイドの使用が挙げられる。

06 人工呼吸関連の合併症(VAP, ICUAW)

森松博史

人工呼吸器関連肺炎(VAP)

歴史的背景～VAPからVAEへの変遷～

1990年代初頭から人工呼吸器関連肺炎(ventilator-associated pneumonia:VAP)という用語が使用され始めた[1]。VAPの定義は「人工呼吸の開始48～72時間以降に発症する肺炎」である[2,3]。VAPは人工呼吸時間,入院期間,死亡率の増加に影響を与える。そのため,人工呼吸管理においてVAPの予防に重点が置かれてきた[4]。

VAPの診断基準にゴールドスタンダードはなく,米国疾病予防管理センター(Centers for Disease Control and Prevention:CDC)を含め,いくつかの組織が診断基準を提唱してきた。しかし,いずれの診断基準も主観的項目を含むため,評価者による診断のばらつきが多いという問題を抱えていた[5]。そのため,近年のサーベイランスでは日本,米国ともにVAPは減少していたが,それが予防効果か,診断のばらつきによるものかの区別がつかず,サーベイランスの目的が果たせていなかった[3,6]。

2013年にCDCはventilator-associated events(VAE)という新しい概念を発表した[7]。VAEの特徴は,その客観的で簡易な診断基準と,対象疾患の拡大である。今後はVAPに変わりVAEがサーベイランスの中心を担うと考えられる。

VAEの定義・診断

VAE は ventilator-associated condition(VAC),infection-related ventilator-associated complication(IVAC),possible VAP(PVAP)を包括した概念である(▶図1)。

「人工呼吸中に2日間以上の安定状態から,2日間以上の3cmH$_2$O以上の呼気終末陽圧(positive end-expiratory pressure:PEEP)最低値の上昇あるいは吸入気酸素分画(inspired oxygen fraction:F$_I$O$_2$)最低値の0.2以上の上昇を要した酸素化の悪化」をVACと定義する。例えば,▶表1では3～4日目までの2日間安定した状態を経たのちに,5～6日目の2日間PEEP(3cmH$_2$O以上)あるいはF$_I$O$_2$(0.2以上)の上昇を要した酸素化の悪化があり,VACと診断する。PEEPは0～5cmH$_2$Oは同等とみなし,F$_I$O$_2$,PEEP最低値は人工呼吸器設定の変更後1時間以上継続した値で判断するという条件があり,診断の際に注意が必要である。

VACのうち,①体温が38℃を超えるあるいは36℃未満,白血球が12,000/mm^{3}以上または4,000/mm^{3}以下,②新たな抗菌薬の開始(4日間以上)の両基準を満たしたものをIVACと診断する。

PVAPはIVACのうち,人工呼吸開始3日以降,酸素化の悪化の前後2日以内に,基準1～3のいずれかを満たすものと定義する[7]。

基準1:膿性呼吸器分泌物がなく,気管吸引,肺胞洗浄,肺組織,検体保護ブ

ラシによる検体の培養検査が陽性

基準2：膿性呼吸器分泌物があり，喀痰，気管吸引，肺胞洗浄，肺組織，検体保護ブラシによる検体で細菌が同定

基準3：Ⅰ～Ⅳいずれかを満たす

  Ⅰ．胸水穿刺，胸腔ドレーン挿入時の胸水で細菌が同定
  Ⅱ．肺組織検査で膿瘍，コンソリデーション*1
  Ⅲ．レジオネラの検査陽性
  Ⅳ．呼吸器分泌物の検査でインフルエンザウイルス，RSウイルス，アデノウイルス，パラインフルエンザウイルス，ライノウイルス，ヒトメタニューモウイルス，コロナウイルスのいずれかが陽性

> **用語 アラカルト**
> *1 コンソリデーション
> 硬結，結節を意味する。単純X線上では，比較的はっきりした陰影を示す。

図1 VAEの概念図

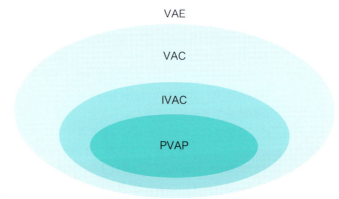

VAE：ventilator-associated events
VAC：ventilator-associated condition
IVAC：infection-related ventilator-associated complication
PVAP：possible ventilator-associated pneumonia

表1 VACの診断（例）

日	最低PEEP（cmH$_2$O）	最低F$_I$O$_2$
1	10	1.0
2	5	0.5
3	5	0.4
4	5	0.4
5	8	0.6
6	8	0.6
7	5	0.4

2日間の安定状態（3日，4日：　部分）からPEEP 3cmH$_2$O以上，F$_I$O$_2$ 0.2以上の酸素化の悪化が2日間（5日，6日：　部分）続いたため，VACと診断する。
診断日は酸素化の悪化があった5日目となる。

VAPとVAEの関係

　VAPの発生頻度が1,000日の人工呼吸日数当たり0～4件に対して，VAEの発生頻度は10～15件と報告されている。VAPと同様にVAEを発症すると人工呼吸時間，ICU滞在日数が延長し，死亡率が増加する[7,8]。

　VAEは肺炎に加えて，無気肺，急性呼吸窮迫症候群（acute respiratory distress syndrome：ARDS），体液過剰（fluid overload：FO）を含む。それぞれの

割合は肺炎が25～40％，無気肺が10～15％，ARDSが10～20％，FOが20～40％と報告されている[8]。VAPの予防方法としてVAPバンドルが考案され，その効果が検証されてきた。VAEもその予防方法として最小限の鎮静薬，自発覚醒トライアル・自発呼吸トライアル，早期離床，低1回換気量，輸液制限，輸血制限などが提唱されている[8]。しかし，VAEはその定義が提唱されてまだ新しく，VAEの予防方法は今後，検証されるべき課題である。

VAEにおける臨床工学技士の役割

　VAEは人工呼吸器の設定という客観的な項目のみで診断できる。つまり，診断に一番近い存在は，毎日人工呼吸器の点検を行う臨床工学技士である。臨床工学技士は日常業務の人工呼吸器点検の際の項目を使用し，VAEを容易に発見することができる。VAEのデータベースを構築できれば，施設内，施設間でのVAEの発生頻度，予防・治療の効果の比較が行えるようになり，ICUの人工呼吸患者の予後改善につながる。

　臨床工学技士にとってVAEの知識は必須であり，今後，臨床工学技士が活躍できる余地が大きいと考える。

ICUAW

ICUAWの疫学

　ICUAW（intensive care unit-acquired weakness）は，「原疾患およびその治療以外に明らかな原因のないICU滞在中の全身の筋力低下」と定義される。

　歴史的には，1950年代から重症患者における筋力低下について報告があり，Macfarlaneらの報告（1977年），またBoltonらの報告（1984年）がそれぞれcritical illness myopathy（CIM），critical illness polyneuropathy（CIP）の最初の報告と考えられている。

　ICUAWの発生率については，患者群・評価時期にばらつきがあるものの，▶表2に示すように想定以上に存在すると考えられている。

表2 ICUAWの発生率

患者群	筋力低下/ICUAWと診断された割合
5～7日間の人工呼吸管理を受けた患者	覚醒時：26～65％に筋力低下あり 覚醒から1週間以上が経過：上記の25％に筋力低下残存
10日間以上の人工呼吸管理を受けた患者	67％がICUAWと診断
24時間以上ICUに滞在した患者	11％がICUAWと診断

(Hermans G, Van den Berghe G : Clinical Review: Intensive Care Unit Acquired Weakness. Critical Care, 19(1) : 274, 2015. より引用)

ICUAWの病態生理

　ICUAWは上述したCIMとCIPおよびその両者が併存した病態（critical illness neuromyopathy：CINM）とに分類される。CIMのほうが頻度は高く，回復の見込みも大きい。CIM，CIPともに四肢筋力低下，呼吸筋筋力低下をきたすことが特徴であり，併存している場合もあることから，ベッドサイド診察で両者を区別することは困難である。電気生理学的検査によって判別することは可能であるが，ICU患者の身体能力の低下には，神経・筋以外の全身状態・管理も影響していることにも留意すべきである。

ICUAWの原因はさまざまなことが絡み合っていると考えられている。その代表的なものを▶表3に示した[9]が，まだ確証の得られていないものも多く，今後の研究が待たれるところである。

表3 ICUAWの原因

CIM	CIP
・重症疾患に伴う骨格筋のミトコンドリア機能障害 ・重症患者で急速に進行する骨格筋委縮を伴う異化状態 ・横隔膜運動の消失に伴うプロテアーゼ活性化，そしてそれに伴う筋蛋白の異化亢進 ・全身性の炎症および酸化ストレス ・床上安静・鎮静薬の使用に伴う無動化	・血管内皮細胞活性化による微小循環障害 ・高血糖によるミトコンドリア機能障害 ・ナトリウムチャネルの不活化による筋線維の興奮抑制（CIMにも関わっている）

ICUAWの診断

現時点では，すぐに臨床現場で使用できるような統一した診断基準は定まっていない。というのも，例えば筋電図は患者の自発運動が必要であり，神経伝導速度測定は浮腫の影響を受けるなど，電気生理学的検査は全例に施行することが困難で，一般的でない。また，非侵襲的検査として，超音波検査による筋肉量評価，握力計を用いた筋力測定なども提唱されているが，まだ診断的意義は明らかになっていない[10]。これらの理由から疾病分類学的なアプローチとして，MRCスコア（上下肢の種々の筋力の評価を合計したもの）を用いた診断基準も考えられており，その一例を▶表4に示す。

表4 ICUAWの診断基準

1) 重症疾患発症後の全般性の筋力低下
2) （近位筋・遠位筋両方を含み）全身性，左右対称性，そして弛緩性の筋力低下であり，通常脳神経障害を伴わない
3) 24時間以上空けた2回以上の検査においてMRC sum score（82）＜48，もしくはすべての試験可能な筋肉群でmean MRC score（80）＜4
4) 人工呼吸器離脱困難
5) 筋力低下のその他の原因の除外

1），2），3）もしくは4），5）の4条件を満たすことがICUAWと診断するのに必要

(Stevens RD, Marshall SA, Cornblath DR, et al: A framework for diagnosing and classifying intensive care unit-acquired weakness. Crit Care Med, 37: S299-S308, 2009. より引用)

ICUAWのrisk factor

上述したとおり，ICUAWには明らかな診断基準がなく，施行できる検査も限られているため，そのriskの理解が重要である。ICU入室前の身体活動度が影響することも知られている[12]が，まずはICU入室中の一般的なrisk factorについて▶表5にまとめた[9]。

敗血症，多臓器不全および全身性炎症反応症候群は，ICUAWの重要なrisk factorとして知られている。

厳格な血糖コントロールによって，CIPの発症率が減少することが示されたが，その後の研究で低血糖およびそれに伴う死亡率上昇の懸念から，ICUAWの予防のみを目的とした厳格な血糖コントロールは推奨されていない。

糖質コルチコイドの使用については，risk factorであるとする意見，そうでないという意見が混在しており，結論は出ていないが，薬剤自体の副作用を考

えると，使用は最小限にとどめることが無難であろう。

　筋弛緩薬投与もICUAWのrisk factorと考えられていたが，近年ARDSに対しての短期間の投与ではICUAWの発症が増加しなかったとの報告や，ARDS発症早期の筋弛緩薬投与により，患者・人工呼吸器間の不同調に伴う横隔膜の障害を軽減できるという意見もあり，まだ結論は出ていない。

表5 ICUAWのrisk factor

女性
敗血症，多臓器不全，全身性炎症反応症候群
長期間の人工呼吸管理
無動化
高血糖
糖質コルチコイドの使用
筋弛緩薬の使用

ICUAWの予防と治療

　ICU患者の生命予後が改善している一方で，治療後の身体能力の回復には相当の時間を要することが知られてきた。例えば，ARDS患者において，治療1年後，そして5年後でさえも完全には身体能力が回復していないという報告もあり[13]，それゆえにICUAWの予防・治療が重要となる。

　現時点で推奨されている予防策として，適切な血糖コントロール，ICU入室から退院までの継続したリハビリテーション，深鎮静の回避がある。

　そのなかでも最も重要とされるのはリハビリテーションであり，血行動態の安定，人工呼吸器設定のウィーニング，患者の意識レベルの安定が達成された時点で，早急に始める必要がある。早期介入により，退院後の死亡率・再入院率が半減したとの報告[14]もあり，長期的な患者予後改善のためにも重要である。

　また，人工呼吸管理下の歩行リハビリテーションについては，新たな治療介入が必要となる有害事象はなかったとの報告[14]もあり，安全に施行可能と考えられる。

　諸外国ではABCDE bundle[15]（またはABCDEF bundle）に代表されるような，エビデンスに基づいたICU滞在中の管理が進められており，そのなかにリハビリテーションの早期介入も含まれ，また多職種による介入が重要であると謳われている。わが国でも，今後の重要課題の一つとして認識し，取り組んでいくことが必要である。

●文献

1) Meduri GU: Ventilator-associated pneumonia in patients with respiratory failure. A diagnostic approach. Chest, 97: 1208-1219, 1990.
2) American Thoracic Society; Infectious Diseases Society of America: Guidelines for the management of adults with hospital-acquired, ventilator-associated, and healthcare-associated pneumonia. Am J Respir Crit Care Med, 171: 388-416, 2005.
3) Kalanuria AA, Ziai W, Mirski M: Ventilator-associated pneumonia in the ICU. Crit Care, 18: 208, 2014.
4) Klompas M, Li L, Kleinman K, et al: Associations Between Ventilator Bundle Components and Outcomes. JAMA Intern Med, 176: 1277-1283, 2016.
5) Nair GB, Niederman MS: Ventilator-associated pneumonia: present understanding and ongoing debates. Intensive Care Med, 41: 34-48, 2015.
6) 長谷川隆一, 志馬伸朗: 総説 人工呼吸器関連肺炎（ventilator-associated pneumonia, VAP）はゼロにできるか？ 日集中医誌, 21: 9-16, 2014.
7) Centers for Disease Control and Prevention: National Healthcare Safety Network（NHSN）. Surveillance for Ventilator-associated Events, https://www.cdc.gov/nhsn/acute-care-hospital/vae（2015年2月現在）
8) Klompas M: Potential Strategies to Prevent Ventilator-associated Events. Am J Respir Crit Care Med, 192: 1420-1430, 2015.
9) John P. Kress, Jesse B. Hall: ICU-Acquired Weakness and Recovery from Critical Illness. N Engl J Med, 370: 1626-1635, 2014.
10) Jolley SE, Bunnell AE, Hough CL: Intensive Care Unit Acquired Weakness. Chest, 150: 1129-1140, 2016.
11) Stevens RD, Marshall SA, Cornblath DR, et al: A framework for diagnosing and classifying intensive care unit-acquired weakness. Crit Care Med, 37: S299-S308, 2009.
12) Iwashyna TJ, Ely EW, Smith DM, et al: Long-term cognitive impairment and functional disability among survivors of severe sepsis. JAMA, 304: 1787-1794, 2010.
13) Herridge MS, Tansey CM, Matté A, et al: Functional disability 5 years after acute respiratory distress syndrome. N Engl J Med, 364: 1293-1304, 2011.
14) Bailey P, Thomsen GE, Spuhler VJ, et al: Early activity is feasible and safe in respiratory failure patients. Crit Care Med, 35: 139-145, 2007.
15) Morandi A, Brummel NE, Ely EW: Sedation, delirium and mechanical ventilation: the 'ABCDE' approach. Curr Opin Crit Care, 17: 43-49, 2011.

まとめのチェック

☐☐ 1	VAEの概念について述べよ。	▶▶ 1 VAEは人工呼吸患者の人工呼吸器に関連する換気状態の悪化でVAC，IVAC，PVAPを包括した概念である。
☐☐ 2	VACの定義について述べよ。	▶▶ 2 「人工呼吸中に2日間以上の安定状態から，2日間以上の3cmH$_2$O以上のPEEP最低値の上昇あるいはFiO$_2$最低値の0.2以上の上昇を要した酸素化の悪化」をVACと定義する。
☐☐ 3	ICUAWの定義を述べよ。	▶▶ 3 原疾患およびその治療以外に明らかな原因のないICU滞在中の全身性の筋力低下。
☐☐ 4	ICUAWの筋力低下の特徴を述べよ。	▶▶ 4 遠位筋と近位筋を含む，左右対称性，弛緩性であり，脳神経障害は伴わない（顔面筋などは障害されない）。
☐☐ 5	ICUAWのrisk factorを挙げよ。	▶▶ 5 女性，敗血症，異化亢進，多臓器不全，全身炎症反応症候群，長期間の人工呼吸管理，無動化，高血糖，糖質コルチコイドの使用，筋弛緩薬の使用。

人工呼吸関連の合併症（VAP，ICUAW）

07 人工呼吸器からのウィーニング，抜管

布宮 伸

ウィーニングとは

ウィーニング（weaning）とは，人工呼吸管理が必要となった患者の換気状態が改善するのに伴い，徐々に人工呼吸器への依存度を低下させ，最終的に完全な自発呼吸へと移行するまでの一連の過程を示す用語である。ウィーニングの結果，換気はすべて自発呼吸のみとなって患者と人工呼吸器との接続が解除されれば，それを「人工呼吸器からの離脱」と表現することもある。

ウィーニング開始のタイミング

ウィーニング開始の前提条件として，まずはそもそも人工呼吸管理の原因となった病態が改善していることが最も重要であり，ほかにも（必要最低限の血管作動薬で）循環動態が安定し，意識清明であることが望ましい。ウィーニングの客観的な指標としてはさまざまなものが挙げられている（▶表1）。

表1 ウィーニングの指標

臨床所見	適切な咳反射 過剰な気道内分泌物がない 人工呼吸管理の原因となった病態の改善
客観的指標	理学所見 　　循環動態の安定 　　　　心拍数≦140/min 　　　　収縮期血圧90〜160 mmHg 　　　　昇圧薬が最小限 肺酸素化能 　　FiO_2≦0.4でSaO_2＞90％（またはPaO_2/FiO_2≧150） 　　PEEP≦8 cmH_2O 肺機能 　　呼吸数≦35回/min 　　最大吸気圧≦−20〜25 cmH_2O 　　1回換気量＞5 mL/kg 　　努力肺活量＞10 mL/kg 　　RSBI：呼吸数(回/min)/1回換気量(L)＜105 　　呼吸性アシドーシスが有意でない 意識状態 　　鎮静薬投与なし，もしくは意識状態が安定

FiO_2：inspired oxygen fraction（吸入気酸素分画）
SaO_2：arterial oxygen saturation（動脈血酸素飽和度）
PaO_2：partial pressure of oxygen in the arteries（動脈血酸素分圧）
PEEP：positive end-expiratory pressure（呼気終末陽圧）
RSBI：rapid shallow breathing index（浅速呼吸指数）
(Boles JM, Bion J, Conners A, et al: Weaning from mechanical ventilation. Eur Respir J, 29: 1033-1056, 2007. より作成)

補足

ウィーニング（weaning）の語源は，英語の「赤ん坊を離乳させる（wean）」である。

POINT!!

●ウィーニング時に用いられる換気モード

成人人工呼吸管理では，これまで伝統的にウィーニング時には同期式間欠的強制換気(synchronized intermittent mandatory ventilation：SIMV)が用いられてきたが，最近ではSIMVによるウィーニングが患者の呼吸仕事量の段階的な軽減をもたらしていないことが明らかとなり，ウィーニング時の換気モードとしてのSIMVは推奨されなくなっている。現在では人工呼吸管理の原因となった病態が改善すれば，SIMVを経由しないで直接SBTを行うことが一般的である。

> **補足**
>
> 比較的感度が高い指標としてRSBIがある。これは呼吸数(回/min)を1回換気量(L)で除したもので，100〜105未満であると後述の自発呼吸トライアル(spontaneous breathing trial：SBT)に成功しやすいとされている。

> **補足**
>
> ▶表1の項目はウィーニングのための絶対的要件ではなく，そのすべてを満たす必要はない。基準に達した項目が多くなればそれだけウィーニングが成功する可能性は高まるが，いくつかの未達成項目にこだわってウィーニングを先延ばしにすると，結果的には時間の浪費になりかねない。個々の患者の全身状態を勘案して総合的に判断することが最も重要である。

ウィーニングの最終段階としての自発呼吸トライアル(SBT)

ウィーニング可能と判断されれば，できる限り速やかにウィーニングを進め，自発呼吸トライアル(SBT)に移行する。SBTとは，一時的に患者を完全な自発呼吸もしくはわずかな補助換気のみの状態に置き，人工呼吸器からの離脱が安全に行えるかどうかを評価する方法である。一般的にはT-チューブもしくは5 cmH₂O以下の気道内陽圧を付加した5〜8 cmH₂O程度の補助換気で，▶表2に示す所見がみられず，血液ガスや呼吸・循環動態が安定した状態が30分以上維持できれば合格とする。

SBTは，1回で合格できなくとも，合格するまで連日繰り返し行う。その間の人工呼吸器での換気補助は呼吸筋疲労を起こさないように調節する必要がある。

表2　SBTの中止基準

臨床所見	不穏，興奮，不安感増大 意識レベルの低下 著明な発汗 チアノーゼ 努力様呼吸(呼吸補助筋の緊張，苦悶様顔貌，呼吸困難感など)
客観的指標	$FiO_2 \geq 0.5$で$PaO_2 \leq 50〜60$TorrまたはSaO₂＜90% $PaCO_2 > 50$Torrまたは8Torrを超える増加 pH＜7.32または0.07以上の低下 RSBI＞105 呼吸数＞35回/minまたは50%以上の増加 心拍数＞140回/minまたは20%以上の増加 収縮期血圧＞180mmHgまたは20%以上の増加 収縮期血圧＜90mmHg 不整脈の発生

(Boles JM, Bion J, Conners A, et al: Weaning from mechanical ventilation. Eur Respir J, 29: 1033-1056, 2007. より作成)

> **補足**
>
> SBT失敗例の多くは開始直後の20分間に集中し，30分間と120分間の観察時間で予後の違いはないことから，120分までの施行時間が一般的である。

> **補足**
>
> あくまでもSBTとは機械的補助換気の必要性の有無を判断するものであって，気管チューブの抜管の安全性(すなわち，自力での気道開通の可能性)を判断するものではない。

\POINT!!/

● **SBTの方法**

SBTの方法は以下のいずれかである。

① Tチューブ
② 5cmH₂O以下の持続的気道陽圧 (continuous positive airway pressure：CPAP)
③ 5cmH₂O以下のCPAP＋5〜8cmH₂Oの圧支持換気 (pressure support ventilation：PSV)

ウィーニング時の注意点

人工呼吸管理期間が長期化する原因は，ウィーニング開始の遅れであることが多いとされている。そもそも医療者側にウィーニングを行う気持ちが起こらなければ，人工呼吸期間が不必要に長期化して抜管が遅れるのは当然である。人工呼吸期間が長期化すれば，人工呼吸器関連肺炎をはじめとするさまざまな合併症の頻度が高まり，患者予後が悪化する。人工呼吸管理を始めたその瞬間から，常にウィーニングの可能性を探りながら患者管理を行う心構えが重要である。

ウィーニングの障害因子（▶表3）もさまざまなものが知られている。ウィーニングを成功させるためには，これらの因子を可能な限り是正しておくことも必要である。

一方，最近では長期人工呼吸患者を除き，ほとんどの急性期の人工呼吸患者は原因病態の改善が得られればただちに自発呼吸に移行することができ，必ずしも「徐々に」自発呼吸に導く必要はないことが強調されており，「weaning」に代わって「discontinuation（中止，停止）」という用語を用いる場合もある[2]。

表3 ウィーニングの障害因子

呼吸負荷	呼吸仕事量の増大：不適切な人工呼吸器設定 肺コンプライアンスの低下： 　　　肺炎，肺水腫，肺線維症，肺出血，びまん性肺浸潤 気管支収縮 呼吸抵抗の増大 　　SBT中：細過ぎる気管チューブ 　　抜管後：声門浮腫，気道分泌物の増加，痰の貯留
心負荷	既存の心機能障害 心仕事量増大に伴う心筋障害：肺の過膨張，代謝亢進，敗血症
神経・筋	中枢性呼吸刺激の低下：代謝性アルカローシス，調節換気，鎮静薬 末梢性障害：神経・筋疾患，CINMA
中枢神経	せん妄 不安，抑うつ
代謝	代謝性疾患 ステロイド 高血糖
栄養	過体重 栄養障害
貧血	

CINMA：critical illness neuromuscular abnormalities
(Boles JM, Bion J, Conners A, et al: Weaning from mechanical ventilation. Eur Respir J, 29: 1033-1056, 2007. より作成)

抜管

抜管とは，全身麻酔や人工呼吸管理などを目的に，人工的な気道として患者に留置した気管チューブを，患者から抜去して取りはずすことをいう。気管挿管中は患者の気道は人工的に開存しているが，抜管後の患者は健常人と同じように自力で気道の開存状態を維持しなければならない状態となる。

SBTに合格すれば，人工呼吸器からの離脱を行い，抜管を考慮するが，最終的に抜管が可能かどうかは総合的な判断が必要である。安全に抜管ができれば，人工呼吸管理は終了となる。

補足

抜管失敗の予測因子として，微弱な咳反射，多量の分泌物，$PaCO_2 > 45Torr$，72時間を超える人工呼吸期間，上気道病変，過去のウィーニング失敗歴，などが挙げられている。

ウィーニングに失敗したときの対処法

ウィーニング失敗(weaning failure)とは,次のいずれかに該当する場合を指す。

①SBTに失敗した場合(SBT failure)(▶表2)
②いったん抜管しても48時間以内に再挿管を要した場合(extubation failure)(▶表4)
③抜管後48時間以内に死亡した場合

SBT失敗や抜管失敗となった場合,まずはいったんウィーニング前の換気条件に戻し,▶表3のウィーニング障害因子について再検討を行う。同時に,呼吸筋をはじめとした全身の筋力低下に対するリハビリテーションも重要である[3,4]。

表4 抜管失敗の指標

2時間以上にわたって呼吸数>25回/min
心拍数>140回/minまたは持続的な20%以上の増加もしくは減少
呼吸筋疲労や呼吸仕事量の増加を示す臨床所見
$F_IO_2≧0.5$で$PaO_2<80Torr$または$SaO_2<90%$
高二酸化炭素症($PaCO_2>45Torr$または抜管前の値の20%を超える増加)
$pH<7.33$

(Boles JM, Bion J, Conners A, et al: Weaning from mechanical ventilation. Eur Respir J, 29: 1033-1056, 2007. より作成)

補足

抜管後に換気状態が再増悪した場合でも再挿管せずに非侵襲的陽圧換気(non-invasive positive pressure ventilation : NPPV)を行う場合もあるが,この状態は厳密な意味ではウィーニング完了とはいえず,しかし再挿管に至ったわけでもないことから,「ウィーニング進行中(weaning in progress)」と表現する。

ウィーニングの疫学

一般的な集中治療室入室患者のおよそ40%が人工呼吸管理を受けるが,予定手術後の予防的人工呼吸などは一晩だけの人工呼吸(overnight ventilation)で抜管できることが多い。急性呼吸不全患者でも,換気状態が改善すれば半数以上の患者が初回のSBTに合格することができる。しかし,初回のSBTに失敗する例も20%程度あり,また,SBTに合格しながら再挿管となる例も13%程度あって,これらの患者のなかには,その後どうしてもSBTに合格できずにウィーニングが進まず,長期人工呼吸管理を余儀なくされる例が生じる。

欧米の複数の人工呼吸関連学会の合同会議によってウィーニングに関する新しい定義[1](▶表5)が提唱されている。この定義で重要なポイントは,ウィーニング長期化(prolonged weaning)における死亡率がいずれの報告でも有意に高い点にあり,これは,SBTは3回までのトライアルで合格できない場合や,初回のSBTから7日以内に抜管できない場合は,患者予後が著しく悪くなるということを意味している。

表5 ウィーニングの分類

分類	定義
単純ウィーニング（simple weaning）	初回のSBTで合格し，抜管に成功
ウィーニング困難（difficult weaning）	初回のSBTに失敗したが，3回以内で合格 または 初回のSBTから7日以内に抜管に成功
ウィーニング長期化 （prolonged weaning）	少なくとも3回のSBTに失敗 または 初回のSBTから8日以上を要する

(Boles JM, Bion J, Conners A, et al: Weaning from mechanical ventilation. Eur Respir J, 29: 1033-1056, 2007. より作成)

人工呼吸器離脱に関する3学会合同プロトコル

人工呼吸器からのウィーニング，抜管に関しては，日本集中治療医学会・日本呼吸療法医学会・日本クリティカルケア看護学会による3学会合同の指針[5]が公表されているので，併せて参照してほしい。

● 文献

1) Boles JM, Bion J, Conners A, et al: Weaning from mechanical ventilation. Eur Respir J, 29: 1033-1056, 2007.
2) Hess DR, MacIntyre NR: Ventilator discontinuation: why are we still weaning? Am J Respir Crit Care Med, 184: 392-394, 2011.
3) 日本集中治療医学会J-PADガイドライン作成委員会：日本版・集中治療室における成人重症患者に対する痛み・不穏・せん妄管理のための臨床ガイドライン．日集中医誌, 21: 539-579, 2014.
4) Ntoumenopoulos G: Rehabilitation during mechanical ventilation: Review of the recent literature. Intensive Crit Care Nurs, 31: 125-132, 2015.
5) 日本集中治療医学会・日本呼吸療法医学会・日本クリティカルケア看護学会 3学会合同人工呼吸離脱ワーキング：人工呼吸器離脱に関する3学会合同プロトコル．
http://www.jsicm.org/pdf/kokyuki_ridatsu1503b.pdf（2017年1月閲覧）

まとめのチェック

☐☐ 1	ウィーニング開始の前提条件は何か。	▶▶ 1 人工呼吸管理の原因となった病態の改善。
☐☐ 2	SBT（自発呼吸トライアル）について述べよ。	▶▶ 2 SBTとは，一時的に患者を完全な自発呼吸もしくはわずかな補助換気のみの状態に置き，人工呼吸器からの離脱が安全に行えるかどうかを評価する方法。あくまでも機械的補助換気の必要性の有無を判断するものであり，抜管の安全性を判断するものではない。
☐☐ 3	ウィーニング失敗（weaning failure）とは，どのような場合を指すか述べよ。	▶▶ 3 ①SBTに失敗した場合（SBT failure）。 ②いったん抜管しても48時間以内に再挿管を要した場合（extubation failure）。 ③抜管後48時間以内に死亡した場合。

08 人工呼吸器のトラブルとその対応

相嶋一登

はじめに

人工呼吸器は呼吸不全や循環不全などの重症患者に使用されることが多く，患者は人工呼吸器に生命を委ねている。そのため，各種トラブルは患者の生命を脅かすことになる。

人工呼吸管理中のトラブルはさまざまな要因で発生するため，直ちに原因を特定できない場合があることから，患者の状態を悪化させないための初期対応を身に付けておくことが重要となる。

人工呼吸管理中のトラブル事例と対応

気管チューブの位置異常

50歳代の男性患者の気管チューブが誤って食道に挿管された。病院は食道挿管を半日に渡って見逃していた。

- 気管挿管下人工呼吸において，頻度が多くかつ重大なトラブルが気管チューブの位置異常である。位置異常とは気管チューブの挿入位置が深いもしくは浅い，気管ではなく食道に入っている，などである。
- 気管チューブの位置が深すぎると，片肺（片側）挿管となる。解剖学的特徴（＝角度）から右気管支に入ることが多い（▶図1）。
- 気管チューブが食道に入ることを「食道挿管」という。医師が気管挿管を行う際に誤って食道に挿入することがあるため，特に気管挿管時には食道挿管を否定する必要がある。
- 人工呼吸管理中に気管チューブの位置が不適切となる場合がある。気管チューブが気管から逸脱したときに素早く検出するため，カプノメータを用いて持続的にカプノグラムを観察する[3]。

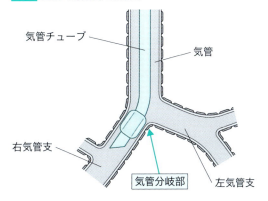

図1 気管の解剖学的特徴

表1 気管挿管時の初期評価項目

1次確認	・声門をチューブが通過したことを確認（術者） ・心窩部の聴診 ・左右の胸郭挙上 ・左右の呼吸音
2次確認	・カプノメータによる呼気 CO_2 波形（カプノグラム）の確認 ・呼気時に気管チューブがくもること

※胸部X線画像は気管チューブの位置確認に使用できるが，撮影に時間がかかるため，初期評価項目にはならない。

呼吸回路の接続はずれ

①患者が心停止となり，看護師が医師を呼んだ。医師が到着すると患者の胸郭が挙上しておらず，人工呼吸器回路の点検を行うと人工呼吸器の回路と加温加湿器の回路の接続が外れているのを確認した。

②ベッドサイドモニタでSpO₂が30%に低下したため，人工呼吸回路を確認すると気管切開チューブとカテーテルマウントがはずれていた。

(日本医療機能評価機構：医療事故情報収集等事業公開データより一部改変引用)

・人工呼吸管理中の事故は，呼吸回路のはずれが原因となることが多い[1]。人工呼吸器の回路は経時的に接続部に緩みが生じるため，定期的な回路接続状態の確認を行い，必要に応じて固定し直しなどの対応をとる。
・特に気管チューブや気管切開チューブと呼吸回路の接続部，加温加湿器と回路の接続部，ウォータートラップのカップ部のはずれによる空気漏れが起きやすい（▶図2）。
・呼吸回路にねじれがあると接続不良の原因となるので，定期的な確認とねじれを直す必要がある。
・人工呼吸回路はJIS T 7201の規格で，「円錐接合が安全に保持されながらも，操作者が連結をはずすことができなければならない」と規定されているため，偶発的な回路の接続はずれは防止できない。今後ラッチ式[2]などによる偶発的な回路はずれを防止する機能を開発する必要がある。
・回路はずれが発生したときに，警報が作動するよう設定値を確認し，関係者で共有する。また，パルスオキシメータやカプノメータなどの生体情報監視装置を併用[3]し，事故の検出精度を上げる必要がある。

図2 呼吸回路からの空気漏れが生じる可能性の高い部位

考えられる原因と箇所
①回路の破損
②回路の接続不良
③気管切開チューブなどのカフ圧不足

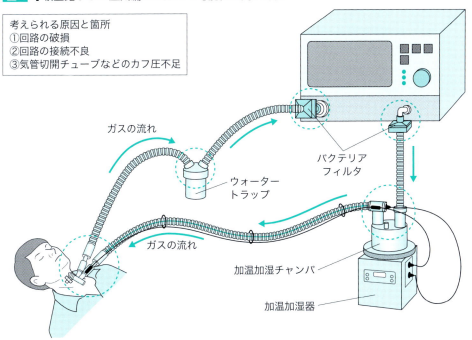

「不確実な接続」「誤接続」「蛇管の亀裂やチャンバの破損」などに十分注意する必要がある。特に，ウォータートラップは見落としがちである。

(医薬品医療機器総合機構：PMDA医療安全情報，No.7，2009年1月，より一部改変引用)

人工呼吸器の機能に関する知識不足

> 吸入療法実施のため，一時的に人工呼吸器をはずし，テストラングを装着した。人工呼吸器は無呼吸を検知しバックアップ換気が作動した。その際に誤ったボタンを押下したため，人工呼吸器の換気設定が変更されてしまった。操作した看護師は無呼吸を感知したときの人工呼吸器動作を理解していなかった。
>
> (日本医療機能評価機構：医療事故情報収集等事業公開データより一部改変引用)

・人工呼吸器の無呼吸バックアップ機能に関する知識が不足していたことが発生要因である。人工呼吸器を操作する可能性のある医療従事者に対しては，臨床工学技士が動作原理や正しい操作方法について，研修等を通じて周知する。
・操作方法を単純化するため，できるだけ機種やメーカーを統一する。

人工呼吸器の始動忘れ

> ①医師と看護師で気管吸引を実施後，人工呼吸器を接続した。約10分後患者の心拍数と血圧が低下したため確認すると「スタンバイモード」になっていた。
> ②救急外来に搬送された患者に人工呼吸器を装着したところ，人工呼吸器がスタンバイ状態になっていたため，約4分後に心停止になった。
>
> (日本医療機能評価機構：医療事故情報収集等事業公開データより一部改変引用)

人工呼吸器のトラブルとその対応

- スタンバイモードでは人工呼吸器の電源は入っているが，アラームは動作しない。
- 気管吸引など短時間人工呼吸器をはずす場合には，スタンバイモードへの切り替えや電源を切るなどの行為は行わない。
- 離脱過程やリハビリテーションなどで一定時間人工呼吸器を中断する場合には，マニュアルを作成し院内で統一した方法をとるべきである。
- 人工呼吸器を装着した後は，まず初めに患者の胸郭の挙上，呼吸音を確認する。

電源のトラブル

①人工呼吸器を使用中，気づかないうちにバッテリ駆動になっており，バッテリ切れアラームは発生し，換気が停止した。確認するとコンセントから電源プラグが抜けていた。
②漏電ブレーカが作動したことにより，人工呼吸器が停止したため，患者のSpO_2が低下した。

（日本医療機能評価機構：医療事故情報収集等事業公開データより一部改変引用）

- 人工呼吸器には停電に備えてバッテリが搭載されている機種が多い。特に在宅用人工呼吸器は6時間程度バッテリ動作できる機種もある。
- AC電源に接続されていなくても，人工呼吸器が動作するためバッテリ駆動であることに気づかないインシデント事例が少なくない。
- 人工呼吸器本体のAC電源表示を確認するとともに，コンセントの劣化による保持力低下などがないかを確認する。
- テーブルタップなどが床に置かれていると，加温加湿器用滅菌精製水などがテーブルタップにかかり漏電する可能性がある。漏電すると安全のためブレーカが切れるため，その回路は停電する。水の取り扱いに注意するとともに，たこ足配線の防止による漏電や過負荷によるブレーカ作動を防止する取組が必要である。

医療ガス接続ミス

①SpO_2低下警報が作動したため，人工呼吸回路を点検したが異常はなかった。バッグバルブマスクで用手換気するとSpO_2が上昇した。臨床工学技士が点検すると酸素のホースアセンブリが配管端末器に正しく接続されていなかった。
②酸素の配管端末器に接続されたY字管に人工呼吸器の酸素と空気のホースアセンブリが接続されていた。しかもホースアセンブリの接続が不完全であったため，人工呼吸器には酸素，空気ともに供給されておらず換気していなかった。ホースアセンブリを接続した看護師はホースアセンブリの接続について正しい知識を有していなかった。

（日本医療機能評価機構：医療事故情報収集等事業公開データより一部改変引用）

■ 事例①
- 近年コンプレッサやタービンを内蔵した人工呼吸器が増加している。これらの人工呼吸器は圧縮空気の医療ガス配管設備のない病棟や患者搬送に使用できる利点がある。
- 一方で酸素配管を接続しなくても空気による換気動作が行われるため，見た目人工呼吸器が適正に作動していると思われることがある。
- 人工呼吸器は酸素が接続されていないと，酸素供給圧異常などの警報が作動するが，メッセージに英語や略語が使用されているなど，人工呼吸器の使用に慣れていない医療従事者には理解しづらい状況がある。人工呼吸器使用時には医療ガス配管の確実な接続を確認するために，接続したら逆方向に引っ張ってみるなどの行動が必要である。

■ 事例②
- 事例①にも関連することであるが，医療従事者の中には医療ガスのホースアセンブリを配管端末器に接続した経験をもたない者が存在する。確実な接続方法については，関係する医療従事者は必ずホースアセンブリの接続を体験しておくことが必要である。
- また適切な接続を確認するために，接続したホースアセンブリを逆方向に引っ張ってみることが重要である。
- ピン方式などの医療ガス誤接続防止対策についても関係者に対して研修などを通じて周知することが重要である。

酸素ボンベ残量不足

> X線透視室から病棟に搬送中，搬送用人工呼吸器に接続していた酸素がなくなりSpO₂が62％まで約3分間低下した。
>
> (日本医療機能評価機構：医療事故情報収集等事業公開データより一部改変引用)

- 酸素ボンベの残量確認を怠った事例である。酸素ボンベの残量は以下の式で求めることができる。

$$1大気圧下での使用可能酸素量(L) = ボンベ容器容量(L) \times ボンベ内圧力(MPa) \times 10$$

- 定常流で酸素を消費していく酸素療法では，上記で求められた酸素量を消費量で割れば使用可能時間が求められる。
- しかし，人工呼吸器の場合には，分時換気量，設定酸素濃度および定常流の有無，流量が変数となり，酸素消費量が一定ではないため，使用可能時間の算出が難しい。ボンベ内圧力のみではなく，酸素消費量を考慮して酸素残量を確認する必要がある。

非侵襲的陽圧換気(NPPV)中のトラブル

> 心電図モニタで徐脈になっているのを確認し病室に行くと、マスクがはずれていた。患者の意識はなく、心停止していたため心肺蘇生を開始したが死亡した。
>
> (日本医療機能評価機構:医療事故情報収集等事業公開データより一部改変引用)

- NPPVは患者が覚醒している状態もしくは浅鎮静で使用することが多いため、安全な治療を行うには患者の協力が欠かせない。
- 一方で、重症患者ではせん妄などで不意にマスクや呼吸回路をはずしてしまうことがあるため、パルスオキシメータを装着し、低酸素血症に対して迅速に対応できるようにする必要がある。
- 気管挿管と異なり、気道確保や人工呼吸器の接続が不十分であることを念頭に置いた呼吸管理を行うことが重要である。

人工呼吸器の突然の停止

> ①CT室にて搬送用人工呼吸器の作動が停止した。直ちに用手換気に切り替えたため患者には影響がなかった。
> ②術後呼吸管理のため人工呼吸器を使用中、突然「換気異常」の警報が作動し人工呼吸が停止した。直ちに用手換気に切り替え、別の人工呼吸器に交換した。
>
> (日本医療機能評価機構:医療事故情報収集等事業公開データより一部改変引用)

- 日本呼吸療法医学会では人工呼吸器の突然の動作停止事例の収集を行っている。
- 2013年に収集された報告は37件[2]であり、重篤な後遺症や死亡事例はなかった。
- この報告によれば、ICUで46%、病棟で49%発生していた。
- 原因は部品の破損が最も多く、次いでノイズであった。
- いずれの原因も保守点検の実施や設備の保守によりある程度はリスクを軽減することができると考えられるが、人工呼吸器の突然の動作停止は一定の頻度で発生し得るため、慌てることなく用手換気を実施できるよう、日頃からの訓練が必要である。

トラブルを未然に防ぐための対応と臨床工学技士の責務

- 自施設内で発生した医療事故(インシデント含む)の原因分析や再発防止策の立案には積極的に関与することが必要である(▶図3)。
- また、自施設における人工呼吸器の使用状況、管理状況を定期的に調査し、必要に応じて改善策を実行する。具体的には関係職員に対する研修の実施やマニュアル、チェックリストの見直し、評価を行う。
- 臨床工学技士が定期的に巡回し、病棟の医師、看護師等と適切にコミュニケーションをとることも重要である。
- 臨床工学技士が院内に常駐している施設では、夜間、休日においてもトラブル防止に向けた方策の実施やトラブル発生時における迅速な対応が可能となる。

図3 トラブルを未然に防ぐために臨床工学技士の積極的な関与が欠かせない

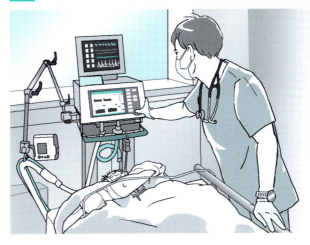

● 文献
1) 日本臨床工学技士会 人工呼吸器安全対策委員会：安全な呼吸回路の提言 ver1.00, 2016.
http://www.ja-ces.or.jp/ce/wp-content/uploads/2016/10/dc74ac092510aa65ecf801b19d03922f.pdf (2017年1月閲覧)
2) 日本医療機能評価機構：医療事故情報収集等事業 第45回報告書, 2016.
3) 日本呼吸療法医学会：人工呼吸器安全使用のための指針 第2版, 2011.
http://square.umin.ac.jp/jrcm/contents/guide/page06.html (2017年1月閲覧)
4) 日本呼吸療法医学会 人工呼吸管理安全対策委員会：人工呼吸器の突然の動作停止事例 2013年. 人工呼吸. 31：204-208, 2014.

まとめのチェック

☐☐ **1** 人工呼吸回路はずれが起きやすい場所を挙げよ。
▶▶ **1** 気管チューブや気管切開チューブと呼吸回路の接続部，加温加湿器と回路の接続部，ウォータートラップのカップ部。

☐☐ **2** 気管チューブが気管に正しく挿入されたことを確認する方法を説明せよ。
▶▶ **2** 左右の胸郭が均等に挙上する。
左右の呼吸音に差がない。
心窩部で水泡音がしない。
カプノグラムが観察できる。
呼気時に気管チューブ内にくもりができる。

☐☐ **3** 人工呼吸管理中に持続的にモニタリングすべき項目を挙げよ。
▶▶ **3** (パルスオキシメータによる) 動脈血酸素飽和度 (SpO_2)，呼気終末二酸化炭素分圧 (P_{ETCO_2})。

chapter 3

呼吸治療の対象となる疾患の解剖・生理と処置で使用される医療機器の構造・役割

01 急性呼吸窮迫症候群(ARDS)

川前金幸, 吉岡 淳

急性呼吸窮迫症候群(ARDS)の診断基準, 病態, 原因

急性呼吸窮迫症候群(acute respiratory distress syndrome:ARDS)とは, 突然発症する強い呼吸困難, 多臓器障害の合併, 頻呼吸, 低酸素血症, 肺コンプライアンスの減少などの原因によって, 肺酸素化障害が突然起こる重篤な呼吸不全である. 救急・集中治療領域において, 最も重篤な病態となる疾患の一つで, ARDSはしばしば**多臓器不全**(multiple organ dysfunction syndrome:MODS)*1を伴い, 複数の**臓器補助***2を必要とすることが多い. また, 死亡率は30〜40%と今でも高い. 組織学的に, びまん性に肺胞および毛細血管が炎症性の損傷を受け, 肺が損傷されてしまう(▶図1).

ARDSの治療は, 低酸素を回避すると同時に, 人工呼吸そのものによる肺傷害(ventilator-induced lung injury:VILI)を軽減することに主眼がおかれる. VILIの原因となる肺胞の過伸展や虚脱の繰り返しによって過剰な炎症反応を起こしている肺には, 人工肺を用いることがある.

> **用語アラカルト**
> *1 多臓器不全
> 多臓器不全とは, 腎臓, 肺, 肝臓, 心臓, 血管系, 消化器, 神経系の生命維持に必須な複数の臓器の機能が障害を受けることである. 多臓器不全の原因には重症感染症, 播種性血管内凝固(症候群)(disseminated intravascular coagulation:DIC), 心不全, 外傷, 長時間手術, ショック, 膵炎, 大量出血, 低血圧, 低酸素血症, 悪性腫瘍などがあり, なかでも重症感染症が圧倒的に多い.

図1 ARDSの病態

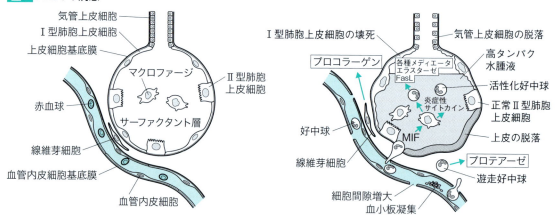

a 正常の肺胞構造　　b 急性肺傷害初期の肺胞構造

(山口 修 監, 相嶋一登 編:臨床工学技士のための呼吸治療ガイドブック, p.139-140, メジカルビュー社, 2014. より引用)

> **用語アラカルト**
> *2 臓器補助
> 生体臓器の代行を行う人工の臓器を用いる治療.
> 人工の心臓(肺):人工心肺装置
> 人工の肺:人工呼吸器
> 人工の腎臓:血液浄化装置

補足

●**肺の概観**（▶図2）

　肺は左右の胸腔を占める1対の半円錐状の実質気管で，ここでガス交換（外呼吸）が行われる。右肺は左肺より大きく，成人でおよそ右が約1.2L，左が約1.0L，重量は右が600g，左が500gほどである。肺の形態は，換気における呼気状態と吸気状態，食後などの腹腔臓器の状態による横隔膜の位置移動などでさまざまに変化する。また，性差もあり，一般に男性の肺は女性よりも大きい。

●**肺胞の構造**（「呼吸器系の解剖」の▶図5（p.4）参照）

　肺胞は直径約300μm（1μmは0.001mm）で，約3億個存在し，肺胞を広げた総表面積は約70m^{2}に達する。肺胞の壁は薄く，肺胞上皮，基底膜および薄い結合組織，そして血管内皮細胞のみで構成されている。肺胞上皮は線毛のない単層の細胞で構成され，Ⅰ型肺胞上皮細胞（ガス交換を行う）とⅡ型肺胞上皮細胞（肺胞表面を滑らかにする物質（サーファクタント）を分泌する）がある。

図2 肺葉の構造

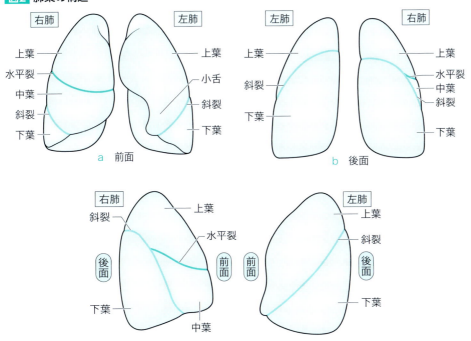

肺は肺葉に分かれる。肺葉は左右非対称で，右肺の肺葉は3つ，左肺の肺葉は2つである。それぞれの肺葉は葉間裂（斜裂と水平裂）によって分けられ，また対応した葉気管支が入る。

（坂井建雄 編：カラーイラストで学ぶ集中講義 解剖学, p.67, メジカルビュー社, 2012. より引用）

● 肺の血管系の構造（▶図3）

　肺の血管系は，心臓から肺動脈と気管支動脈が血液を送り，また肺静脈と気管支静脈により心臓へ血液が還流する。このうち，肺動静脈はガス交換を行うための機能血管系，気管支動静脈は肺自身を栄養するための栄養血管系である。

図3 肺の血管系

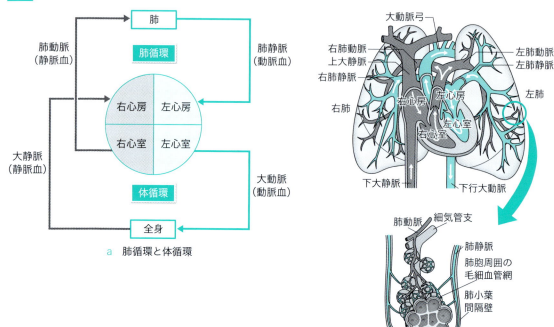

a　肺循環と体循環

b　肺動脈と肺静脈の走行

肺にはガス交換を目的とする機能血管である肺動静脈系と，肺自身を栄養する栄養血管である気管支動静脈系がある。

b. （坂井建雄 編：カラーイラストで学ぶ集中講義 解剖学, p.73, メジカルビュー社, 2012. より引用）

ARDSの診断基準

■ARDS診療ガイドライン2016[1)]とARDS診断基準

　ARDSは先行する基礎疾患・外傷などがあり，急性に発症した低酸素血症である。胸部X線画像上，両側性の肺浸潤影を認め，その原因が心不全，腎不全，血管内水分の過剰のみでは説明のつかない病態の総称である。本態は肺微小血管の透過性亢進型の肺水腫であり，その原因として肺胞領域の好中球主体の非特異的な過剰の炎症反応である。長らくAECCの定義（後述）が用いられてきたが，診断の特異性向上を目指した新たな定義（通称ベルリン定義）が提唱され，広く使用されるに至っている。

　ベルリン定義の改訂のポイントは，

・発症時期を明確化し，画像所見で胸部X線のみならずX線CTも含めたこと
・肺水腫の成因検索として，肺動脈カテーテルによる検査を原則として不要としたこと
・静水圧性肺水腫を除外するために心エコーなどによる客観的評価を加味したこと
・さらにPaO₂はFIO₂，PEEPの影響を受けるため，PEEPまたはCPAPが5cmH₂O以上のもとでP/F[*3]比により，段階的評価を可能にしたことである。

> **用語アラカルト**
>
> *3　P/F
> 「P/F」の「P」と「F」は以下のとおり。
> P：PaO₂（動脈血酸素分圧）[Torr]
> F：FIO₂（吸入気酸素分画）[0.21〜1.0（小数，無名数）]
> 「P/F」のことを酸素化率といい，換気状態の酸素化を評価する指標の一つで，正常値は450〜500。単位はTorrとなる。

これにより治療戦略を検討するうえでターゲットを絞って研究が進められるようになった。日本でも専門医により日本版のARDS診療ガイドラインが作成された。

ARDSの2つの定義（新旧定義）

①AECC定義

1994年に米国胸部疾患学会と欧州集中治療医学会の合同会（American-European Consensus Conference：AECC）による定義が発表されたことで，ARDSが世界共通の疾患概念となる。しかし，時を経て多くの欠点が指摘され，診断基準が見直された。

②ベルリンの定義

2012年に新しいARDSの定義（ベルリンの定義）がつくられた（▶表1）。

また，ARDS全体の重症度がmild（軽症），moderate（中等症），severe（重症）に分類された。

表1　ベルリンの定義

発症経過	臨床的な障害や呼吸器症状の発現もしくは増悪から1週間以内。
胸部画像	両側性の陰影で，胸水や無気肺，結節としては説明できない。
肺水腫の成因	呼吸不全が心不全や輸液過剰としては説明できない。 危険因子がないときは心エコーなどの客観的方法で静水圧性肺水腫を除外する。
酸素化の障害	PEEP（もしくはCPAP）が5cmH$_2$O以上で 軽症：200＜PaO$_2$/FiO$_2$≦300 中等症：100＜PaO$_2$/FiO$_2$≦200 重症：PaO$_2$/FiO$_2$≦100

PEEP：positive end expiratory pressure（呼気終末陽圧）
CPAP：continuous positive airway pressure（持続的気道陽圧）
(ARDS Definition Task Force, Ranieri VM, Rubenfeld GD, et al：Acute respiratory distress syndrome：the Berlin Definition. JAMA, 307：2526, 2012. より引用)

補足

●**肺コンプライアンス**

肺コンプライアンスとは肺の膨らみやすさ（やわらかさ）の指標である。コンプライアンスが高ければ肺は軟らかく膨らみやすく，コンプライアンスが低いと肺は硬く膨らみにくい。

●**ベイビーラング（▶図4）**

ARDSになるとガス交換のできる健常な肺が非常に小さくなるため，「ベイビーラング（baby lung model）」と比喩される。小さい健常な肺に過剰な換気が送られるため，肺胞が過伸展してしまい肺胞壁の損傷が非常に起こりやすい。

\ POINT!! /

●**肺コンプライアンス**

肺コンプライアンス（C）
$= \dfrac{\Delta V（1回換気量）}{\Delta P（気道内圧）}$

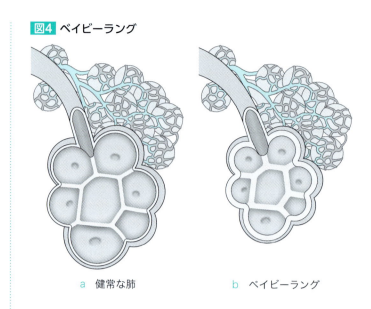

図4 ベイビーラング

a 健常な肺　　　　b ベイビーラング

●**呼吸不全**(▶図5)

呼吸器機能の低下が起き，換気あるいはガス交換がうまくいかず，血中の酸素が足りなくなり，十分な酸素を臓器に送れなくなった状態。呼吸不全に対する治療には，酸素の投与，補液管理，人工呼吸器などがある。

図5 呼吸不全を表す各種数値の正常値と呼吸不全の定義

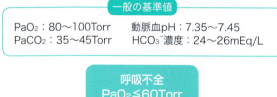

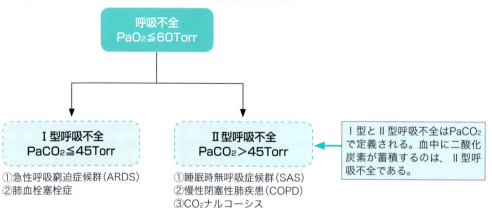

(見目恭一 編：臨床工学技士 先手必勝！ 弱点克服完全ガイド，p.280，メジカルビュー社，2015．より引用)

用語 アラカルト
＊4 敗血症
感染症の原因である細菌やウイルス，真菌が，体内に侵入することがきっかけで起こる重篤な全身性の反応。免疫力が弱い高齢者や未熟児などに起こりやすく，早急な対応が必要である。治療開始が遅れると予後は悪化する。

●**ARDS発症の基礎疾患(危険因子)**

肺炎，**敗血症**＊4，誤嚥，肺挫傷，膵炎，有毒ガスの吸入，重症熱傷，薬物中毒，大量輸液，輸血関連急性肺障害，肺血管炎，溺水，人工心肺などがある。最も重要なものは敗血症であり，全体の約40％を占める。

●**ARDSに対する人工肺の関与**

extracorporeal membrane oxygenation(ECMO)とは，ポンプ駆動の体外循環装置を用いて膜型人工肺で酸素化と換気の全補助を行う体外循環システムで

ある。

> **人工呼吸療法における人工肺の役割**
> ①酸素化
> ②換気（二酸化炭素の除去）
> ③肺保護

また，酸素化障害の程度によって，ARDSをmild（軽症），moderate（中等症），severe（重症）の3段階の重症度に分類すると，人工肺は"severe ARDS"に使用され，重症呼吸器不全患者の最後の砦とされている。

補足

●ARDS診療ガイドライン2016

ガイドラインの使用にあたっては，ガイドラインの記述内容をしっかりと理解する必要があり，ガイドラインそのものの信頼性を見積もったうえで利用するかどうかを見定めること。ガイドラインは，医療関係者のみならず，患者サイドにとっても大変貴重なものである。

日本呼吸療法医学会では，最新医療情報を入手しやすくするために，インターネットのホームページでARDSに対するClinical Practice Guidelineを公開している。

日本呼吸療法医学会，日本呼吸器学会，日本集中治療医学会の3学会合同で作成しており，ARDSの治療に対し，現段階でのエビデンスを含めながら説明している。

ARDSに対する人工呼吸管理（肺保護換気）

severeあるいはmoderateのARDSでの気道確保としては，経口気管挿管を行うことが多い。陽圧換気*5を要するARDS患者に対しては，気管挿管を行わず鼻マスクやフェイスマスクを用いたNPPVは推奨されていない。mildのARDSでは，まずNPPV施行を試みる。30分〜1時間後，換気状態を評価して，気管挿管下の人工呼吸に切り替えるかどうかを判断する。1〜2時間ごとに気管内吸引を行い，喀痰量が多い場合にはさらに頻回に行う。また，8〜12時間に1回，イソジン®ガーグル液（30倍希釈）を用いた口腔内清拭*6なども肺炎予防の効果がある。

肺保護換気

人工呼吸器を使用する最大の目的は，患者のガス交換能を改善し，かつ呼吸仕事量を軽減することである。ARDS症例では加えて，肺の過膨張および肺胞の虚脱と開放を繰り返すことで起きるshear stress（ずり応力，p.106の用語アラカルト*10を参照）による正常肺の障害を避け，肺を保護することが重要である。具体的には，①低1回換気量（6 mL/kg：低容量換気），②吸気プラトー圧<30cmH$_2$Oを目標とし，③吸気プラトー圧の制限を優先して高二酸化炭素症は容認する，④PEEPは呼気終末における肺胞の虚脱を防ぐことのできるレベルに設定する，などの肺保護戦略を念頭に置いて人工呼吸管理を行うこと。

人工呼吸管理の合併症

ARDS症例の合併症として，人工呼吸器関連肺炎*7とストレス性潰瘍が挙げられる。ARDS症例での肺炎は，ARDS以外の人工呼吸施行症例と比較して合併率が高い。肺炎の予防的治療には，抗菌薬の投与，選択的消化管内殺菌，空

> **One Point Advice**
>
> ここでは拘束性肺疾患の一つであるARDSを説明しているが，慢性気管支炎，気管支喘息や肺気腫などの閉塞性肺疾患についても確認しておこう!!

用語アラカルト

*5 陽圧換気
NPPV (non-invasive positive pressure ventilation)：インターフェイスを用い気管挿管しない非侵襲的な呼吸補助，TPPV (tracheostomy positive pressure ventilation)：気管切開による侵襲的な人工呼吸などがある。

*6 口腔内清拭
うがい，歯磨き，口内を拭くことによって清潔を保つ方法。
人工呼吸中の肺炎の多くは咽頭・口腔から侵入した常在菌によって起こる。

*7 人工呼吸器関連肺炎（ventilator-associated pneumonia：VAP）
人工呼吸施行症例におけるVAPの合併は死亡率を増加させるため注意が必要である。

POINT!!

●気管内吸引施行時の合併症

低酸素血症，血圧変動，頻脈，徐脈，不整脈，頭蓋内圧上昇，気道損傷と気道出血などがある。従って，気管内吸引はバイタルサインに注意しながら短時間で行う。

腸内経管栄養，声門下吸引などがある。ストレスによる消化管出血のリスクの高いARDS患者においては潰瘍予防薬を使用する。ARDS症例に限らず，人工呼吸管理中においては肺炎の予防（誤嚥性肺炎含む），ストレス性潰瘍予防，感染管理，栄養管理，深部静脈血栓症[*8]予防など適切な呼吸サポートを維持するようにする。また，その他の合併症として，長期人工呼吸による呼吸筋の萎縮によるウィーニング困難，不適切な鎮痛・鎮静による活発型せん妄などがある。

用語アラカルト

＊8　深部静脈血栓症
いわゆるエコノミークラス症候群。長時間足を動かさずに同じ姿勢でいると，足の深部にある静脈に血の塊（深部静脈血栓）ができて，この血の塊の一部が血流にのって肺に流れて肺の血管を閉塞してしまう（肺塞栓）危険がある。

補足

●**気道確保**（▶図6）

気道確保時には経口挿管，経鼻挿管，気管切開の3つのうちから最適な経路を選択する。ほとんどの場合に経口経路が選択される。

図6　気道確保

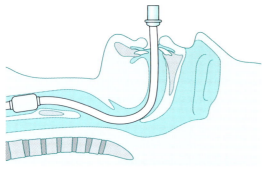
a　経口挿管

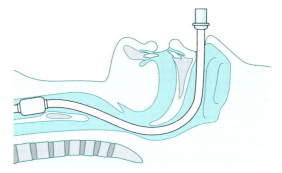
b　経鼻挿管

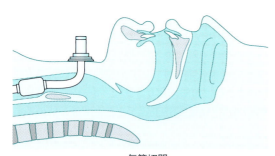
c　気管切開

a　経口挿管：経口挿管は気道確保が速くでき，手技の難度も低い。一方では，口腔内の清潔が保てず，他の経路に比べて快適性では著しく劣る。
b　経鼻挿管：頸椎の安静確保や可動性不足のため，経口挿管が困難である場合に用いる。注意点としては，鼻孔・鼻翼の壊死，副鼻腔炎などの合併症を起こしやすい，チューブの閉塞や屈曲，狭窄などが起こりやすい，気管支ファイバー検査が行いにくいといったことが挙げられる。
c　気管切開：経口，経鼻での気管挿管が不能であるか禁忌である場合に用いる。経口・経鼻気管挿管患者で，長期にわたる場合に気管切開が行われるが，一定の基準はない。患者の安楽や苦痛，処置に伴う危険性，予測される人工呼吸期間などを考慮して決定する。

●**カフ圧の管理（コントロール）**（▶表2）

VAPの発生にはさまざまな要因が関連するが，その一つである「誤嚥」を予防するためには気管挿管におけるカフ圧の管理が重要である。カフとは気管チューブや気管切開チューブ先端部分についている風船状のもので，パイロットバルーンの先のカフ注入口とよばれる部分からエアーを注入して膨らませる。カフの役割は大きく分けて2つあり，人工呼吸中のガスリークの防止と誤嚥の防止である。気道内に留置した気管チューブのカフを膨らませることにより，

気道とチューブの隙間を少なくし換気量を確保し誤嚥を予防する。しかし、カフを膨らませすぎると気管粘膜障害を起こし、ひいては、気管食道瘻を形成することもある。逆にカフの膨らみが足りないと、誤嚥の危険性が高くなってしまう。

また、カフにはさまざまな大きさや形状があるが、テーパー型のカフがカフ周囲からの気管内への分泌物等の垂れ込みを劇的に抑制する機能をもち[11]、VAPの予防に効力を発揮するものとして注目されている。

> **POINT!!**
> ●自動カフ圧コントローラ
> カフ内圧の制御、調整、維持を自動で行う電気式カフ内圧コントローラがある。カフ内圧の変化やカフからのリークをいち早く感知できるため、気管内への分泌物などの垂れ込みを抑制できる。

表2 カフ圧の管理

カフ圧の基準	・20～30cmH$_2$O（必ず患者の容態に合わせて設定する） ・30cmH$_2$Oを超えるカフ圧は気管粘膜の血流を阻害し、壊死の原因となるので注意する。 ・20cmH$_2$O以下の低圧ではVAPのリスクが高くなる。
カフ圧計	・カフ圧を調節する際にはカフ圧計を用いる。近年では自動カフ圧コントローラもある。
カフ圧確認のタイミング	・人工呼吸器ラウンド ・患者の努力呼吸が出た ・1回換気量の低下 ・SpO$_2$〔(パルスオキシメータ)による動脈血酸素飽和度〕の低下 ・気道内圧の低下 ・いびきのような音が聞こえる

●高二酸化炭素症

二酸化炭素の排出が不十分となり、動脈血中の二酸化炭素分圧が著しく増加した状態のことである。症状として頭痛、振戦、痙攣、傾眠が起こる。特に発汗は著明で、体温に関係なくみられる。急激な高二酸化炭素症により、中枢神経や呼吸中枢が抑制され、中枢神経障害や意識障害が発生しCO$_2$ナルコーシスを誘発してしまうことに注意が必要である。末梢性の血管拡張作用があるが、交感神経刺激作用もあり、間接的に血管収縮をきたす。

●CO$_2$ナルコーシス

CO$_2$ナルコーシスは、慢性の呼吸器疾患で起きることが多い。こうした疾患での急激なO$_2$投与は注意を要する。

▼One Point Advice

肺の圧容量曲線(pressure-volume curve)（▶図7）
　理想的なARDSの人工呼吸管理を理解するには肺の圧容量曲線を知っておくことは重要である。upper inflection point (UIP)以上の圧がかかると肺の過膨張（肺胞の過伸展）が起こる。一方で、lower inflection point (LIP)以下の圧では肺胞の虚脱が起こる。LIP以上かつUIP以下の圧の範囲で換気を行うことが、人工呼吸器による肺胞損傷を最小限に防ぐことが可能となる肺保護戦略である。現在では、一般的にPEEPが用いられているが、これは肺胞の虚脱が生じる呼気終末に陽圧をかけることで呼気時の肺胞の虚脱を防ぐ目的で使用されている。実際には、PEEPをLIPより高い圧（プラス2cmH$_2$O）に設定し、最高気道内圧をUIPよりも低く設定する。最高気道内圧は一定量の換気量が得られるのであればなるべく低い値に設定し、吸気時と呼気時の圧較差をより少なくして換気を行うことは人工呼吸器による肺胞損傷を最小限に留める。

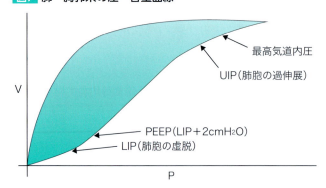

図7 肺・胸郭系の圧・容量曲線

最高気道内圧
UIP（肺胞の過伸展）
PEEP（LIP＋2cmH₂O）
LIP（肺胞の虚脱）

1回換気量の設定

　ARDSに対する人工呼吸器管理において1回換気量が予後を大きく左右する。1回換気量を少なくすることで，肺を保護することができるが，低換気はCO₂が貯留し，**呼吸性アシドーシス**[*9]を起こす可能性があるため注意が必要である。ARDSのプロトコルでは，1回換気量を6〜8mL/kgと少なく設定して，呼吸回数を増やして換気を維持するようにする。

補足

●**予測体重（predicted body weight）**
　ARDSでの1回換気量は，実際の体重ではなく，身長から計算する「予測体重」を用いる。肺のサイズは実体重ではなく予測体重に比例しているからである。例えば，70kgの男性体重が110kgになったとしても肺のサイズは70kg時のままである。予測体重は以下の式から求められる。

> 男性：50.0＋0.91×〔身長−152.4(cm)〕
> 女性：45.5＋0.91×〔身長−152.4(cm)〕

●**VALIまたはVILI**
　1回換気量が多すぎると肺胞が過剰に膨張して，損傷する危険性がある。また，肺胞が虚脱と開放を繰り返して，過膨張した肺胞と虚脱した肺胞の間で**ずり応力**[*10]が生じる。このような人工呼吸に起因する肺障害を人工呼吸器関連肺傷害（ventilator-associated lung injury：VALI，またはVILI）という。

●**肺リクルートメント手技（▶図9）**
　肺胞の虚脱を開放するために，肺リクルートメント手技を行う。これは虚脱肺胞を開通させ，**ずり応力**[*10]を軽減するための方法である。一時的に高い気道内圧をかけ虚脱した肺胞を再開通させると，肺コンプライアンスが高まり，肺胞が広がりやすくなる。この肺リクルートメントの手技には多くの方法があり確立したものはないが，「気道内圧が高くその時間が長い」ほど肺リクルートメント効果が期待できる。ただし，同時に肺胞内圧の上昇，静脈還流量の低下から低血圧となるので施行にあたっては注意を要する。

用語アラカルト

＊9　呼吸性アシドーシス
換気がうまくできなくなるために，二酸化炭素が体の中にたまり，血液が酸性に傾いた状態。
"呼吸性"を考えるときには「酸＝二酸化炭素」と覚えること。
動脈血二酸化炭素分圧（PaCO₂）が高くなる→呼吸性アシドーシス
PaCO₂が低くなる→呼吸性アルカローシス

＊10　ずり応力（▶図8）
「せん断応力」ともいわれ，せん断とは物が切断される方向に力が加わり材料が破損すること。

図8 ずり応力

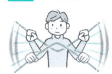

両手で1本の針金の両端を持ち，曲げて，戻して，曲げて，戻してを繰り返すと針金の中心が折れてしまう。ここにずり応力が発生している。

図9 肺リクルートメント手技

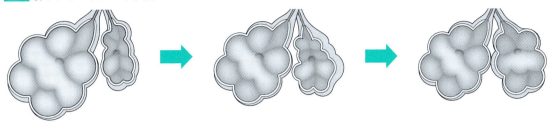

\ POINT!! /

● 気道プラトー圧

ARDSに対する人工呼吸管理においては，気道プラトー圧も予後に影響する因子である。気道プラトー圧は25cmH₂O以下を目標に人工呼吸管理を行うべきであるとされている。

▼ One Point Advice

低容量換気群（6mL/kg）と従来の換気群（12mL/kg）での死亡率を比較すると，低容量換気群での死亡率が有意に低下し，人工呼吸管理日数も短縮するとの研究結果がある。しかし，6mL/kgという1回換気量が最良の1回換気量で死亡率を減少させたのではなく，12mL/kgという従来の換気が死亡率を増加させていただけかもしれない。
今後の研究結果に注目しよう！

PEEPの設定

PEEPレベルはLIPを超える値（LIPプラス2cmH₂O）とし，肺胞の虚脱を極力少なくする。ARDSに対するClinical Practice Guideline第2版によると，PEEPの初期設定値は5cmH₂O以上とし，PaO₂，最高気道内圧，循環抑制の程度などを参考に調節する。上限は20cmH₂Oだが，PEEPによる循環抑制や脳圧の上昇などが問題となる症例では上限を低く設定する。ARDS症例に対しては高いPEEPが良好な成績を残しているが，高すぎるPEEPは，静脈還流量を減少させ，壁内外圧差が上昇するため冠状動脈血流量の減少から循環動態の悪化を招くおそれがある。

\ POINT!! /

● PEEPはよく水風船に例えられる！

1回しぼんでしまった水風船（虚脱した風船）を再度膨らますには，強く息を吹く（とても大きな圧力）必要があり，肺に大きな負担がかかる。しかし，少しだけ膨らました状態で水風船を保っておくと，後から膨らますときに軽く吹くだけ（小さな力）で膨らますことができる。PEEPは肺胞にある程度の圧を一定にかけ続けて膨らみを維持させておくことで，肺胞の虚脱を防ぎ，患者の吸気努力を低減させる。

補足

● 呼気終末陽圧（positive end-expiratory pressure：PEEP）

PEEPとは，人工呼吸器の呼気終了時の気道内圧を0cmH₂Oにせずに，呼気の終わりにも一定の陽圧をかけたままの状態を保つこと。肺胞虚脱を防ぎ，機能的残気量を回復させ，肺酸素化を改善する呼吸管理法である。

PEEPの効果	PEEPの副作用
・機能的残気量の上昇	・心拍出量の減少
・酸素化の改善	・尿量の減少
・肺胞虚脱の防止	・脳圧の上昇
・肺保護	・肺損傷（肺胞破裂，気胸，肺気腫）など
・呼吸仕事量の軽減など	

ARDSに対する呼吸管理で用いられる換気モード

換気モードには，**調節換気**[*11]として量規定換気（volume control ventilation：VCV）と圧規定換気（pressure control ventilation：PCV），**部分的換気補助**[*12]として同期式間欠的強制換気（synchronized intermittent mandatory ventilation：SIMV），圧支持換気（pressure support ventilation：PSV）があり，さらに臨床評価の一定していない逆比換気（inversed ratio ventilation：IRV），気道圧開放換気（airway pressure release ventilation：APRV），高頻度振動換気（high frequency oscillatory ventilation：HFOV）などがある。ARDS患者に対する人工呼吸器の初期設定としては原則としてVCVよりもPCVを選択したほうがよいとの意見も少なくないが，エビデンスには至っていない。また，特定の換気モードがARDSに対して有用であるとする強い根拠はない。

用語アラカルト

＊11　調節換気
設定された換気量もしくは圧，吸気フロー，吸気時間で換気を行う強制換気のみのモード。自発呼吸のない患者に用いる。

＊12　部分的換気補助
器械換気と自発呼吸とが共存した状態の換気モード。自発呼吸のある患者に用いる。

補足

●圧規定換気（PCV）（▶図10）

吸気圧と吸気時間を設定して換気を行うモード。

初期設定として最高気道内圧15～25cmH₂O，吸気時間0.7～1.0秒とし，1回換気量が10mL/kg以下であることを確認する。呼吸数を10～30回/minに設定する。吸気中の吸気圧が一定であることが特徴である。

POINT!!

●**圧規定換気（PCV）の特徴**
- 1回換気量は肺コンプライアンスが小さいほど少なくなる。
- 最高気道内圧は肺コンプライアンスに関係なく一定。

●**量規定換気（VCV）の特徴**
- 1回換気量は肺コンプライアンスや気道抵抗の影響を受けやすい。
- 最高気道内圧は肺コンプライアンスと気道抵抗の影響を受ける。

図10　PCVの気道内圧波形（矩形波）

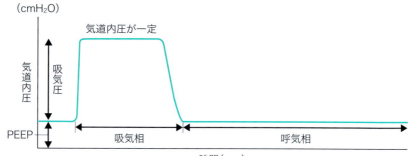

●量規定換気（VCV）（▶図11）

換気量と吸気フローを設定して行う換気モード。

初期設定として，1回換気量は10mL/kg以下で呼吸数は10～30回/minとする。吸気フローは吸気呼気比が1：2から1：3前後になるように30～50L/minで設定する。肺胞の過伸展を防ぐために，吸気終末のプラトー圧が30cmH₂Oを超える場合には1回換気量を低下させる。

図11　VCVの気道内圧波形（漸減波）

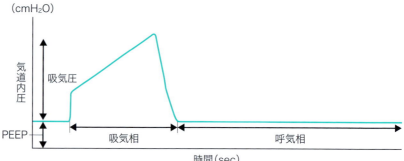

● 逆比換気（IRV）（▶図12）
　呼気より吸気の時間を長くした換気モード。
　IRVはPEEPを用いてもPaO_2の改善がみられないときに試みられる。しかし，IRVがPEEPを用いた従来の換気様式と比較して，酸素化に有効である証拠はない。IRVを用いるときは深い鎮静や筋弛緩を必要とし，auto-PEEPによる循環抑制や圧外傷の発生の危険がある。

図12　IRVの気道内圧波形

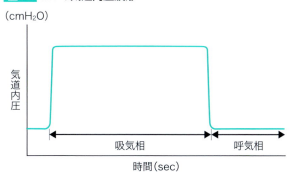

● 同期式間欠的強制換気（SIMV）（▶図13）
　SIMVは強制換気と自発呼吸が混在する換気モード。強制換気と自発呼吸を合計した呼吸数が30回/min以下になるように強制換気の回数は10〜20回/minで設定する。強制換気はPCVあるいはVCVで行う。強制換気の回数あるいは1回換気量の増加に伴い，患者の呼吸仕事量は低下する。強制換気の間に存在する自発呼吸の呼吸仕事量を軽減させるために，SIMVにPSVを併用することはよく行われる。

図13　SIMVの気道内圧波形

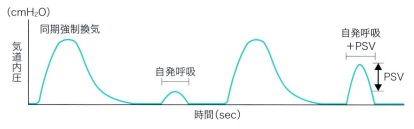

● 圧支持換気（PSV）（▶図14）
　換気が患者のトリガによって行われる自発呼吸モード。患者にとって適切なトリガ感度の設定が重要になる。
　PSVにおいてはすべての自発呼吸を一定の気道内圧で補助する。送気時間は一定のサポート圧を維持するのに必要な吸気流量が設定値より低下すると終了する。PSVレベルは呼吸数が30回/min以下になるよう15〜25cmH_2Oとする。5cmH_2O程度のPSVは，気管チューブなどによる負荷呼吸仕事量を代償する。麻薬や鎮静薬などを用いて呼吸ドライブを抑制することにより，相対的に低いPSVレベルで患者−人工呼吸器の同調性が改善し，呼吸仕事量の増加を防ぐことができる。

\POINT!!/
● 圧支持換気（PSV）
PSVは自発呼吸に合わせて，設定された圧で送気する換気法で，呼吸回数，吸気時間，1回換気量は規定できない。

図14 PSVの気道内圧波形

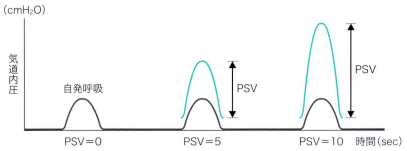

PSを上げると波形の山が高くなり，1回換気量が増大する。

● **気道圧開放換気（APRV）**（▶図15）

　持続的気道陽圧（continuous positive airway pressure：CPAP）を進化させた換気モードで，自発呼吸との同調性がよく，自発呼吸を温存させることができる。酸素化の改善が期待でき，肺の圧損傷のリスクが少ないため，ARDS患者をはじめとして重症呼吸不全の患者に使用される。持続的に高いPEEP（25〜30 cmH₂O）をかけている状態から，一気に気道内圧を開放（リリース）させる。リリースにより1回換気量が確保され，リリースはごく短時間（0.5秒前後）で行われるために内因性のPEEPが発生して，肺胞が虚脱する前に高い圧へ移行する。「圧開放を伴うCPAP」「自発呼吸のあるIRV」ともよばれる。

図15 APRVの気道内圧波形

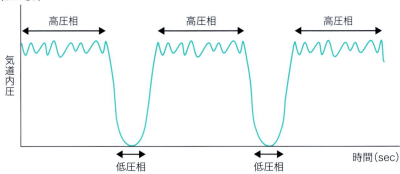

SIMVの気道内圧波形を上下逆さまにしたような波形。高圧相でも吸気と呼気が可能。

● **高頻度振動換気療法（HFOV）**（▶図16）

　解剖学的死腔よりも少ない1回換気量を用いて2.5Hz以上の高頻度で行う換気モード。
　重篤な肺障害による呼吸不全において，肺胞の換気運動を抑えてガス交換を改善させることが可能で，理論的には肺保護効果が高く，VILIを軽減すると考えられている。多施設共同研究で否定的な論文があり，成人に対してはrescueとして使用されている。

\ POINT!! /

● **二重規定換気**
（dual controlled ventilation：DCV）
必要な1回換気量を入れるために適切な圧に補正しながら換気を行うモード。PCVの欠点（換気量の低下）とVCVの欠点（気道内圧の上昇）をカバーしながら換気を行うモード。

図16 HFOVの気道内圧波形（PCVの気道内圧波形との比較）

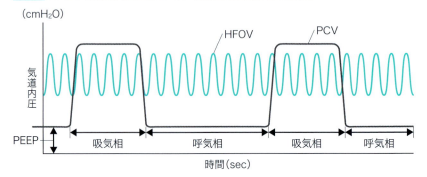

▼ One Point Advice

世の中にはさまざまな換気モードや特殊な管理方法が存在している。例えば、Heliox換気（Helioxガスは狭窄部位に対するフローの改善に有用），NAVA（神経信号を利用した換気補助を行う自発呼吸モード），食道内圧計測機能（気道内圧の測定に加え，胸腔内圧とほぼ等しい食道内圧力を測定する），INTELLiVENT®-ASV（人工頭脳を搭載した適応補助換気モード），PAV（proportional assisted ventilation：比例補助換気，人工呼吸器で自発呼吸の補助を行う際に，呼吸筋の発生する力に着目した換気モード）などがある。ここでは，ARDSに対する呼吸管理で用いられる換気モードについて言及したが，それ以外の換気モードについても確認しておこう!!

● 文 献

1) 日本呼吸器学会, 日本呼吸療法医学会, 日本集中治療医学会: ARDS診療ガイドライン2016, 2016. https://www.jrs.or.jp/modules/guidelines/index.php?content_id=88
2) Bernard GR, Artigas A, Brigham KL, et al: The American-European Consensus Conference on ARDS. Definitions, mechanisms, relevant outcomes, and clinical trial coordination. Am J Respir Crit Care Med, 149: 818-824, 1994.
3) ARDS Definition Task Force, Ranieri VM, Rubenfeld GD, et al: Acute respiratory distress syndrome: the Berlin Definition. JAMA, 307: 2526-2533, 2012.
4) 市場晋吾: ARDSに対する人工呼吸療法―人工肺の挑戦―人工臓器と救急・集中治療. 人工臓器, 37: 44-51, 2008.
5) 見目恭一 編: 臨床工学技士 先手必勝！ 弱点克服完全ガイド, メジカルビュー社, 2015.
6) 岡田隆夫 編: カラーイラストで学ぶ 集中講義 生理学 改訂第2版, メジカルビュー社, 2014.
7) 坂井建雄 編: カラーイラストで学ぶ 集中講義 解剖学, メジカルビュー社, 2012.
8) 間瀬大司, 竹田晋浩: 呼吸管理法は患者予後を変えるか 人工呼吸法の進歩, ALI, ARDSの予後. Anesthesia 21 Century, 14: 2760-2766, 2012.
9) 長尾大志: やさしイイ血ガス・呼吸管理, 日本医事新報社, 2016.
10) 志馬伸朗 編: わかって動ける！ 人工呼吸管理ポケットブック, 羊土社, 2014.
11) Li Bassi G, et al: An In Vitro Study to Assess Determinant Features Associated With Fluid Sealing in the Design of Endotracheal Tube Cuffs and Exerted Tracheal Pressures. Crit Care Med, 41(2): 518-526, 2013.

まとめのチェック

■ARDSの診断基準，病態，原因

☐☐ ① **ARDSとは何か述べよ。**

▶▶ ① 突然発症する強い呼吸困難，多臓器障害の合併，頻呼吸，低酸素血症，肺コンプライアンスの減少などの原因によって，肺酸素化能障害が突然起こる重篤な呼吸不全。

☐☐ ② **肺コンプライアンスについて述べよ。**

▶▶ ② 肺コンプライアンスとは肺の膨らみやすさ（やわらかさ）の指標。コンプライアンスが高ければ肺は軟らかく膨らみやすく，コンプライアンスが低いと肺は硬く膨らみにくい。

☐☐ ③ **P/F値について述べよ。**

▶▶ ③ 「P/F」のことを酸素化率といい，換気状態の酸素化を評価する指標の一つで，正常値は450〜500。PがPaO_2（動脈血酸素分圧），FがFiO_2（吸入気酸素分画）を表す。PaO_2 100Torr，FiO_2 0.5ではP/F＝200となる。

☐☐ ④ **ARDS発症の基礎疾患（危険因子）について述べよ。**

▶▶ ④ 肺炎，敗血症，誤嚥，肺挫傷，膵炎，有毒ガスの吸入，重症熱傷，薬物中毒，大量輸液，輸血関連急性肺障害，肺血管炎，溺水，人工心肺などがある。最も重要なものは敗血症であり，全体の約40％を占める。

■ARDSに対する人工呼吸管理（肺保護換気）

☐☐ ① **肺保護戦略を念頭に置いた人工呼吸管理について述べよ。**

▶▶ ① 肺の過膨張による正常肺の障害を避け，肺を保護することが重要で，具体的には，①低1回換気量（6mL/kg：低容量換気），②吸気プラトー圧＜30cmH_2Oを目標とする，③吸気プラトー圧の制限を優先して高二酸化炭素症は容認する，④PEEPは呼気終末における肺胞の虚脱を防ぐことのできるレベルに設定する。

☐☐ ② **気道確保に用いる3つの換気経路について述べよ。**

▶▶ ② 気道確保時には経口挿管，経鼻挿管，気管切開の3つのうちから最適な経路を選択する。

☐☐ ③ **カフ圧の基準について述べよ。**

▶▶ ③ 20〜30cmH_2Oとする。ただし，必ず患者の容態に合わせて設定する。30cmH_2Oを超えるカフ圧は気管粘膜の血流を阻害し，壊死の原因となるので注意する。20cmH_2O以下の低圧ではVAPのリスクが高くなる。

■1回換気量の設定

□□	1	ARDSに対する1回換気量の設定について述べよ。	▶▶ 1 1回換気量を6〜8mL/kgと少なく設定して、呼吸回数を増やして換気を維持するようにする。
□□	2	予測体重の男性、女性での計算式（求め方）を示せ。	▶▶ 2 男性：50.0＋0.91×〔身長－152.4(cm)〕 女性：45.5＋0.91×〔身長－152.4(cm)〕
□□	3	VALIまたはVILIについて述べよ。	▶▶ 3 人工呼吸に起因する肺障害を人工呼吸器関連肺障害（VALIまたはVILI）という。1回換気量が多すぎると肺胞が過剰に膨張して、損傷する危険性がある。また、肺内に過膨張した肺胞と虚脱したままの肺胞の境界でずり応力が生じてしまう。これらによってVALIが誘発される。

■PEEPの設定

□□	1	PEEPとは何か述べよ。	▶▶ 1 PEEPとは、人工呼吸器の呼気終了時の気道内圧を0cmH$_2$Oにせずに、呼気の終わりにも一定の陽圧をかけたままの状態を保つこと。肺胞虚脱を防ぎ、機能的残気量を回復させ、肺酸素化を改善する呼吸管理法。
□□	2	PEEPの効果と副作用について述べよ。	▶▶ 2 PEEPの効果には、機能的残気量の上昇、酸素化の改善、肺胞虚脱の防止、肺保護、呼吸仕事量の軽減などがある。副作用には、心拍出量の減少、尿量の減少、脳圧の上昇、肺損傷（肺胞破裂、気胸、肺気腫）などがある。
□□	3	PEEPの初期設定値と上限値を述べよ。	▶▶ 3 PEEPの初期設定値は5cmH$_2$O以上とし、PaO$_2$、最高気道内圧、循環抑制の程度などを参考に調節する。上限は20cmH$_2$Oだが、PEEPによる循環抑制や脳圧の上昇などが問題となる症例では上限を低く設定する。

まとめのチェック

■ARDSに対する呼吸管理で用いられる換気モード

☐☐ 1 圧規定換気（PCV）の特徴と設定について述べよ。

▶▶ 1 吸気圧と吸気時間を設定して換気を行うモードで，吸気中の吸気圧が一定であることが特徴である。初期設定として最高気道内圧15〜25cmH₂O，吸気時間0.7〜1.0秒とし，1回換気量が10mL/kg以下であることを確認する。呼吸数を10〜30回/minに設定する。

☐☐ 2 気道圧開放換気（APRV）について述べよ。

▶▶ 2 CPAPを進化させた換気モードで，自発呼吸との同調性がよく，自発呼吸を温存させることができる。酸素化の改善が期待でき，肺の圧損傷のリスクが少ないため，ARDS患者をはじめとして重症呼吸不全の患者に使用される。持続的に高いPEEP（25〜30 cmH₂O）をかけている状態から，一気に気道内圧を開放（リリース）させる。リリースにより1回換気量が確保され，リリースはごく短時間（0.5秒前後）で行われるために内因性のPEEPが発生して，肺胞が虚脱する前に高い圧へ移行する。

☐☐ 3 高頻度振動換気療法（HFOV）について述べよ。

▶▶ 3 解剖学的死腔より少ない1回換気量を用いて2.5Hz以上の高頻度で行う換気モードで，重篤な肺障害による呼吸不全において，肺胞の換気運動を抑えてガス交換を改善させることが可能で，理論的には肺保護効果が高く，VILIを軽減すると考えられている。

02 気管支喘息

富貴原 淳，谷口博之

気管支喘息の病態，原因，診断基準

　気管支喘息（以下，喘息）は気道の慢性炎症を本態とし，自然経過のなかで改善，悪化を繰り返す，可逆性[*1]のある喘鳴や呼吸困難，咳が特徴である。これらの症状は気道の狭窄[*2]によって引き起こされ，特に症状が発作的に悪化することを「喘息発作」とよぶ。

喘息の病態

　空気の通り道である「気管」は左右の「気管支」に分かれ，その後も20回以上の枝分かれを繰り返して，最終的には酸素と二酸化炭素の交換を行う「肺胞」にたどり着く。喘息では，この気管と肺胞の間にある，枝分かれを繰り返す「気管支」，なかでもより細い末梢気管支に異常が起きる（▶図1）。

図1 気管と気管支，肺胞

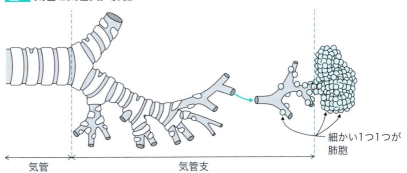

　気管支の内側は粘膜に覆われており，外側は平滑筋で囲まれている。喘息によって気管支に炎症が起きると，以下のような反応が起きる（▶図2）。
①平滑筋の収縮：気管支が外側から締めつけられ，内腔[*3]が狭くなる。
②気道粘膜の浮腫：粘膜が腫れ，内側にせり出してくる。
③粘液分泌の増加：粘液により，狭くなった気管支内腔がさらに狭くなる。

図2 正常の気管支と喘息の気管支

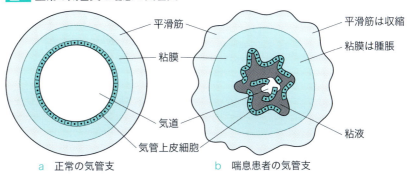

用語アラカルト
*1 可逆性
悪化しても，治療や自然経過によって再び元の状態まで改善するような性質のこと。

*2 狭窄
管の内側が狭くなること。

用語アラカルト
*3 内腔
気管支や血管など，管状の構造物の内側の空間のこと。

また，このような気道炎症を長期に繰り返すことにより，気道壁が徐々に分厚くなり，治療をしても元に戻らなくなる(気道狭窄が不可逆的になる)。これをリモデリングという。

> **補足**
>
> ●『炎症』と『浮腫』の関係
> 　体が何かしらの有害な刺激を受けると，刺激から体を守るために免疫細胞が働く。これを炎症という。刺激の種類や免疫細胞の種類によって病状はさまざまだが，免疫細胞が出す物質によって毛細血管が広がり，血液中の水分やタンパク質が血管から漏れ出てくる。これにより，炎症が起きた場所は「むくむ」ことになる。
> 　喘息の場合，原因となる炎症にはアレルギー性のもの，非アレルギー性のものがあり，それぞれで関係する細胞が異なる。アレルギー性の場合は，好酸球や肥満細胞などの免疫細胞が炎症を引き起こす。非アレルギー性の場合は好酸球がかかわるもの，好中球がかかわるものなどが知られているが，まだ研究途上である。

喘息の原因

　喘息には，種々の**アレルゲン**[*4]によるアレルギー性の炎症が主体のアトピー型と，それ以外の原因による非アトピー型がある。喘息を引き起こす危険因子には，遺伝子の問題やアレルギー体質，肥満などのほかに，以下に挙げるような環境因子が知られている。

- アレルゲン
- 呼吸器感染症
- 大気汚染
- 食品や食品添加物
- 鼻炎
- 刺激物質(煙など)

　また，喘息発作を誘発しやすい危険因子としては，これらのほかに以下に挙げられるようなものが知られている。

- 薬物
- 運動や過換気
- アルコール
- 月経，妊娠
- 感情変化やストレス，過労
- 気象(気温や気圧の変化)

　喘息患者の気管支には，これらの原因に対する**気道過敏性**[*5]が存在する。繰り返す炎症やリモデリングによって，気道過敏性は増していく。

図3　喘息の病態のまとめ

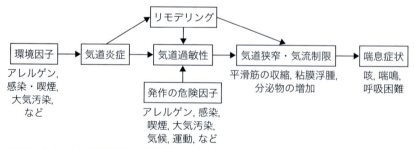

(日本アレルギー学会 監: 喘息予防・管理ガイドライン2015, p.11, 協和企画, 2015. より改変引用)

\ POINT!! /
アレルギー性の喘息では，免疫細胞により作られたヒスタミンやロイコトリエンなどが，炎症を引き起こす。

用語アラカルト
*4　アレルゲン
ハウスダストやダニ，花粉や動物の毛など，本来なら人体にとって有害ではない物質に対して免疫細胞が過剰に反応してしまう，アレルギー反応の原因となるような物質。

用語アラカルト
*5　気道過敏性
わずかな刺激に対して気道粘膜が過敏に反応し，炎症を起こしやすくなった状態。

喘息の症状と診察所見

気管支粘膜から過剰に分泌された粘液により，喘息では痰が増え，咳も増加する。また，呼吸苦も引き起こされ，特に夜中や明け方など，体を横にしているときに悪化しやすい（起坐呼吸）。

呼気時には，wheeze*6 とよばれる喘鳴を聴取する。これは「ヒュー」という高音である。ただし気道の狭窄があまりに強いと息を吐き出せなくなり，呼吸音が聞こえない「silent chest」という状態になる。こうなると呼吸自体がまったくできなくなり，非常に危険である。

喘息発作は息切れや呼吸困難の程度，簡単な検査値によって，小発作，中発作，大発作，重篤発作と分けられており，それぞれ治療方法や入院，集中管理の要否が異なるため，適切な重症度評価をすることが重要である（後述）。息切れや呼吸困難の指標として，起坐呼吸の有無，歩行や会話，体動の有無を必ず確認する。

> **用語アラカルト**
> *6 wheeze
> 狭くなった気道を空気が通り抜けるときに鳴る音で，「ヒュー」という高音である。

補足
●起坐呼吸について

喘息では気管支の平滑筋が収縮する。通常平滑筋の収縮は自律神経によって調節されており，特に就寝中などのリラックスした状態で副交感神経が活性化していると収縮しやすく，喘息が悪化する。座っていたほうが横になるよりも呼吸が楽になることから，このような呼吸症状を「起坐呼吸」とよぶ。

補足
●喘息ではなぜ息を「吐けなく」なるのか

肺は風船のように膨らんだりしぼんだりを繰り返すが，風船が「空気を吹き込むと膨らむ」のに対して，肺は「広げられると空気が入ってくる」という違いがある。吸気時には肺を取り囲む肋骨や横隔膜が動き，胸郭*7 が広がって胸郭内が陰圧になる。すると肺が外側の陰圧に引っ張られて広がり，肺内に空気が流れ込む。反対に呼気時（努力呼気時）には胸郭が縮んで胸郭内が陽圧になり，肺を外側から圧迫することにより，空気が出ていく（▶図4）。

> **用語アラカルト**
> *7 胸郭
> 肋骨や胸骨，脊柱からなる骨格。胸郭と肋間筋，横隔膜などが，肺を取り囲んでいる。

図4 吸気時と呼気時の胸郭と肺の関係

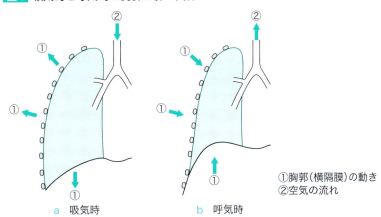

①胸郭（横隔膜）の動き
②空気の流れ

a 吸気時　　b 呼気時

喘息では気管支粘膜が炎症を起こし，気管支の内腔が細くなる。吸気時には多少気管支が狭くても空気が入ってくるが，努力呼気時に肺が圧縮されると，肺胞内にたまった空気が抜けきる前に，炎症によって細くなった細気管支がつぶれてしまい，肺胞内の空気が外へ出られなくなる（▶図5）。

図5 喘息患者の吸気時と呼気時の気管支

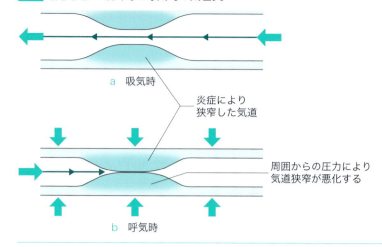

a 吸気時

炎症により狭窄した気道

周囲からの圧力により気道狭窄が悪化する

b 呼気時

喘息の検査

喘息には定まった診断基準はないが，一般に発作性の咳や息切れ，喘鳴と，発作の際の「閉塞性障害」，安定期の「気流制限の可逆性」，「気道過敏性」があることが重要とされている。特定のアレルゲンに対するアレルギーの有無，アレルギー性の炎症の有無を確認し，それも診断の参考にする。

①呼吸機能検査

喘息の診断に最も重要なのは，呼吸機能の評価である。呼吸機能の測定にはスパイロメーターを用いる（▶図6）。

図6 呼吸機能測定の様子

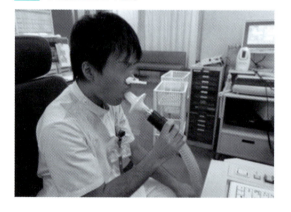

喘息で特に重要なのはフローボリューム検査で，最大まで息を吸った状態から一気に息を吐き出して，1秒間にどれくらい息を吐き出すことができるかを検査する。ここで吐き出したすべての息の量が**努力肺活量（forced vital capacity：FVC）**，最初の1秒間に吐き出した息の量が**1秒量（forced expiratory volume in 1 second：$FEV_{1.0}$）**（▶図7），1秒量の努力肺活量に対する割合が**1秒率（$FEV_{1.0}$%）**である。

図7 健常人のフローボリューム曲線

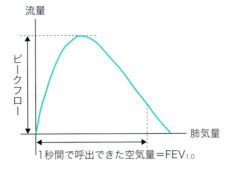

$FEV_{1.0}$%が70%を切る状態を**閉塞性障害**という。喘息のコントロールが十分でない場合，力いっぱい息を吐き出そうとすると，かえって気道の狭窄が悪化してしまい，フローボリューム検査で閉塞性障害となる。閉塞性障害では，呼気の最初は勢いよく息が出てくるが，後半になって力を入れるほど息が出にくくなるため，フローボリューム曲線が下に凸になることを覚えておきたい（▶図8）。

図8 健常人と閉塞性障害時のフローボリューム曲線の比較

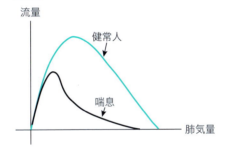

②ピークフロー（PEF）測定

喘息は環境や時間帯などにより病状が変化しやすいため，できれば自宅で簡便に呼吸機能を確認し，毎日の状態把握を行いたい。そこで，ピークフローメーターを使用し（▶図9），呼気の最大流量＝**ピークフロー**（peak expiratory flow：PEF，▶図7）を測定する。

図9 ピークフローメーター

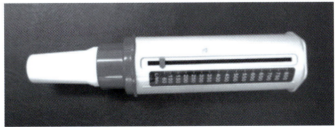

（ミニライト・ピークフローメーター®, Clement Clarke International, UK）

喘息では呼気の流量が落ちるため，PEFは低くなる。年齢や身長によりPEFの予測値が決まっており，実際の測定値の予測値に対する割合（%PEF）が80%を切ると，喘息発作としては中発作以上になる。ただし，PEFは閉塞性障害がなくても低下することがあるため，数字の解釈には注意が必要である。

1日のPEFの変動を，その日の症状などとともにPEF日誌に記録すると，喘息症状の日内変動の有無を把握するのにも有用である（▶図10）。

図10 ピークフロー日誌の記録の一例

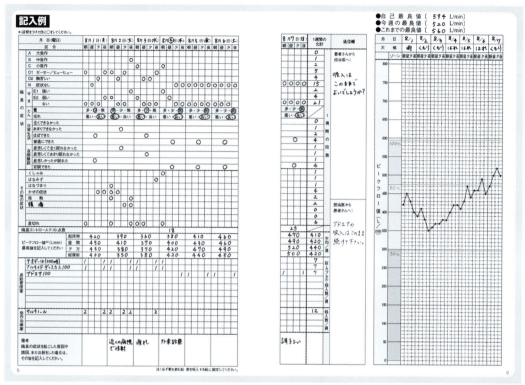

（宮本昭正 監修: ぜん息「日記」, p.5-6, 環境再生保全機構, 2013. より引用）

補足

●ピークフローの日内変動

前述の起坐呼吸の説明で述べたように，副交感神経が活性化すると気管支が収縮し，喘息の症状が悪化しやすい。特に朝や夜中はその傾向が強く，ピークフローが低下しやすい。

1日のなかでピークフローが20％以上変動する場合を日内変動があると判断する。特に朝の低下が目立つ場合を，ピークフローのmorning dipとよぶ。

③気道可逆性検査

狭くなった気管支を広げる「気管支拡張薬」を吸入し，吸入の前後で$FEV_{1.0}$が改善するかどうかをみる検査である。$FEV_{1.0}$が200mL以上，かつ吸入前の$FEV_{1.0}$に対して改善率が12％以上の場合を，気道可逆性があると判断する。

④気道過敏性検査

ヒスタミンやアセチルコリンなど，気管支の収縮に関連する薬物を吸い込み，喘息発作症状や$FEV_{1.0}$の低下が誘発されるかどうかを確認する検査である。検査前の$FEV_{1.0}$に対して20％以上の減少率となったときまでに吸い込んだ薬物の濃度を測定し，その濃度が基準値よりも低ければ気道過敏性があると判断する。

⑤**血液検査・喀痰検査**

一般的にはアレルギー性の炎症を反映して，血中・喀痰中の**好酸球**が増加する。しかし好酸球が炎症に関与しない喘息も多く，好酸球だけをみて喘息を診断することは難しい。

そのほか，アトピー型の喘息では，特定のアレルゲンに対するアレルギー反応を起こすIgEが血液中で上昇していることがあり，喘息の原因物質を推定するのに役立つ。

⑥**呼気一酸化窒素濃度測定**

アレルギー性の炎症が生じると，一酸化窒素が産生されることが知られている。測定器を用いて呼気中の一酸化窒素濃度を測定することで，アレルギー性炎症の程度の指標となる。

また，発作急性期には発作の重症度を評価するため，動脈血液ガス検査によるPaO_2，$PaCO_2$の評価が重要である。一般には頻呼吸・過換気状態になり，$PaCO_2$は低下するが，発作が重篤になると気道狭窄が増強して換気そのものが困難になり，$PaCO_2$がむしろ上昇する。

喘息に対する人工呼吸管理

喘息発作の際の呼吸管理

重篤な喘息発作の際には，換気に対してなんらかのサポートが必要になる。まずは酸素投与と薬物治療によって換気状態を立て直すが，それでも患者の状態がよくならない場合には，手遅れにならないうちに人工呼吸管理を考慮しなくてはならない。救急外来での初期治療に反応がない場合，呼吸停止や意識障害などをきたす可能性が強いと考えられる場合には，集中治療室での管理を考慮する。

人工呼吸管理には，気管チューブを用いる挿管人工呼吸管理と，用いない**非侵襲的陽圧換気**(non-invasive positive pressure ventilation：NPPV)の2通りがある。

非侵襲的陽圧換気(NPPV)

喘息発作時にNPPVを使うことで，気管挿管を回避できるかもしれない，という期待はされているが，まだ十分な研究がされておらず，はっきりとした結論が出ていない。しかし，実臨床では喘息発作に対して使用される機会が徐々に増えてきている。

狭窄した気管支を内側から広げるために，4〜8cmH_2O程度の**呼気終末陽圧**(positive end-expiratory pressure：PEEP[*8])を用いる。吸気時にも呼気時にも一定の圧がかかる**持続性気道陽圧**(continuous positive airway pressure：CPAP)で十分な場合もあるが，努力呼吸が続く場合や$PaCO_2$が低下しない場合には，換気をサポートするために吸気圧を上げ，吸気時と呼気時とで圧を変動させる圧補助換気(pressure support ventilation)が有効である。

NPPVによる呼吸管理は，意識障害があったり，気道内に痰が多くたまっている場合には適切ではない。経験のある専門医や，医療スタッフの整った病棟でのみ実施し，換気状態の改善が乏しい場合には，気管挿管が遅れてはならない。

用語アラカルト
*8 PEEP
人工呼吸器を使用する際に，呼気の終末に気道内にかける圧力のこと。呼気時に肺胞がつぶれてしまうのを防ぐ効果があり，酸素化効率の改善や，つぶれた肺胞を吸気時に広げるのに要するエネルギーの節約につながる。

挿管人工呼吸管理の適応

挿管人工呼吸管理の際には，気管チューブの刺激によって気管支のさらなる狭窄が誘発される可能性があり，注意が必要である。以下のような場合に，挿管人工呼吸管理が必要になる。

①高度の換気障害，または心停止・呼吸停止がある
②明らかな呼吸筋疲労がある
③酸素を最大限投与しても，PaO_2が50Torr未満
④$PaCO_2$が1時間で5Torr以上上昇する
⑤急激な$PaCO_2$の上昇と意識障害がある

補足

●内因性PEEP（auto-PEEP）

前述のように，呼気時には細い気管支に周囲から圧力がかかり，呼気の終末には気管支がつぶれてしまう。このときに肺胞内には，吐ききれなかった空気が残っており，この空気の圧力はすなわち，狭い気管支を呼気が通るのに最低限必要な圧力ということになる。これを内因性PEEP（auto-PEEP）といい，通常3〜5cmH₂O程度である。

喘息ではもともと気管支の内腔が狭くなっているため，呼気時に気管支がつぶれやすい。つまり肺内に吐き出されずに残る空気が多く，内因性PEEPが高い。

この内因性PEEPに対抗できるだけの十分なPEEPをcounter PEEPといい，人工呼吸管理の際に通常5〜8cmH₂O程度を用いる（▶図11）。これにより狭窄した気道が広がりやすくなり，空気を吐き出しやすくなることがある。

図11　内因性PEEPとcounter PEEP

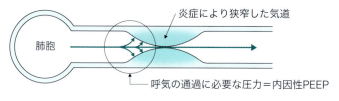
炎症により狭窄した気道
肺胞
呼気の通過に必要な圧力＝内因性PEEP

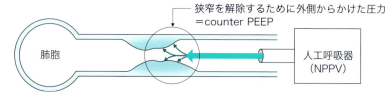
狭窄を解除するために外側からかけた圧力＝counter PEEP
肺胞
人工呼吸器（NPPV）

平均気道内圧は20〜25cmH₂O未満を目標（30cmH₂Oを超えないように）とし，圧外傷に注意して管理する。また，基本的に息を吐き出しにくくなる疾患のため，1回換気量は少なめ（5〜8mL/kg），呼吸回数も少なめにし（10〜12回/min），呼気時間を長めにとって（吸気相：呼気相は1：3以上），十分に呼気を呼出できるようにする。

PEEPについては気道内圧の上昇を防ぐため，あえて使用しないという意見もあるが，内因性PEEP（前述の補足参照）を解消して気道狭窄を軽減できる可能性もあり，初期設定でPEEP 5cmH₂O程度を用いることが多い。

喘息発作時には，人工呼吸器のモニタ画面上で特徴的な波形が観察される。例えば流量－時間曲線では，呼気を示す基線の下半分の部分で，呼気の流量が稼げず，下向きの振幅が小さくなる（▶図12）。また，十分な呼気の呼出に時間がかかる影響で，容量－時間曲線や流量－時間曲線が，呼気時に基線まで戻りにくくなる（人工呼吸のグラフィックとスパイロメトリでは，流量曲線の吸

気・呼気の向きが逆になることに注意する）。

図12 健常時と喘息発作時の流量−時間曲線の比較

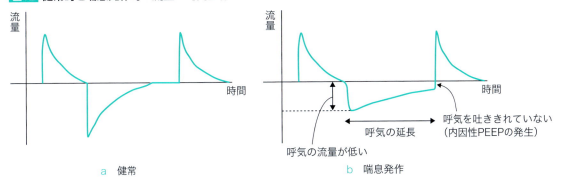

a　健常
b　喘息発作

喘息発作に対する薬物治療と効果判定

　喘息の病態は簡潔にいえば，「気管支の炎症と，気管支収縮による内腔の狭窄」である。酸素投与や人工呼吸管理は，低酸素や呼吸困難に対する，いわば「対症療法」であるのに対して，薬物治療の目的は病気の本態である気管支粘膜の炎症や，気管支内腔の狭窄を改善させることである。

　喘息の治療薬は大きく2種類に分けられる。

①長期管理薬（コントローラー）：発作のない安定期に継続して用いる薬剤で，新たな発作を予防し，症状を軽減・消失させることを目標とする。

②発作治療薬（リリーバー）：発作時に短期的に用いる薬剤で，発作状態を解除し，安定期の状態に戻すことを目標とする。

　ここでは主に発作治療薬について述べる。喘息発作の治療の際には発作の重症度評価を行うことが重要であり，重症度に基づいて治療方針を決める（▶表1）。

表1　喘息発作の重症度評価

発作強度	呼吸困難	動作	検査値			
			%PEF	SpO$_2$	PaO$_2$	PaCO$_2$
喘鳴・息苦しい	急ぐと苦しい 動くと苦しい	ほぼ普通	≧80%	≧96%	正常	<45Torr
軽度（小発作）	苦しいが横になれる	やや困難				
中等度（中発作）	苦しくて横になれない	かなり困難 かろうじて歩ける	60〜80%	91〜95%	>60Torr	
高度（大発作）	苦しくて動けない	歩行不能 会話困難	<60%	≦90%	≦60Torr	≧45Torr
重篤	呼吸減弱 チアノーゼ 呼吸停止	会話不能 体動不能 錯乱，意識障害，失禁	測定不能			

（日本アレルギー学会喘息ガイドライン専門部会 監修：喘息予防・管理ガイドライン2015, p.7, 協和企画, 2015.より改変引用）

小発作の場合は短時間作用性β_2刺激薬の吸入で経過観察可能だが，中〜大発作になるとステロイドの全身投与や酸素投与，さらには吸入抗コリン薬，アミノフィリンの静注，アドレナリンの投与などが検討される。重篤な発作の場合はICUへの入室，人工呼吸管理を行う。

短時間作用性β_2刺激薬吸入または抗コリン薬吸入

　β刺激薬と抗コリン薬はいずれも，いわゆる「気管支拡張薬」であり，気管支平滑筋を弛緩させて気管支を広げる効果がある。薬剤により効果が出るまでの時間には差があるが，喘息発作の際には短時間で効果の出る薬剤を選ぶ。通常はまずβ刺激薬を選択し，効果が乏しい場合は抗コリン薬の追加を検討する。
　スプレー型の吸入器に入った既製品もあり，軽い発作のときには携帯型のスプレーでしのぐことが可能であるが，症状が強くなると，スプレーの吸入薬を深く吸い込むことが難しくなる。吸入液を蒸気にできるネブライザを用いると，症状が強くても薬剤を深く吸い込むことが可能になる（▶図13）。

図13 超音波ネブライザ

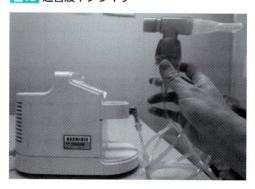

　また，NPPV装着時や気管挿管をしている場合でも，人工呼吸回路内に接続するタイプのネブライザを用いて，霧状の気管支拡張薬を気管内に届けることが可能である（▶図14）。

図14 NPPVや人工呼吸器の回路に接続したネブライザ

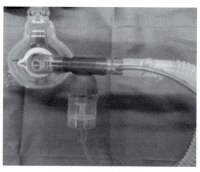 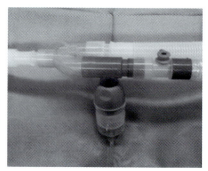

　　　a　NPPV　　　　　　　　　　　　b　人工呼吸器

　短時間作動型β刺激薬は効果が出るのが早い反面，効果が持続しにくい。そのため，一定時間おきに反復投与する必要がある。

> 補足

●長期管理薬

本項では触れていない長期管理薬には，以下のようなものがある。
・吸入ステロイド
・長時間作用性β_2刺激薬
・長時間作用性抗コリン薬
・ロイコトリエン受容体拮抗薬
・テオフィリン徐放製剤
　…など

　これらは基本的には毎日決まった用法で使用し，日常的な喘息症状を抑え，新たな喘息発作が起こるのを予防する効果がある。発作時に一時的に用いる発作治療薬とは意義や用法が異なる点に，注意が必要である．

ステロイド内服または静注

　気管支粘膜で起きている炎症を沈静化させる効果がある。気管支拡張薬を使って症状を抑えている間に，喘息の病態の根本を改善させられる薬剤である。中等度以上の発作や，過去にステロイドを要するような発作を起こした既往のある患者に対して使用する。

　効果の発現には数時間を要するため，注意が必要である。

アミノフィリン静注

　点滴の気管支拡張薬であり，また気道炎症に対する抗炎症効果もあることが知られている。吸入の気管支拡張薬への反応が乏しい場合に考慮する。過剰投与により副作用を起こす危険性があるため，使用開始後は慎重な血中濃度のモニタリングが必要である。

アドレナリン皮下注射

　強力な気管支拡張作用・気管支粘膜の浮腫を軽減する作用がある。吸入の気管支拡張薬への反応が乏しく，呼吸不全が重篤な場合，人工呼吸管理を考慮する必要がある場合などに使用する。投与直後に効果がみられるが，血圧の上昇や頻脈・不整脈などの副作用が出やすいため注意を要する。

喘息治療の効果判定

　喘鳴が弱くなり，患者の呼吸努力が軽減すれば，治療効果があったといえる。また，治療導入前後でフローボリューム検査を行い，$FEV_{1.0}$や$FEV_{1.0}\%$が改善しているかを確認することも重要である。

　しかし，フローボリューム検査を繰り返し救急の環境で行うことは難しいことも多く，より簡便に測定できるPEFを代わりに用いて，治療経過を追うことも多い（%PEFが予測値または自己ベスト値の80％以上まで回復していることが，改善の目安となる）。PEFはベッドサイドで繰り返し測定することも可能なため，治療が効くと右肩上がりに値が改善するのが確認できる。また，発作のコントロールが不安定だと，早朝にPEFが低下したり（morning dip），1日のなかでのPEFの変動（日内変動）が大きくなるため，morning dipの消失や日内変動の減少も，治療効果の指標の一つとして有用である（▶図15）。

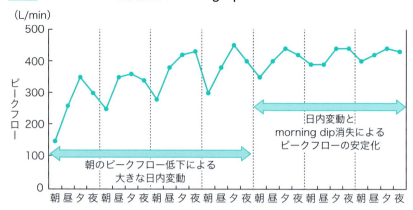

図15 ピークフローの日内変動とmorning dip

● 文献
1) 日本アレルギー学会喘息ガイドライン専門部会 監修: 喘息予防・管理ガイドライン 2015, p.11, 協和企画, 2015.
2) Global Initiative for Asthma(http://www.ginasthma.org), 2015.
3) 日本呼吸器学会NPPVガイドライン作成委員会 編: NPPV(非侵襲的陽圧換気療法)ガイドライン, 改訂第2版, p.64-68, 南江堂, 2015.
4) 宮本昭正 監修: ぜん息「日記」, 環境再生保全機構, 2013.

まとめのチェック

■気管支喘息の病態, 原因, 診断規準

☐☐	1	喘息発作によって気管支に炎症が生じると, 気管支壁に何が起こるか述べよ。	▶▶ 1 気管支平滑筋が収縮して気管支の内腔が細くなる。また, 気管支粘膜の浮腫や, 粘膜からの粘液分泌の増加が起きる。
☐☐	2	喘息発作時の気管支に生じる炎症はどのようなものか述べよ。	▶▶ 2 ハウスダストやダニなどによるアレルギー性の炎症のほか, タバコの煙や感冒など, アレルギーとは異なるメカニズムも存在する。
☐☐	3	喘息の代表的な症状について述べよ。	▶▶ 3 痰や咳の増加, 喘鳴, 呼吸困難などがみられる。
☐☐	4	起坐呼吸について述べよ。	▶▶ 4 体を起こして座った状態のほうが横になるよりも呼吸が楽になる状態。就寝中などのリラックスした状態では副交感神経が活性化しており, 気管支の平滑筋が収縮しやすいため, 喘息の症状が悪化する。

☐☐	5	喘息の聴診所見について述べよ。	▶▶ 5 呼気時にはwheezeを聴取する。狭くなった気道を空気が通り抜けるときに鳴る高音である。ただし気道の狭窄があまりに強いと息を吐き出せなくなり，「silent chest」になる。
☐☐	6	喘息では呼気が困難になるが，そのメカニズムについて述べよ。	▶▶ 6 呼気時には胸郭が縮んで胸郭内が陽圧になり，肺を外側から圧縮する。喘息では気管支の内腔が細くなるため，呼気時に肺が圧縮されると，炎症によって細くなった気管支がつぶれてしまい，肺胞内の空気が外へ出られなくなる。
☐☐	7	喘息の診断において，検査で確認すべきことについて述べよ。	▶▶ 7 発作性の咳や息切れのほかに，発作の際に閉塞性障害があること，安定期に気流制限の可逆性，気道過敏性があることが重要である。診断の参考に，喀痰や血液検査でアレルギー性の炎症の有無を確認する。また，特定のアレルゲンに対するIgEを確認する。
☐☐	8	喘息患者のフローボリューム検査について述べよ。	▶▶ 8 力いっぱい息を吐き出そうとすると気道の狭窄が悪化してしまい，閉塞性障害（1秒率が70％を切る状態）となる。呼気の最初は勢いよく呼出できるが，後半になるほど呼出しにくくなるため，フローボリューム曲線が下に凸になる。

■喘息に対する人工呼吸管理

☐☐	1	喘息発作時に呼吸管理としてNPPVを用いる場合の注意点について述べよ。	▶▶ 1 意識障害があったり，気道内に痰が多くたまっている場合にはNPPVは適切ではない。経験のある専門医や，医療スタッフの整った病棟でのみ実施する。
☐☐	2	喘息発作時に気管挿管を考慮するのはどのような場合か述べよ。	▶▶ 2 高度の換気障害・心停止・呼吸停止，明らかな呼吸筋疲労がある場合，酸素を投与してもPaO_2が50Torr未満の場合，$PaCO_2$が1時間で5Torr以上上昇する場合，急激な$PaCO_2$の上昇と意識障害がある場合に考慮する。
☐☐	3	内因性PEEPとは何か，また喘息の病態と内因性PEEPとの関係について述べよ。	▶▶ 3 呼気の終末には気管支に周囲から圧力がかかり，気管支内腔がつぶれる。このとき呼出されずに肺内に残った空気の圧力が内因性PEEPである。喘息では気管支の内腔が狭くなっており，内因性PEEPが高くなりやすい。

まとめのチェック

☐☐	4	喘息患者の人工呼吸管理時に，モニタ上で内因性PEEPの程度を評価する方法について述べよ。	▶▶ 4	容量−時間曲線や流量−時間曲線が，呼気時に基線まで戻ってこなければ，十分に呼気の呼出ができておらず，内因性PEEPを解除するのに十分なPEEPがかかっていないことになる。

■喘息発作に対する薬物治療と効果判定

☐☐	1	喘息発作の重症度に合わせた治療戦略について述べよ。	▶▶ 1	小発作の場合は短時間作用性β_2刺激薬の吸入，中〜大発作になるとステロイドの全身投与や酸素投与，吸入抗コリン薬，アミノフィリンの静注，アドレナリンの追加投与などを検討する。重篤な場合はICU入室，人工呼吸管理を行う。
☐☐	2	喘息治療における短時間作用性β_2刺激薬，ステロイド全身投与の意義について述べよ。	▶▶ 2	短時間作用性β_2刺激薬には，気管支の平滑筋を弛緩させて気管支を拡張させる効果がある。ステロイドは気管支粘膜で起きている炎症を抑える効果がある。
☐☐	3	NPPVや挿管人工呼吸管理中の患者に吸入薬を投与する方法について述べよ。	▶▶ 3	人工呼吸回路内に接続できるネブライザを用いて，吸入薬を気管内に届ける。
☐☐	4	喘息発作に対する治療の効果を判定する方法について述べよ。	▶▶ 4	喘鳴や呼吸努力の軽減を確認するほか，$FEV_{1.0}$，$FEV_{1.0}$%やPEF値の改善，PEFのmorning dipの消失や日内変動の減少も，治療効果の指標の一つとして有用である。

03 慢性閉塞性肺疾患（COPD）急性増悪

成宮博理, 橋本 悟

COPDの病態生理

閉塞性肺疾患

■閉塞性肺疾患とは

　閉塞性肺疾患とは，気道が閉塞もしくは狭窄し気流が制限された状態をいう。気道が閉塞もしくは狭窄する機序としては，炎症や腫瘍，気管内異物など，さまざまなものがあり，またその部位についても上気道から下気道，肺胞まであらゆる部位で起こりえるが，本項では炎症に伴う胸腔内気流の閉塞を中心に取り上げる。この疾患の基本的な概念は，「呼気が妨げられる」ということである（▶図1）。呼気時に気道が狭窄することで「吐けない」という呼吸困難を生じる。また，多くの空気を吐き出そうとすると，胸腔内圧がより上昇することになり，気道はさらに制限されるため閉塞機転が助長されることになる（次ページの補足参照）。

図1 胸腔内気流の閉塞

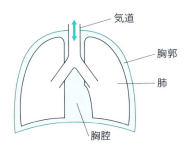

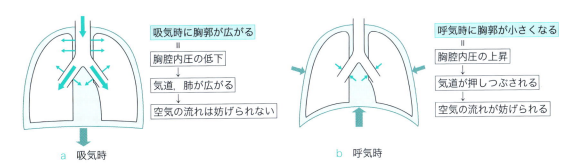

a 吸気時　　　　　　　　　　　　b 呼気時

補足

●気流制限と気流閉塞

閉塞性換気障害を表現する場合に，気流制限と気流閉塞はほぼ同義に使用されている。しかし，厳密に検討すると，前者は生理学的観点から狭義に使用されている傾向があり，後者は比較的広義に使用されている。気流制限と表現する場合の閉塞の意味は，いわゆる病理学的気道閉塞と同義ではなく，閉塞性換気障害と総称する場合のようにFEV$_{1.0}$/FVC，FEV$_{1.0}$の低下で示される機能的な呼吸性障害を総称する。

FEV$_{1.0}$/FVC：forced expiratory volume in 1 second/forced vital capacity（1秒率）
FEV$_{1.0}$：forced expiratory volume in 1 second（1秒量）

■閉塞性肺疾患の原因疾患

閉塞性肺疾患をきたす原因疾患としては，慢性閉塞性肺疾患（chronic obstructive pulmonary disease：COPD），気管支喘息，びまん性汎細気管支炎（diffuse panbronchiolitis：DPB）などが挙げられる（▶表1）。COPDと気管支喘息は鑑別が必要だが，合併している患者もあり，注意を要する。

表1 閉塞性肺疾患の原因疾患

	COPD	気管支喘息	DPB
疾患概念	タバコ煙を主とする有害物質を長期に吸入曝露することで生じる肺の炎症性疾患	気道の慢性炎症，可逆性のある気道狭窄と気道過敏性の亢進	呼吸細気管支のびまん性の慢性炎症
好発	40歳以上の喫煙者	アレルギー 遺伝性素因	副鼻腔炎 HLA-B54
気流制限の可逆性	ほぼ不可逆的	可逆的	不可逆的
障害部位	細気管支から肺胞	気管，気管支	呼吸細気管支
聴診	呼気延長 呼吸音減弱	笛音（wheeze） 呼気延長	断続性ラ音 （coarse crackle）
胸部X線	上肺野を中心とした透過性亢進 過膨張	正常〜過膨張	びまん性の粒状影 過膨張
胸部CT	気道壁の肥厚 肺野の低吸収域	特に変化なし	小葉中心のびまん性粒状影
肺機能検査	FEV$_{1.0}$%↓（＜70％） 低酸素血症 残気量↑ DLCO↓	FEV$_{1.0}$%↓ 低酸素血症 残気量↑ DLCO→ or ↑	FEV$_{1.0}$%↓ 低酸素血症 残気量↑ DLCO→

DLCO：diffusing capacity of lung for carbon monoxide（一酸化炭素肺拡散能）

| COPD |

■基本的な疾患概念

COPDは，慢性に経過する炎症により気流が閉塞する肺疾患の一つである。COPDにおける気流制限の首座は，末梢気道（内径が2mm以下の気道）と肺胞の気腫性病変であり，これらがさまざまな割合で複合的に作用することにより引き起こされている（▶図2）。その病型として，肺気腫病変が優位である気腫型COPDと，末梢気道病変が優位である非気腫型COPDがある。この2つの病態は別々に存在しているわけではなく，その関与の割合は連続性に分布している。

図2 COPDの病変部位

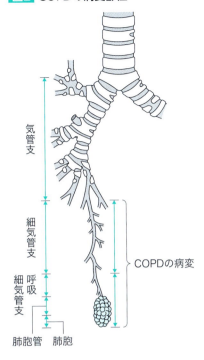

補足

●肺気腫，慢性気管支炎，COPD

「肺気腫」は解剖学的に定義されているため，病理学的に気腔の拡大を認める場合に「気腫病変あり」と診断する。高分解能CTによる胸部画像所見で，「気腫病変」ないしはブラが認められる場合でも，気流閉塞を伴わない場合はCOPDではない。すなわち，臨床症状により定義される慢性気管支炎と，病理学的に定義される肺気腫のなかで，気流閉塞を伴う場合のみがCOPDである[1]。

■COPDにおける気流制限の発症機序

肺胞壁が破壊されると，肺胞の弾力性が低下する。この結果，肺気腫に至るが，一方で呼吸細気管支に対する牽引力が低下することで，さらに気道が閉塞しやすくなる。呼気流量は下記の式で表される。

$$呼気流量 = \frac{肺から空気を押し出す圧力（駆動圧）}{気流抵抗}$$

COPDでは駆動圧が低下し，気流抵抗が増大することで，呼気流量が低下する（▶図3）。

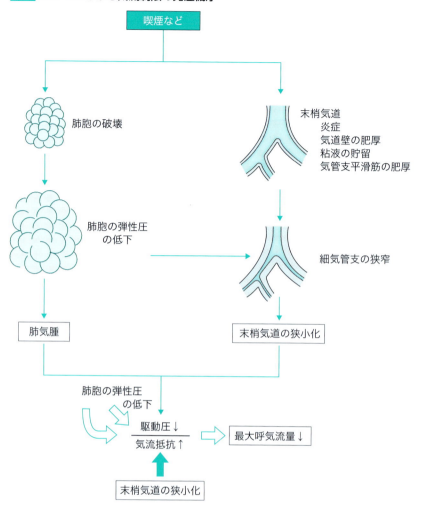

図3 COPDにおける気流制限の発症機序

補足

喫煙，大気汚染などによる「慢性気管支炎」は臨床症状（咳嗽，喀痰）で定義されるが，すべてがCOPDではない。COPDは定義上，「気流閉塞」の存在が必須である。

■**COPDの肺および全身併存疾患**

　COPDでは喫煙や加齢に伴う併存症が肺に限らず，全身に多くみられる。これには，全身性炎症による炎症性サイトカインの影響が最も関与していると考えられ，COPDに対する治療にあたっては，併存症を含めた包括的な重症度の評価と管理を行う必要がある（▶表2，図4）。

表2 COPDの全身的影響

全身性炎症	：炎症性サイトカインの上昇，CRPの上昇
栄養障害	：脂肪量，除脂肪量の減少
心・血管疾患	：心筋梗塞，狭心症，脳血管障害
骨粗鬆症	：脊椎圧迫骨折
消化器疾患	：胃食道逆流
抑うつ	
糖尿病	
睡眠障害	
貧血	

CRP：C-reactive protein（C反応性タンパク）

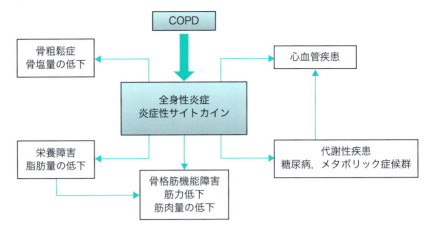

図4 COPDの併存疾患

・気管支喘息

　COPDと気管支喘息との鑑別は重要である．典型的な症例では比較的容易であるが，オーバーラップ症候群(Asthma-COPD overlap syndrome：ACOS)と称されるCOPDと喘息を合併している症例がある．これは，COPD患者のうち，気管支拡張薬によりFEV$_{1.0}$/FVCは正常化しないものの，喘息にみられるような大きな気道可逆性を示す症例である．ACOSの正確な頻度は不明であるが，COPD患者の20～40％が気管支喘息を合併していると報告されている[2]．

・肺がん

　COPDの悪性腫瘍の合併率は約6～18％と推定されているが，COPDの死因としては5～38％が肺がんとされており，重要な合併症である．

・肺気腫合併の肺線維症(combined pulmonary fibrosis and emphysema：CPFE)

　CTにおいて上肺野の気腫と下肺野の線維化を合併したものである．線維化を合併しているため気流閉塞がマスクされ，機能評価が難しい．また肺拡散能力とガス交換が障害され，運動時の低酸素血症がみられ，しばしば呼吸不全となる．感染症や動脈硬化，肺高血圧症，肺がんの合併が高頻度でみられる．

・骨粗鬆症

　脊椎の圧迫骨折や腰痛などから日常生活活動(activities of daily living：ADL)の低下をきたす．これまでステロイドの使用が関与していると考えられていたが，ステロイドを使用していなくても高率に脊椎圧迫骨折を合併していることが明らかになった．

・骨格筋機能障害

　骨格筋の減少や質的変化に基づく骨格筋の機能障害が認められる．特に下肢筋力の低下や筋量の減少は運動耐容能の規定因子として重要である．呼吸困難に基づく廃用性萎縮や低酸素，栄養障害などの影響が大きいが，そのほかにステロイドによるステロイド筋症も考える必要がある．

・栄養障害

逆流性食道炎の合併や糖尿病，脂質異常症，メタボリック症候群などの代謝性疾患を合併し，栄養障害をきたす。

・心血管疾患

心血管系疾患や高血圧を合併する頻度は高い。うっ血性心不全，心筋梗塞，脳血管障害を合併するオッズ比はそれぞれ3.9，2.2，1.5と報告されている[3]。心血管系合併症が明らかではない場合であっても，頸動脈内膜肥厚や，亜硝酸薬に対する血管拡張反応の低下など，動脈硬化の初期変化が認められることが多い。心血管系合併症はCOPD患者の死亡原因の2位であり，予後に大きな影響を与える因子である。

■COPDの診断

診断は次のようなステップで行う(▶図5)。長期にわたる喫煙歴がある場合，慢性の咳，喀痰，労作時呼吸困難がみられる患者に対してCOPDを疑う。気管支拡張薬吸入後のスパイロメトリーで，1秒率($FEV_{1.0}/FVC$)が70％未満であれば，COPDと診断する(▶図6)。確定診断には，他の鑑別すべき疾患を除外する。

図5 COPDの診断の流れ

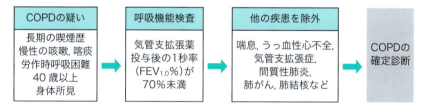

図6 正常およびCOPDでのスパイロメトリ

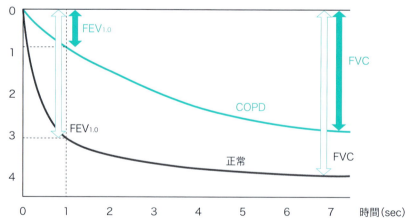

病態の特徴：閉塞性換気障害では，1秒量($FEV_{1.0}$)が低下し，1秒率($FEV_{1.0}/FVC$)が70％未満に低下する。

> **補足**

● 1秒量（FEV$_{1.0}$：forced expiratory volume in 1 second）
・1秒間にどれだけ多くの息を吐けるかを示すもの。

● 1秒率（FEV$_{1.0}$/FVC）
・息を努力して吐き出したときに呼出される努力肺活量のうち最初の1秒間に吐き出された量の割合

> 1秒率（FEV$_{1.0}$/FVC）＝1秒量（FEV$_{1.0}$）/努力肺活量（FVC）×100

FVC：forced vital capacity

● 対標準1秒量

> 対標準1秒量（％FEV$_{1.0}$）＝1秒量実測値（FEV$_{1.0}$）/1秒量予測値 ×100

● 予測値
日本人のスパイロメトリ正常の予測値は下記の計算式で求める[4]。

・男性

> VC(L)＝0.045×身長(cm)−0.023×年齢−2.258
> FVC(L)＝0.042×身長(cm)−0.024×年齢−1.785
> FEV$_{1.0}$(L)＝0.036×身長(cm)−0.028×年齢−1.178

・女性

> VC(L)＝0.032×身長(cm)−0.018×年齢−1.178
> FVC(L)＝0.031×身長(cm)−0.019×年齢−1.105
> FEV$_{1.0}$(L)＝0.022×身長(cm)−0.022×年齢−0.005

VC：vital capacity（肺活量）

■COPDの病期分類

COPDの病期分類には，予測1秒量に対する比率（対標準1秒量：％FEV$_{1.0}$）を用いる。この病期分類は，基本的には気流閉塞の程度による分類であり，疾患の重症度による分類ではないことに注意が必要である（▶表3）。COPDは進行すると，慢性呼吸不全の状態に移行する。COPDの重症度判定，予後予測，治療法の決定は，％FEV$_{1.0}$のみではなく，労作時の呼吸困難などの症状や運動耐容能力，併存症の有無，増悪頻度などから総合的に判断される。

> **補足**
>
> COPDの病期分類を，1秒率（FEV$_{1.0}$/FVC）ではなく，対標準1秒量（％FEV$_{1.0}$）で決める理由は，COPDの進行とともに努力肺活量（FVC）も低下することで，その比である1秒率（FEV$_{1.0}$/FVC）が病期の進行を正確に反映しないからである。

表3 COPDの病期分類

病期		定義
Ⅰ期	軽度の気流閉塞	％FEV$_{1.0}$ ≧ 80％
Ⅱ期	中等度の気流閉塞	50％ ≦ ％FEV$_{1.0}$ < 80％
Ⅲ期	高度の気流閉塞	30％ ≦ ％FEV$_{1.0}$ < 50％
Ⅳ期	きわめて高度の気流閉塞	％FEV$_{1.0}$ < 30％

気管支拡張薬投与後の1秒率（FEV$_{1.0}$/FVC）が70％未満であることが必要条件。

■COPDの病態生理

・気流閉塞と肺過膨張

基本的な病態は，末梢気道病変と気腫性病変が存在することによる気流閉塞と肺過膨張である（▶図7）。

肺弾性収縮圧が減少する結果，健常者に比べ肺圧量曲線の勾配が急峻となり，全体に左へ偏位する。ΔV/ΔPで表される静肺コンプライアンスは，0.3L/cmH₂O以上の高値を示す（正常値は0.15〜0.25L/cmH₂O）。

呼気時の気道抵抗の増加および肺弾性収縮力の減少により，安静時でもair trappingが生じて肺が過膨張する。肺の過膨張は残気量を増加させ，最大吸気量は結果的に減少する。運動時のair trapping（動的過膨張）は呼気終末肺気量を増加させて最大吸気量を減少させるため，労作時の呼吸困難や運動能力低下の原因になる。

図7 静肺コンプライアンスと肺圧量曲線

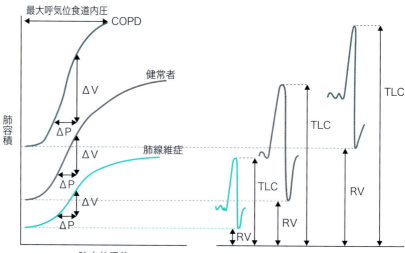

TLC：total lung capacity（全肺気量）
RV：residual volume（残気量）

補足

● COPD患者の呼吸機能検査

フローボリューム曲線（▶図8）では，気流制限のため最大呼気流量が低下する。特に，末梢気道狭窄を反映する呼気後半における$\dot{V}_{50}$や$\dot{V}_{25}$が低下する。このため，COPDでは下降脚曲線が，「下に凸」となる。1秒率が正常であっても，$\dot{V}_{50}$や$\dot{V}_{25}$が低下すれば，呼気気流制限を起こす病変の存在を示している。

図8 COPDのフローボリューム曲線

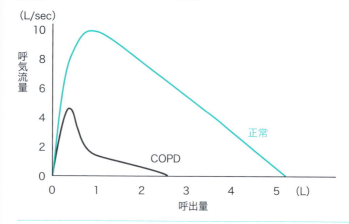

・ガス交換障害

すべての病期のCOPDを対象とした検討では，換気障害が進行すると低酸素血症，高二酸化炭素症の程度が悪化する。またガス交換障害の指標である肺胞気動脈血酸素分圧較差（A-aDO₂）も開大し，換気血流不均衡が悪化してくる。

> **補足**
>
> 肺胞気酸素分圧と動脈血酸素分圧の間には較差が存在し，その較差のことをA-aDO₂という。これは生理的右左シャントの存在などによるもので，健常人では10～20Torr程度である。
>
> $$P_AO_2 = (760-47) \times F_IO_2 - PaCO_2/0.8$$
>
> であり，
>
> $$A\text{-}aDO_2 = P_AO_2 - PaO_2$$
>
> で求められる。
> 「ガス交換」の項の補足（p.15）も参照。
>
> P_AO_2：肺胞気酸素分圧
> F_IO_2：吸入気酸素分画
> $PaCO_2$：動脈血二酸化炭素分圧
> PaO_2：動脈血酸素分圧

> **補足**
>
> ● Torr
>
> トルもしくはトールと読む。圧力の単位であり1気圧〔1hPa（ヘクトパスカル）〕＝760Torrである。圧力の単位には国際的にPaを使用することになっているが，血圧は例外的にmmHg，体内の圧にはTorrを使用することが認められている。

・気道粘液の産生増加

タバコ煙などの有害物質の刺激により，気道粘膜からの粘液が過分泌される。慢性の咳嗽，喀痰の原因になり，気流閉塞の原因にもなる。

・肺高血圧症

COPD患者に合併する肺高血圧症は，通常は軽度から中等度であり，緩徐に進行する。しかし，健常人に比べて労作時の肺動脈圧の上昇がより顕著である[5]。COPD患者における肺高血圧症の成因については，まだ仮説の段階であるが，喫煙に対する血管壁の反応に関する感受性の増大，肺胞低酸素に対する感受性増大，肺毛細血管床の破壊などが考えられている。

■ COPDの安定期の管理

COPDの発症予防，さらに進行の抑制のためには，タバコ煙からの回避が最も重要である。安定期の管理は禁煙，肺炎球菌感染予防のワクチン接種，全身併存症の診断と管理，呼吸リハビリテーションなどを基礎とし，長時間作用型の抗コリン薬，β₂刺激薬，吸入ステロイドなどの薬物療法，さらに酸素投与を行う。急性増悪した際には，換気補助療法の適応になる（▶図9）。

図9 COPDの安定期の管理

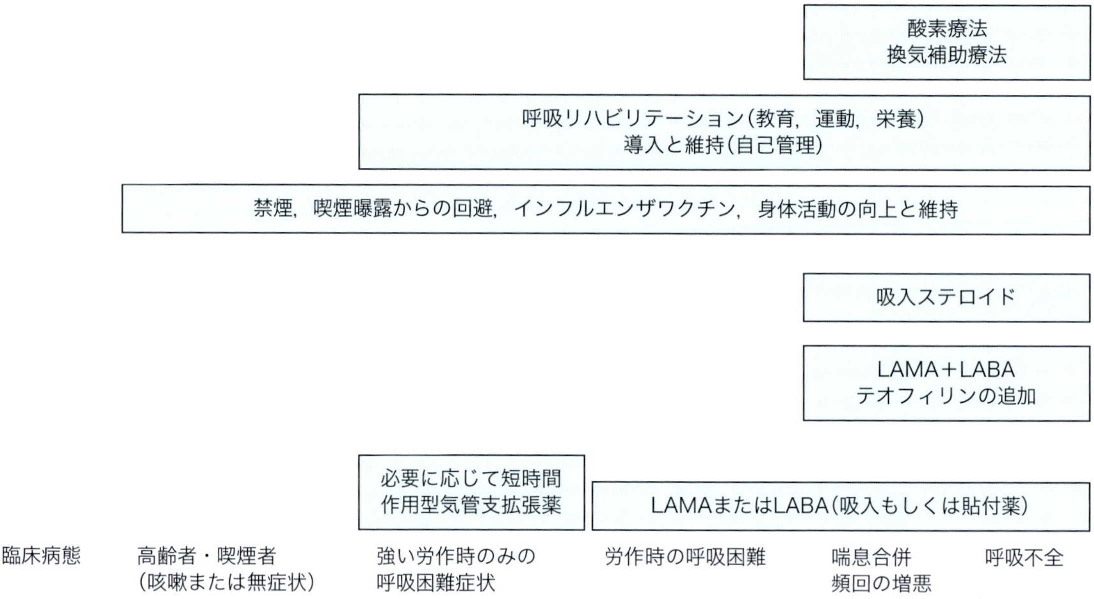

酸素療法
換気補助療法
呼吸リハビリテーション(教育，運動，栄養)
導入と維持(自己管理)
禁煙，喫煙曝露からの回避，インフルエンザワクチン，身体活動の向上と維持
吸入ステロイド
LAMA＋LABA
テオフィリンの追加
必要に応じて短時間
作用型気管支拡張薬
LAMAまたはLABA(吸入もしくは貼付薬)
臨床病態
高齢者・喫煙者
(咳嗽または無症状)
強い労作時のみの
呼吸困難症状
労作時の呼吸困難
喘息合併
頻回の増悪
呼吸不全

LAMA：long-acting muscarinic antagonist(長時間作用性抗コリン薬)
LABA：long-acting β_2 agonist(長時間作用性β_2刺激薬)

COPDの急性増悪

COPDの増悪は，気道の炎症を増強させ，入院治療が必要になることが多い。生活の質(quality of life：QOL)の低下，呼吸機能の低下[6]，死亡率を上昇させ予後を悪化させる[7]ことが知られている(▶図10)。COPD の増悪において，診断上最も問題になることは，患者および医師の約半数が，増悪を認識していないことである[8,9]。治療により症状が改善しても，元の肺機能まで改善しないことも多く，呼吸機能の経年的な悪化速度が加速されるため，注意を要する(▶図11)。

図10 COPDの急性増悪

COPD急性増悪
栄養状態の悪化
気道炎症の増悪
呼吸機能の低下
QOLの低下，死亡率の上昇

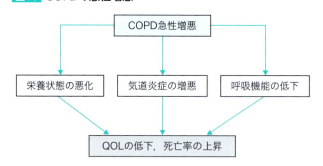

図11 COPDの重症化

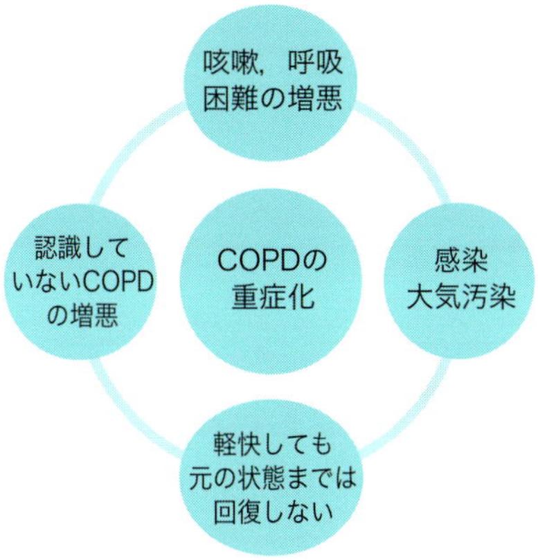

- 咳嗽，呼吸困難の増悪
- 感染，大気汚染
- 軽快しても元の状態までは回復しない
- 認識していないCOPDの増悪
- COPDの重症化

■**定義**

　COPDの急性増悪とは，咳や喀痰，息切れの増加，膿性痰の出現，胸部不快感の出現と増悪，安定期の治療を変更，追加する必要がある状態をいう。

■**原因**

　原因として多いのは呼吸器感染症と大気汚染であるが，約30％の症例では増悪の原因が特定できないとされている[10]。COPDの増悪の原因となる細菌感染症のなかで多いのは，インフルエンザ菌，モラクセラ・カタラーリス，肺炎球菌である。重症例では緑膿菌の割合が増加する。一方でウイルス感染では，インフルエンザウイルス，パラインフルエンザウイルス，アデノウイルス，ライノウイルスなどが増悪の原因になると考えられている。そのほか，マイコプラズマなどの非定型病原体による感染も増悪の原因となる。

　大気汚染物質としては，大気中の浮遊粒子物質（特に直径10μm以下のもの）や窒素酸化物などの吸入がCOPD増悪の原因となることが報告されている[11]。

■**重症度**

　増悪の重症度は，症状，病歴，徴候・身体所見，動脈血ガス分析などの臨床検査に基づいて総合的に評価する必要がある（▶表4）。重症度の分類についてはいくつかの報告があるが，最近の臨床研究で用いられている増悪の重症度分類では咳嗽，喀痰の増加・膿性化，呼吸困難の悪化が3日以上継続し，抗菌薬，全身ステロイド薬が必要である場合の増悪を中程度，呼吸不全などで入院が必要な場合の増悪を重度とする場合が一般的である[12-14]。検査としては，重症度の評価にパルスオキシメータまたは動脈血液ガス分析は不可欠であり，酸素療法の必要性や調整に有効である。一方，呼吸機能測定の実施は増悪時には困難であり，測定誤差が大きく不十分になるため推奨されない。そのほか，胸部単純X線写真や胸部CT，心エコーなどを用いて，肺炎や気胸，心不全，肺高血圧などの評価を行う。

表4 COPD増悪時の重症度を示す病歴と徴候・身体所見

重症度を示す病歴	重症度を示す徴候・身体所見
悪化した症状の強さやその期間 安定期の気流閉塞の程度 年間の増悪回数の既往 肺合併症や全身の併存症 現在の治療内容 人工呼吸器の使用歴	チアノーゼ 呼吸補助筋の使用や奇異性呼吸 右心不全の徴候や血行動態の不安定などの心不全徴候 意識レベルの低下など精神状態の徴候

■薬物治療

COPD増悪時の薬物治療の基本は「ABCアプローチ」といわれている。

A (antibiotics)：抗菌薬, B (bronchodilators)：気管支拡張薬, C (corticosteroids)：ステロイド薬である。

増悪時の第一選択薬は，短時間作用性β_2刺激薬 (short-acting beta2-agonist：SABA) の吸入である。安定期の病期がⅢ期 (高度の気流閉塞) 以上の症例や入院管理が必要な患者の増悪では，気管支拡張薬に加えて全身性ステロイド薬の投与が勧められる。

■入院およびICU入室基準

在宅での十分な管理ができない場合や，重篤な合併症が存在する場合には入院を考慮する必要がある (▶表5)。入院の目的は，呼吸不全の急速な悪化や合併する病態を適切に管理し，それ以上の悪化を防止することにある[15]。また，初期治療に反応しない重症の呼吸困難を呈する症例では，集中治療室 (intensive care unit：ICU) への入室を検討する (▶表6)。

表5 入院を検討するCOPDの急性増悪

軽症，中等症で入院を考慮する病態
(1) 呼吸困難の増悪 ($PaO_2 < 60$ Torr または $SpO_2 < 90\%$ (室内気))
(2) 重症を示唆する徴候の出現 呼吸補助筋の使用，奇異性胸壁運動，チアノーゼの出現，悪化，浮腫の出現，右心不全徴候
(3) COPDの急性増悪に対する初期治療に反応しない
(4) 意識レベルの低下
高齢者での増悪は原則的には入院
重篤な合併症
(1) 心不全，肺塞栓症，肺炎，気胸，胸水 (2) 治療を有する不整脈 (3) 不十分な在宅サポート

SpO_2：(パルスオキシメータによる) 動脈血酸素飽和度

表6 集中治療室への入院の適応

- 初期治療に反応しない重症の呼吸困難や不安定な精神状態など
- 非常に重症で生命を脅かすような状態
- 酸素投与やNPPVにより低酸素血症が改善しない場合
  ($PaO_2 < 40$ Torr) や呼吸性アシドーシス ($pH < 7.25$)，侵襲的陽圧換気が必要な場合
- 血行動態が不安定で血管収縮薬が必要な場合

NPPV：non-invasive positive pressure ventilation (非侵襲的陽圧換気)

補足

● Ⅰ型呼吸不全と
　Ⅱ型呼吸不全

Ⅰ型呼吸不全とは，PaO_2 60Torr以下かつ$PaCO_2$ 45Torr以下の呼吸不全のことである。酸素化が悪いが換気は維持されており，二酸化炭素の呼出に問題がない状態である。

Ⅱ型呼吸不全とは，PaO_2 60Torr以下かつ$PaCO_2$ 45Torr以上の呼吸不全のことである。酸素化と換気状態のいずれもが悪化しており，二酸化炭素が貯留傾向になる呼吸不全である。

酸素投与

■COPDに対する酸素療法

　酸素療法の目的は，生命を脅かす低酸素血症を是正し，組織の酸素化を維持することである。一般的に，PaO_2が60Torr未満，あるいはSpO_2が90％未満の場合には酸素投与が適応となる。従って，酸素流量はPaO_2を60Torr，あるいはSpO_2を90％以上に維持するように設定する。

　COPDの急性増悪時には，病状が安定するまで安全域を考え，PaO_2 80Torr，あるいはSpO_2 95％以上を目標としてもよいとされている。ただし，Ⅱ型呼吸不全の場合には，Ⅰ型呼吸不全とは異なり，酸素化のみならず換気状態を維持・改善する必要がある。PaO_2が高く補正されると，CO_2ナルコーシスのリスクが高まるため，注意が必要になる。

補足

●CO_2ナルコーシス

体内にCO_2が高度に貯留することによって，中枢神経系の異常を呈した状態。自発呼吸の減弱，意識障害を生じる（▶図12）。COPDが代表的疾患である慢性Ⅱ型の呼吸不全の患者で，高濃度の酸素を投与することで発症することが多い。

図12 CO_2ナルコーシス

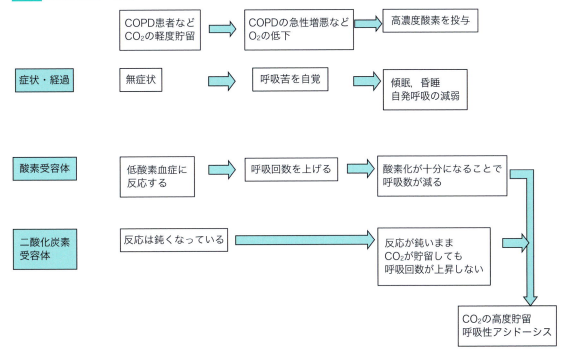

■酸素投与の実際

　通常は鼻カニューラ，0.5～2L/minから開始するが，微量酸素用流量計が有用である（▶図13）。Ⅱ型呼吸不全があり，F_IO_2の正確な管理が必要な場合は，

ベンチュリーマスクなどを用いて低濃度酸素(25%程度)から開始する。COPDの急性増悪時における酸素療法の注意点は，高二酸化炭素症と呼吸性アシドーシスである。具体的な投与方法を▶図14に示す。またこのほかに，経鼻高流量酸素療法による酸素投与方法も検討される。投与する酸素濃度が一定に保たれる点や，上気道のCO_2の洗い出し効果などを期待して，選択される。F_IO_2を0.25(25%)とし，20〜30L/minを初期設定とする。

$PaCO_2$が45Torrを超え，pHが7.35未満の場合には，換気補助療法の適応を検討する必要がある。

図13 酸素流量計の例

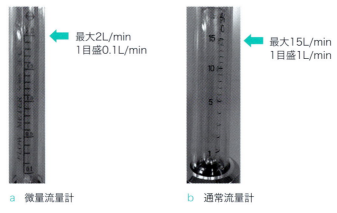

a 微量流量計 最大2L/min　1目盛0.1L/min
b 通常流量計 最大15L/min　1目盛1L/min

COPDの酸素療法にはaの微量流量計を用いる。

図14 酸素投与方法

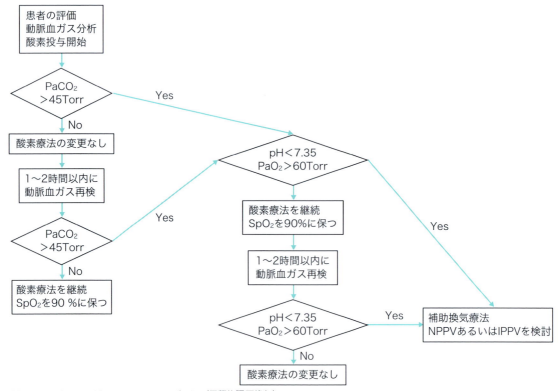

IPPV：invasive positive pressure ventilation（侵襲的陽圧換気）

COPDに対するNPPVの適応と設定

NPPVの適応

十分な薬物療法や酸素療法が行われているにもかかわらず，換気状態が改善しない場合には換気補助療法の適応となる（▶表7，8）。換気補助療法には，非侵襲的陽圧換気（NPPV：non-invasive positive pressure ventilation）と侵襲的陽圧換気（IPPV：invasive positive pressure ventilation）があるが，COPDの増悪時における補助換気療法では，NPPVが第一選択である。

表7 NPPVの適応基準（2項目以上を満たす場合に適応）

1. 呼吸補助筋の使用，奇異性呼吸を伴う呼吸困難
2. pH<7.35 かつ $PaCO_2$ > 45Torr を満たす呼吸性アシドーシス
3. 呼吸回数>25 回/min

表8 NPPVの除外基準（1項目でも該当する場合はIPPVを行う）

1. 呼吸停止，または極端に呼吸循環動態が不安定な患者
2. 患者の非協力
3. 気道確保が必要
4. 頭部・顔面または胃・食道の手術直後
5. 頭部・顔面の外傷または変形

補足

NPPVはマスクを装着して行う換気方法である（▶表9）。IPPVは気管挿管下で行う人工呼吸器管理である。

表9 NPPVの利点と欠点

利点	欠点
1 導入が容易で装着が簡単	1 患者の協力が不可欠
2 会話が可能	2 気道が確保できない
3 食事摂取は難しいが可能	3 気管内吸引が困難
4 気管挿管に伴う合併症を回避できる	4 マスクの不適合，マスクによる圧障害
5 状況に応じて，いつでも中断可能	5 高い気道内圧は確保できない
6 体位変換が容易	6 医療スタッフの習熟と慣れが必要

NPPVのCOPD増悪に対する治療成功率は80％以上であり，頻呼吸や呼吸困難の改善，動脈血ガスの改善，入院期間の短縮や挿管率の低下，死亡率の改善などが報告されている[16]。また，安定期のCOPDにおいても換気補助や高二酸化炭素症の改善を目的に用いられたり，酸素療法との併用が行われたりする。気胸を合併している場合には，胸腔ドレナージを行ってから換気補助療法を開始する。

NPPVの設定

初期設定はS/Tモードにすることが多いが，バックアップ換気回数の設定を，患者呼吸数の80～90％とし，IPAP補助の立ち上がり速度を早くすることでNPPVと患者の換気は同調しやすくなる。患者の換気パターン，呼吸困難感の軽減，呼吸補助筋の活動性の低下，バイタルサイン，血液ガス所見などを評価しながら，NPPVの設定を調整する。NPPVとの同調性が保たれ，胸郭がスムーズに拡張していることが重要な指標である。トリガエラーが頻発する場合にはTモードへの変更を考慮する。通常の初期圧設定は，IPAPを8～10cmH$_2$O，

EPAPを4cmH₂Oである（▶図15）。

図15 NPPVの初期設定

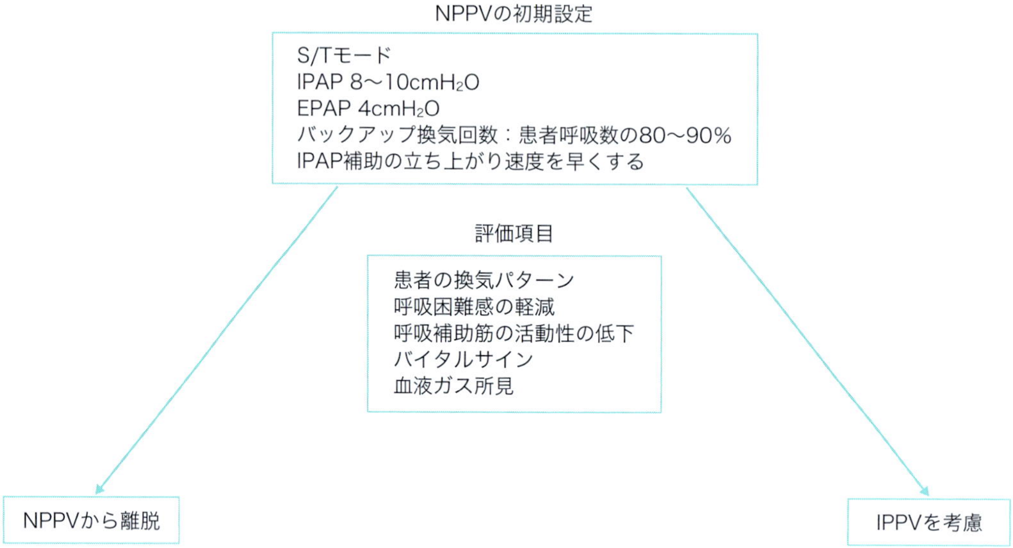

NPPVの初期設定
- S/Tモード
- IPAP 8〜10cmH₂O
- EPAP 4cmH₂O
- バックアップ換気回数：患者呼吸数の80〜90％
- IPAP補助の立ち上がり速度を早くする

評価項目
- 患者の換気パターン
- 呼吸困難感の軽減
- 呼吸補助筋の活動性の低下
- バイタルサイン
- 血液ガス所見

NPPVから離脱 ／ IPPVを考慮

補足

●呼吸補助筋

吸気運動に関与する呼吸筋としては，横隔膜をはじめ外肋間筋などが挙げられるが，呼吸不全の際の努力呼吸では胸鎖乳突筋，前斜角筋を使用した換気となる。また呼気運動では，通常呼吸筋は作用しない。主に肺の弾性収縮力によって呼出されるが，努力呼吸では，腹直筋，外斜筋，腹横筋などを使用し，呼気の時間が延長する。

補足

●NPPVでの設定について

S/Tモード：「S」はspontaneousの頭文字で「自発的な」という意味。患者の自発呼吸に同期して換気の補助を開始する。一方で「T」はtimedの頭文字で「指定したタイミングで」という意味。設定した呼吸数と吸気時間，呼気時間で強制的に換気する。S/Tモードとは，基本的にはSモードで働き，一定時間以上呼吸がない場合は，強制換気が行われるモードである。
IPAP(inspiratory positive airway pressure)：吸気時にかかる陽圧
EPAP(expiratory positive airway pressure)：呼気時にかかる陽圧(＝PEEP)

COPDに対する人工呼吸管理

IPPVの適応

NPPVが適応外である場合や，NPPVが不成功であった場合にはIPPVが選択されるが，IPPVの主な目的は呼吸性アシドーシスの改善と酸素化の維持，呼吸筋疲労への対策ということになる。IPPVが行われたCOPD患者の救命率は82％と高いが，50％生存期間は24カ月と短くなることやIPPVから離脱できない症例が多発することなどが報告されている。

IPPVの設定

COPDの急性増悪は，もともと肺胞構造に問題のある肺がさらに悪くなるため，急性期を乗り切っても人工呼吸器からの離脱は難しい。従ってCOPDの人工呼吸管理の設定について，明確な基準や指針があるわけではない（▶表10）。

圧制御，量制御のいずれの換気モードが優れているかについての明確なデータはない。しかし，COPDの急性増悪時には呼吸努力が大きく，圧制御であればその呼吸努力に応じて，吸気流量が変化するので，患者と人工呼吸器の同調性は比較的よい。

基本的には,「吐けない」ことが閉塞性肺疾患の病態であり,人工呼吸器の設定としては,呼気が不十分であることから過膨張に陥ることを避ける必要がある。つまりCOPD患者では,吸気と呼気の時定数が大きいので,吸気と呼気ともに時間がかかる。換気回数を上げると1回の換気時間(吸気時間+呼気時間)が短縮することになり,それに伴って呼気時間も短縮される。呼気時間が短いことで十分に吐ききれず,呼気の途中で吸気が始まってしまうことで,過膨張になる。このため,換気回数は8〜12回/min,吸気時間は0.6〜1.25secまでとする。

1回換気量については,多く吸えば,多く吐かなければならないことから,8〜10mL/kgとし,プラトー圧は30cmH₂O以下を目標とする。

内因性PEEP(auto-PEEP)が問題になる症例では,4〜8cmH₂O程度のPEEP(positive end-expiratory pressure,呼気終末陽圧)とする[17]。

表10 IPPVの基本的な設定

換気モード	圧制御,量制御のいずれでも可
1回換気量	8〜10mL/kg
換気回数	8〜12回/min
吸気時間	0.6〜1.25sec
PEEP	<5cmH₂O,または内因性PEEPを解消できる圧

補足

● 内因性PEEP(auto-PEEP)

呼気が終わっていない状態で,次の吸気が始まってしまうと,肺には空気が残存してしまい,肺の内圧が上昇してしまう。この圧のことを内因性PEEPもしくはauto-PEEP(▶図16,17)という。COPDや喘息などで,呼気時間の設定が短すぎる場合や,気道の閉塞が著しい病態で発生する。肺の過膨張につながるため,人工呼吸器でPEEPを高めに設定したり,呼気時間を延長させる必要がある。

図16 auto-PEEP

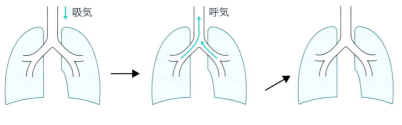

呼気時間が十分であれば呼出できる
auto-PEEPなし

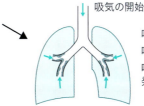

呼気時間が十分ではない
呼気の途中で吸気が始まる
呼気終末にauto-PEEPが発生する

図17 auto-PEEP グラフィックモニタ

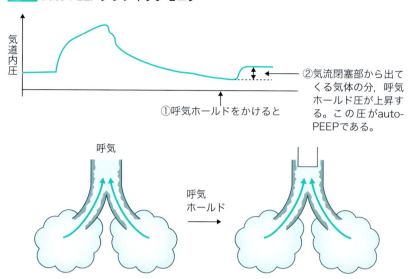

①呼気ホールドをかけると
②気流閉塞部から出てくる気体の分、呼気ホールド圧が上昇する。この圧がauto-PEEPである。

ホールド中に少しずつ気体が中枢気道へ流れ出ることで、気道内圧が上昇する。この新たな圧と呼気ホールドがかかる直前の圧との差を測定する。

人工呼吸器からの離脱

COPD患者では、人工呼吸からの離脱が困難になることが多い。1回の換気時間を長くして呼気時間を長く取るため、換気回数が減る。COPDでは死腔量が多く、換気量がある程度確保されていても、実際の肺胞換気量は減少しているため、二酸化炭素は貯留傾向になる。このため、長期の人工呼吸器管理を行うこととなり、気管切開の必要性が生じやすい。また、喀痰吸引が容易なことから、気管切開孔の閉鎖がしにくくなるといった懸念もある。こうしたことから、気管挿管前に十分に患者や家族に説明しておく必要がある。

在宅酸素療法（慢性期呼吸管理）

在宅酸素療法とは

COPDの病状が安定している状態での慢性呼吸不全に対しては、在宅酸素療法（home oxygen therapy：HOT）、長期酸素療法（long-term oxygen therapy：LTOT）が行われるが、在宅酸素療法の適応となるCOPDの多くは、きわめて高度の気流閉塞を呈したIV期の症例である（▶表11, 12）。日本での厚生省特定疾患呼吸不全調査研究班による調査では、在宅酸素療法実施例では、非実施例に比べて生命予後が良好であることが示されている[18]。

表11 HOT開始の必要条件

1. あらかじめ酸素吸入以外に有効と考えられる治療（抗菌薬、気管支拡張薬など）が積極的に行われており、その後少なくとも1カ月以上の観察期を経て安定期にあること
2. 家庭で酸素療法を実施できれば、入院を必要としないもの
3. 入院して酸素療法を受け、危険のないことを確認できたもの
4. 定期的な外来受診、または医師・保健師の訪問により病態を把握し、必要に応じて適切な対応を取れる場合
5. あらかじめ患者およびその家族に対して、酸素療法の意味、危険性、機器の取り扱い、治療中に起こりうる兆候、医師との連絡方法について説明し、これらについて患者およびその家族が十分に理解し、協力が得られることが明らかとなった場合

表12 HOTの保険適応基準

1. 高度慢性呼吸不全患者
    PaO_2 が55Torr以下の者，およびPaO_2 60Torr以下で睡眠時または運動負荷時に著しい低酸素血症をきたす者であって，医師が在宅酸素療法を必要であると認めた者。適応疾患の判定に，SpO_2から推測したPaO_2を用いることは差し支えない。
2. 肺高血圧症
3. 慢性心不全
4. チアノーゼ型先天性心疾患

※血液のpHが7.4前後ではPaO_2 55TorrはSpO_2 88％に，PaO_2 60TorrはSpO_2 90％にほぼ相当する。

在宅酸素療法の機器

自宅では酸素濃縮器や酸素ボンベから，外出時は携帯用の酸素ボンベや液体酸素装置などを使用して，鼻カニューラを用いて酸素を吸入する。呼吸同調器といわれる節約器を装着すると，患者の換気に合わせて酸素を吸うときだけ酸素ボンベから酸素が供給される。これを使用すると，酸素ボンベの使用可能時間は2～3倍に増やすことができるとされる。通常，1L/minの流量で呼吸同調器を使用した場合，420Lの容量のボンベで18時間程度は使用が可能とされている。

在宅酸素療法の処方

導入時に安静時および運動時の低酸素血症について評価を行う。可能な限り動脈血ガス分析を行い，pH，$PaCO_2$，PaO_2を確認する。酸素投与中のPaO_2は60～65Torr以上，できれば70～75Torr以上を目標とする（▶表13）。3L/min程度までの酸素流量では，臨床的に問題になる高二酸化炭素症にはなりにくいとされているが，$PaCO_2$は確認しておく必要がある。

表13 COPDに対する在宅酸素療法の流量設定

安静時	酸素投与による目標PaO_2は60Torr（SpO_2 90％）以上
運動時	医師または看護師が付き添ってSpO_2を監視しながら歩行試験を行い，SpO_2が90％以上を保つように設定
睡眠時	SpO_2を測定し，夜間の適切な酸素投与量を決定

● 文献

1) 日本呼吸器学会COPDガイドライン第4版作成委員会：COPD（慢性閉塞性肺疾患）診断と治療のためのガイドライン第4版，メディカルレビュー社，2013.
2) Miravitlles M, Calle M, Soler-Cataluña JJ: Clinical phenotypes of COPD: identification, definition and implications for guidelines. Arch Bronconeumol , 48: 86-98, 2012.
3) Finkelstein J, Cha E, Scharf SM: Chronic obstructive pulmonary disease as an independent risk factor for cardiovascular morbidity. Int J Obstruct Pulmon Dis, 4: 337-349, 2009.
4) 日本呼吸器学会肺生理専門委員会：呼吸機能検査ガイドライン，p.20, メディカルレビュー社，2004.
5) Kubo K, Ge RL, Koizumi T, et al: Pulmonary artery remodeling modifies pulmonary hypertension during exercise in severe emphysema. Respir Physiol: 120, 71-79, 2000.
6) Donaldson GC, Seemungal TA, Bhowmik A, et al: Relationship between exacerbation frequency and lung function decline in chronic obstructive pulmonary disease. Thorax, 57: 847-852, 2002.
7) Spencer S, Calverley PM, Burge PS, et al: Impact of preventing exacerbations on deterioration of health status in COPD. Eur Respir J, 23: 698-702, 2004.
8) Langsetmo L, Platt RW, Ernst P, et al: Underreporting exacerbation of chronic obstructive pulmonary disease in a longitudinal cohort. Am J Respir Crit Care Med, 177: 396-401, 2008.
9) Seemungal TA, Hurst JR, Wedzicha JA: Exacerbation rate, health status and mortality in COPD—a review of potential interventions. Int J Chron Obstruct Pulmon Dis, 4: 203-223,

2009.
10) Sapey E, Stochley RA: COPD exacerbations. 2: aetiology. Thorax, 61: 250-258, 2006.
11) Viegi G, Maio S, Pistelli F, et al: Epidemiology of chronic obstructive pulmonary disease: health effects of air pollution. Respirology, 11: 523-532, 2006.
12) Calverley PM, Anderson JA, Celli B, et al: Salmeterol and fluticasone propionate and survival in chronic obstructive pulmonary disease. N Engl J Med, 356: 775-789, 2007.
13) Vogelmeier C, Hederer B, Glaab, T, et al: Tiotropium versus salmeterol for the prevention of exacerbations of COPD. N Engl J Med, 364: 1093-1103, 2011.
14) 橋本 修: Ⅲ. COPD（慢性閉塞性肺疾患）病態・治療 増悪, 日本内科学会雑誌, 104: 1098-1107, 2015.
15) Celli BR, MacNee W, ATS/ERS Task Force: Standards for the diagnosis and treatment of patients with COPD: a summary of the ATS/ERS position pater. Eur Respir J, 23: 932-946, 2004.
16) Brochard L, Mancebo J, Wysocki M, et al: Noninvasive ventilation for acute exacerbations of chronic obstructive pulmonary disease. N Engl J Med, 333: 817-822, 1995.
17) Hess DR, Kacmarek RM: essentials of mechanical ventilation. 2nd ed, MacGraw-Hill, New York, 2002.
18) 吉良枝郎, 饗庭三代治, 鈴木 勉, ほか: 在宅酸素療法実施症例（全国）の調査結果について．厚生省特定疾患呼吸不全調査研究班平成3年度報告書, p.11-17, 1992.

まとめのチェック

■COPDの病態生理

☐☐ 1 COPDの基本的な疾患概念を述べよ。
▶▶ 1 COPDは，慢性に経過する炎症により気流が閉塞する肺疾患の一つで，気流制限の首座は，末梢気道と肺胞の気腫性病変であり，これらがさまざまな割合で複合的に作用することにより引き起こされる。

☐☐ 2 呼気流量，肺から空気を押し出す圧力（駆動圧），気流の抵抗の関係を示せ。
▶▶ 2 呼気流量＝$\dfrac{肺から空気を押し出す圧力（駆動圧）}{気流抵抗}$

☐☐ 3 COPD患者でみられる併存疾患を列挙せよ。
▶▶ 3 気管支喘息，肺がん，肺気腫合併の肺線維症，骨粗鬆症，骨格筋機能障害，栄養障害，心血管疾患。

☐☐ 4 COPDを診断する際に重要な事項は何か。
▶▶ 4 タバコ煙の長期曝露，症状（慢性の咳，喀痰，呼吸困難），スパイロメトリーによる気流閉塞〔1秒率（$FEV_{1.0}$/FVC）が70％未満〕。

☐☐ 5 COPDの病期分類に重要な数値は何か。またその理由を述べよ。
▶▶ 5 予測1秒量に対する比率（対標準1秒量：％$FEV_{1.0}$）。COPDの進行とともに努力肺活量（FVC）も低下するため，その比である1秒率（$FEV_{1.0}$/FVC）が病期の進行を正確に反映しないからである。

☐☐	6	COPDの基本的な病態生理を，肺コンプライアンスと残気量を基に述べよ。	▶▶ 6	末梢気道病変と気腫性病変が存在することによる気流閉塞と肺過膨張である。肺弾性収縮圧が減少する結果，肺コンプライアンスは上昇する。呼気時の気道抵抗の増加から肺は過膨張となり，残気量が増加した状態にある。
☐☐	7	COPDの安定期の管理で重要な点を挙げよ。	▶▶ 7	禁煙の指導，長時間作用型の気管支拡張薬，肺炎球菌感染予防のワクチン接種，併存症の診断と管理，呼吸リハビリテーション。
☐☐	8	COPDの急性増悪とは何か述べよ。	▶▶ 8	咳や喀痰，息切れの増加，膿性痰の出現，胸部不快感の出現と増悪，安定期の治療を変更，追加する必要がある状態。
☐☐	9	CO_2ナルコーシスとは何か述べよ。	▶▶ 9	COPDの患者などに対して，高濃度の酸素を投与することで換気量が減少し，体内にCO_2が高度に貯留することによって，中枢神経系の異常を呈した状態。

■COPDに対するNPPVの適応と設定

☐☐	1	COPDの急性増悪時におけるNPPVの適応について述べよ。	▶▶ 1	十分な薬物療法や酸素療法が行われているにもかかわらず，換気状態が改善しない。具体的には，呼吸補助筋の使用や奇異性呼吸を伴う呼吸困難，呼吸性アシドーシス，25回/min以上の呼吸回数。
☐☐	2	COPD患者に対するNPPVの初期設定について述べよ。	▶▶ 2	初期設定はS/Tモード，バックアップ換気回数の設定は患者呼吸数の80〜90％，IPAPを8〜10cmH_2O，EPAPを4cmH_2Oとする。
☐☐	3	NPPVが適応外となるのはどのような患者か述べよ。	▶▶ 3	呼吸停止，または極端に呼吸循環動態が不安定な患者 非協力的な患者 気道確保が必要な患者 頭部・顔面または胃・食道の手術直後の患者 頭部・顔面の外傷または変形がある患者

まとめのチェック

■COPDに対する人工呼吸管理

☐☐	1	IPPVの適応について述べよ。	▶▶ 1 NPPVが適応外である場合や，NPPVが不成功であった場合。
☐☐	2	COPD患者でのIPPVの基本的な設定について述べよ。	▶▶ 2 換気モードは圧制御，量制御のいずれでもよい。1回換気量は8〜10mL/kg。換気回数は8〜12回/min，吸気時間は0.6〜1.25sec。PEEPは5cmH$_2$O以下もしくは内因性PEEPを解消できる圧。
☐☐	3	内因性PEEPとは何か述べよ。	▶▶ 3 呼気が終了していない状態で，次の吸気が開始されることで肺に気体が残存し，肺の内圧が上昇すること。COPDや喘息などで呼気時間の設定が短すぎる場合や，気道の閉塞が著しい病態で発生する。

■在宅酸素療法（慢性期呼吸管理）

☐☐	1	COPD患者のうち，在宅酸素療法が適応となるのはどのような症例か述べよ。	▶▶ 1 多くはきわめて高度の気流閉塞を呈した症例である。
☐☐	2	在宅酸素療法で酸素を供給する装置はどのようなものがあるか，挙げよ。	▶▶ 2 酸素濃縮器，酸素ボンベ，液体酸素装置。
☐☐	3	在宅酸素療法での酸素投与量はどのように設定するか述べよ。	▶▶ 3 安静時の目標PaO$_2$は60 Torr（SpO$_2$ 90％）以上とする。そのほか，歩行試験でのSpO$_2$が90％を保てるようにする。

04 術後呼吸管理

貝沼関志

術後呼吸管理の概要[1,2]

全身麻酔と覚醒

　全身麻酔とは，麻酔薬を投与することで鎮静，鎮痛，筋弛緩，有害反射（高血圧や頻脈など）の抑制を得ることである（麻酔の4要素という）。すなわち，手術侵襲など外界からの刺激に対して生体が合目的的な反応を示さず，かつ記憶も残らない状態である。

　一方で，全身麻酔からの覚醒とは，外界からの刺激に合目的的な反応をし，記憶も残る状態をさす。患者の名前を呼ぶ（呼名）という外界からの刺激に対して合目的的に反応する呼名反応が出現すると，一定時間後には記憶も回復し完全な覚醒状態になる。なお，覚醒などの意識状態は，BISモニタやSedline®脳波モニタなどの脳波モニタリング装置を用いて評価するのが一般的である。

効果部位濃度と呼名反応

　麻酔が生体に効果を発揮する部位での濃度を効果部位濃度という。ただし，実際には効果部位濃度を直接測定することは困難である。そのため，薬物の血中濃度などをもとに推定する。

　吸入麻酔で，50％の人が呼名反応を示す濃度をMAC awake，静脈麻酔で，50％の人が呼名反応を示す濃度をCp50 loss of consciousnessとよぶ。

覚醒するまでに要する時間

　効果部位濃度は個人差が大きいが，年齢によっても変化し，高齢者では低い値を示す（▶図1）。

　呼名反応が出現する適切な効果部位濃度になっていれば，呼名により覚醒を確認できる。逆に適切な効果部位濃度でなければ，呼名反応を示さない。

　なお，覚醒しない患者に対して必要以上に刺激を与えてはいけない。それにより，患者が暴れるなどの反応を示すこともあれば，喉頭痙攣などを起こす危険性もある。

図1 高齢者では薬力学の異なることが覚醒遅延の原因の一つ

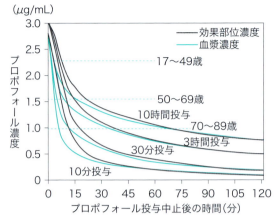

10分，30分，3時間，10時間にわたり3μg/mLで維持したときの投与中止後の血中および効果部位濃度の変化。10分，30分間など短時間投与の場合，年齢によって覚醒濃度に到達する時間はほとんど変わらないが，長時間投与後では若年，壮年ではほとんど変わりないのに対し，70歳を超えると極端に覚醒濃度に到達する時間が延長する。
(稲田英一 編：麻酔科研修ノート 第2版, p.419, 診断と治療社, 2014. から引用)

筋弛緩の拮抗

抗コリンエステラーゼ薬は，アセチルコリンエステラーゼを抑制し，神経筋接合部内のアセチルコリンを増加させ，筋弛緩薬と競合させることで筋弛緩作用を拮抗する。基本的に投与のタイミングは自発呼吸が出現してからであり，アトロピンとともに投与する。回復の判定には筋弛緩モニタを使用する(▶図2)。神経を刺激して筋肉の反応をみるモニタである。

TOF（train of four）は2Hzの頻度で4回刺激を行い反応回数をみる。1番目の刺激に対する4番目の反応の比をTOFR（train of four ratio）とよぶ。PTC（post tetanic count）は50Hz・5秒間のテタヌス刺激を行った後，3秒後から1Hzで刺激し，そのとき筋が収縮する回数をみる。

最近はスガマデクス（ブリディオン®）を使用することが多くなった。スガマデクスはステロイド型非脱分極性筋弛緩薬を包接することによってその作用を消失させる。その使用にあたっては筋弛緩モニタの使用は重要である。使用の方法例を▶図3に示す。

図2 TOFウォッチ®（日本光電工業）

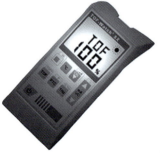

筋弛緩モニタの例としてTOFウォッチ®がある。

図3 スガマデクスの適応および用量

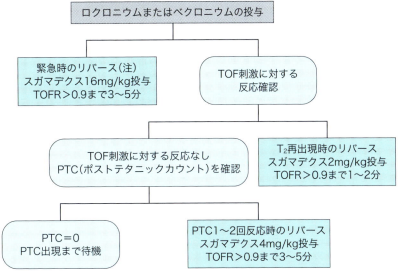

(注)筋弛緩薬投与直後の緊急リバースはロクロニウムに対するものであり、ベクロニウムに対する緊急リバースの有効性は確立されていない。
TOF：四連反応，TOFR：TOF比（四連反応のT_4/T_1比），T_2：TOF刺激による2回目の収縮反応
(稲田英一 編：麻酔科研修ノート 第2版, p.424, 診断と治療社, 2014. より引用)

呼吸器系術後合併症

呼吸器系術後合併症の発症頻度は，5～20％と高い。発症する合併症としては，無気肺，微小無気肺，呼吸困難，気管支攣縮，低酸素血症，高二酸化炭素症，胸水，肺炎，気胸，急性呼吸窮迫症候群（acute respiratory distress syndrome：ARDS）（p.166参照）などが挙げられる。

術後呼吸管理が必要な場合

■気道閉塞

抜管1時間以内の再挿管例は全体の0.1～0.2％である。原因は意識レベル低下，気道反射の抑制，上気道の浮腫，睡眠時無呼吸症候群，肥満，術前からの部分的な気道閉塞などである。喘鳴，tracheal tug，努力呼吸，低酸素血症などがあれば気道閉塞を疑う。完全閉塞が起こると奇異呼吸，SpO_2（動脈血酸素飽和度）低下，呼吸停止に至る。ただちに，頭部後屈・下顎挙上，マスクバッグ換気，ラリンジアルマスク挿入，気管挿管などを行う。気管挿管ができなければ，輪状甲状靭帯穿刺や輪状甲状靭帯切開などの外科的気道確保も考慮する。術直後の誤嚥はまれなものではない。

また，術直後は嘔吐しやすく，気道反射の低下もある。少量の誤嚥でも呼吸機能を低下させる。

■覚醒遅延に伴う呼吸抑制

麻酔からの正常な覚醒とは，脳内の麻酔薬濃度が低下して意識が回復することである。麻酔後予測される時間を経過しても覚醒しない場合を覚醒遅延という（▶図4）。各種麻酔薬は呼吸中枢を抑制するので，中枢神経系から横隔神経への電気信号を低下させ横隔膜の運動が低下する。また，麻酔薬は呼吸筋力を低下させる。これらは50％以上の患者において，24時間以上持続する。

・**覚醒遅延の原因**
①**麻酔・薬剤要因：薬物過量投与**
・プロポフォール：プロポフォールは広い分布容積をもち，急速に分解される。しかし，肝クリアランスが低下すると覚醒遅延が起こる。目標血中濃度調節投与（target controlled infusion：TCI）システムによるプロポフォール投与は覚醒時間を予測する有用な方法である。
・ミダゾラム：排泄半減期は1〜4時間，高齢者では数倍に延びる。
・吸入麻酔薬：低換気，肥満患者
・局所麻酔薬：局所麻酔薬の多量
・筋弛緩薬：過量投与は遷延性無呼吸の原因となる。

②**患者要因：**
・肝機能腎機能障害
・術前からの中枢神経系疾患の合併，術中の病態悪化(脳梗塞，脳出血など)
・高齢者
・肥満

③**手術要因**
・長時間手術，大量出血，輸血を施行した症例では術中低体温，低血圧などによる覚醒遅延，開頭による巨大脳腫瘍手術などでは中枢神経活動抑制による覚醒遅延を起こしうる。

図4 覚醒遅延の診断・治療フローチャート

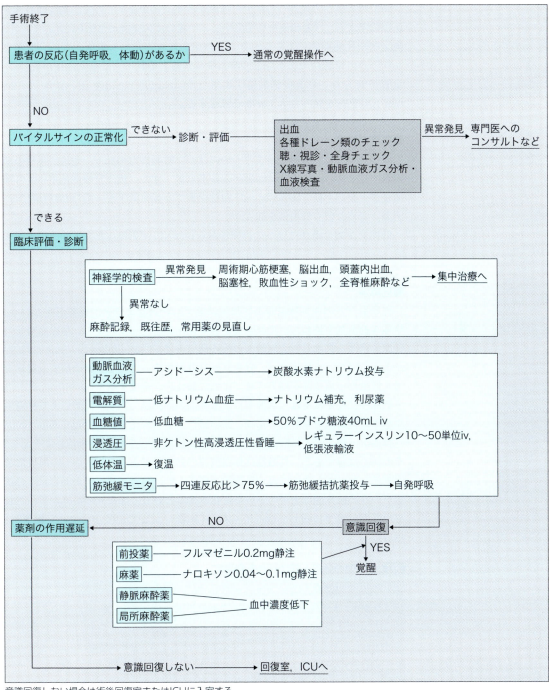

意識回復しない場合は術後回復室またはICUに入室する

(稲田英一 編：麻酔科研修ノート 第2版, p.431, 診断と治療社, 2014. より引用)

■酸素化能が悪い

肺で吸入気から血液への酸素の拡散がうまくいかないことで，動脈血酸素分圧が低下する。大量輸液や肺感染症などで肺のガス交換が悪化しただけでなく，無気肺や片側挿管によるシャントや換気血流比不均衡も要因となる。経鼻カニューラ，単純顔マスクなどで酸素投与する。それでも低酸素血症が続けば，気管挿管あるいは非侵襲的陽圧換気（non-invasive positive pressure ventilation；NPPV）を使った人工呼吸を考慮する。

■肺胞低換気

術後低換気は覚醒遅延によるもののほか，呼吸筋力の低下，急性，慢性の肺疾患で起こる。手術直後には肺活量が最も低下する。横隔膜機能低下により肺活量が上腹部手術で60％以上，下腹部手術でも40％低下し，約1週間持続する。肥満，胃液貯留も低換気を起こす。

低換気が続く場合には，気管挿管あるいはNPPVを使った人工呼吸を考慮する。

■低体温

直腸温などの深部体温が35℃以下に低下した状態を偶発的低体温症という。中枢神経活動を抑制し，それ自体が麻酔作用をもたらす。また，静脈麻酔薬の代謝・排泄を抑制し吸入麻酔薬の最小肺胞内濃度（minimum alveolar concentration：MAC）を低下させ，覚醒遅延を惹起する。シバリングは酸素消費量を増し低酸素症の危険を増大させ，また二酸化炭素産生を増す。

低体温になる原因は，麻酔薬による体温調節機能の抑制，麻酔による熱産生の低下と皮膚の血管収縮の抑制，筋弛緩によるふるえの抑制などである。

体温は，核心温と外殻温からなる。生体は前者を37±2℃に維持しようとし，その核心は脳である。外殻部は体温調節の効果器であり，体表からの熱放散量を調節しており，その温度が外殻温である。低体温とは核心温が35℃以下の状態をいう。低体温は患者の予後を悪化させるという，かなりの証拠が蓄積されているが，蘇生に関しては効用もある（▶表1）。また加温法について▶表2に示した。

表1 低体温の効用と起こりうる合併症

効用	起こりうる合併症
・↓代謝率　8％/℃ ・1～3℃の体温低下による虚血・低酸素に対する防御 ・循環停止耐用限界 　>32℃＝3～9分 　32～28℃＝9～15分 　28～18℃＝15～45分 　<18℃＝45～60分 ・↓興奮性アミノ酸の遊離	・↑心合併症（不安定狭心症/虚血，心筋梗塞，心室性頻拍，心停止など）の頻度 ・麻酔後のふるえ→↑酸素消費量 ・↑血漿カテコラミンの遊離 ・↑血圧と心拍数 ・凝固障害─血小板機能障害 ・凝固カスケード酵素障害 ・↑同種輸血における副作用 ・免疫能低下 ・↑創感染 ・↓患者の低体温に対する不快 ・↓薬物代謝→薬物効果の遷延 ・↓MAC ・入院期間の延長

表2 加温法

1. 保温法（passive rewarming）
   1) 寒いところから暖かいところに移す
   2) 湿った着衣を乾燥したものに取り替える
   3) 毛布などで患者を覆う
2. 体表加温法（active external rewarming）
   1) 電気毛布
      ウォーミングブランケット（水循環式体温調節装置）
      ウォーミングカバー（温風式加温装置）
   2) 温水浸漬（温水浴）
   3) 赤外線
3. 体腔内加温法（active core rewarming）
   1) 加温・加湿した酸素/空気の吸入
   2) 加温した輸液の投与
   3) 加温した液体による
      (1) 胃洗浄・膀胱洗浄
      (2) 腹膜灌流
      (3) 胸腔内灌流
   4) 体外循環装置による加温
      (1) 血液浄化装置
      (2) 人工心肺装置

■無気肺

90％以上の患者に発生するが多くは重篤にならない。しかし，上腹部手術後などでは無気肺による低酸素血症が数日にもわたることもある。

無気肺形成の多くの機序は，圧迫性無気肺である「消化器術後（p.160）を参照」。

補足

●回復室からの退室における御法度
- 回復室からの退室は施設の基準と医療スタッフの共通認識が前提である。独断で施行してはならない。
- 異常の発見には，患者を見て触って聴くという修練が必要。モニタの値だけに頼ってはならない。
- 循環異常の原因は出血だけにとどまらない。前負荷，後負荷，心機能を把握すべきである。
- 痛みは積極的に治療せよ。「手術後だから仕方がない」のではない。
- 低体温，シバリングはただちに呼吸・循環・代謝の異常につながる。放置してはならない。

術後呼吸管理におけるモニタリング

■呼吸数

呼吸数の測定法として，胸郭インピーダンス法が挙げられる。これは心電図の電極間に高周波の微弱な電流を流し，換気に応じて変化するインピーダンス（胸郭の膨らみによってインピーダンスが変化する）から呼吸数を求める。このほか，カプノグラムからも呼吸数を測定することができる（後述）。

■血圧

観血的測定法と非観血的測定法がある。

■パルスオキシメータ

非侵襲的に（パルスオキシメータによる）動脈血酸素飽和度（SpO_2）を測定するのに必須のモニタである。

〔詳細は「パルスオキシメータのしくみと取り扱いの注意点」(p.262)参照〕
なお，▶表3にSpO₂の測定に影響する因子を示す。

表3 SpO₂の測定に影響する因子

各種の因子	測定誤差
異常ヘモグロビン 　一酸化ヘモグロビン 　メトヘモグロビン	高く測定してしまう（過大評価）
体表面の色素 　マニキュア 　皮膚の色素沈着	低く測定してしまう（過小評価）
血中の色素 　メチレンブルー 　インドシアニングリーン	
末梢循環不全	
プローブ装着不良	
ノイズ 　体動 　電磁波（電気メス） 　外部光	

SaO₂：動脈血酸素飽和度
(澄川耕二，原 哲也 編：麻酔・手術後の患者管理，p.16，克誠堂出版，2016．より引用)

■カプノグラム

呼気に含まれる二酸化炭素を測定し呼気中のCO_2分圧を表示する。$4.3\mu m$の波長の赤外線を二酸化炭素に吸収させ，その量がCO_2分圧に比例することを利用する。▶図5に表示例を示す。

図5 カプノグラムの表示例

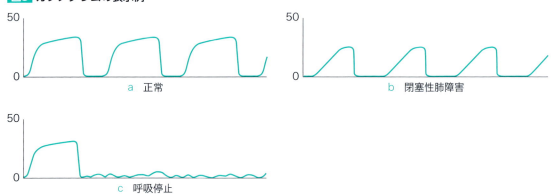

a　正常　　b　閉塞性肺障害　　c　呼吸停止

(澄川耕二，原 哲也 編：麻酔・手術後の患者管理，p.16，克誠堂，2016．より引用)

■動脈血ガス分析

「血液ガスと酸塩基平衡」(p.208)の項を参照。

■心電図

心拍数の計測，不整脈や心筋虚血の診断，電解質異常の発見などに用いる。術後は電極の装着部位に制限があるため，3極誘導を用いる（▶表4，▶図6）。

表4 虚血部位と変化する誘導

虚血部位	誘導
下壁	Ⅱ, Ⅲ, aV_F
前壁	V_3, V_4
側壁	Ⅰ, aV_L, V_5, V_6

図6 3極誘導心電図の応用

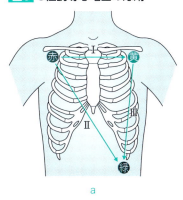
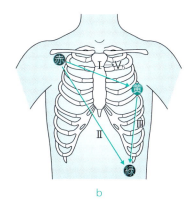

a：通常の3極誘導。
b：3極誘導でV_5誘導をモニタする工夫。黄電極を第4肋間前腋窩線上に装着すればV_5誘導に近い波形を観察できる。心筋虚血の高リスク患者に有用である。
(澄川耕二，原　哲也 編：麻酔・手術後の患者管理，p.15，克誠堂出版，2016．より引用)

酸素療法

　術後早期には低酸素血症が生じやすいため，術後は基本的に酸素療法が必要となる。低酸素血症が生じやすい原因としては，麻酔薬や筋弛緩薬の残存による上気道閉塞，気道確保操作や術式による喉頭痙攣・喉頭浮腫，不安や疼痛による頻呼吸が挙げられる。

　重症度に応じて，マスクによる酸素投与や，気道確保したうえでの酸素投与が必要となる。非侵襲的換気や経鼻高流量酸素療法などを用いる場合もある。

■よく使用されるデバイス

- 鼻カニューラ（▶表5）
- 単純顔マスク（▶表6）
- ベンチュリーマスク（「酸素療法器具のしくみと取り扱いの注意点」の項の▶図10と▶表1（p.235）参照）
- リザーバ付きマスク（▶表7）：ベンチュリーマスクと同様な機能に加え，ネブライザ機能を兼ねている。術後喀痰排出困難患者によく使用する。
- オキシマスク™：単純顔マスクと同様の機能をもつが，より呼気が抜けやすくCO_2の再呼吸が起こりにくい。低流量でも酸素濃度が確保できる，吸引や口腔ケアなどの処置ができるなどの特徴がある。

補足

●経鼻高流量酸素療法（ハイフローネーザルカニューラ，ハイフローセラピー）

鼻カニューラの機能に加えて，高流量まで対応可能であり3〜4cmH_2Oの呼気終末陽圧（positive end-expiratory pressure：PEEP）付加ができる。

代表的なものにネーザルハイフロー®（フィッシャー&パイケル社）がある。

表5 鼻カニューラの酸素濃度

酸素流量（L/min）	吸入酸素濃度の目安（％）
1	24
2	28
3	32
4	36
5	40
6	44

（日本呼吸器学会 肺生理専門委員会，日本呼吸管理学会 酸素療法ガイドライン作成委員会 編：酸素療法ガイドライン，メディカルレビュー社，2006．より引用）

表6 単純顔マスクの酸素濃度

酸素流量（L/min）	吸入酸素濃度の目安（％）
5〜6	40
6〜7	50
7〜8	60

（日本呼吸器学会 肺生理専門委員会，日本呼吸管理学会 酸素療法ガイドライン作成委員会 編：酸素療法ガイドライン，メディカルレビュー社，2006．より引用）

表7 リザーバマスクの酸素濃度

酸素流量（L/min）	吸入酸素濃度（％）
6	60
7	70
8	80
9	90
10	90以上

（日本呼吸器学会 肺生理専門委員会，日本呼吸管理学会 酸素療法ガイドライン作成委員会 編：酸素療法ガイドライン，メディカルレビュー社，2006．より引用）

人工呼吸療法

他項を参照されたい。

消化器術後[2)]

上腹部手術後

上腹部手術後は，圧迫性無気肺による低酸素血症が数日にもわたることもある。

■圧迫性無気肺とは

横隔膜など吸気筋の弛緩などのため，腹部臓器が肺を圧迫して生じる無気肺である。横隔膜の機能不全のほか，術後疼痛，創部の固定器具なども原因となる。

上腹部手術後の患者は肺活量が約50％，機能的残気量（functional residual capacity：FRC）は24時間後には約70％低下し，術後7〜14日で術前値に回復する。

無気肺予防および治療には，体位変換，排痰の促進，早期離床が重要である。

胸水

胸水とは胸膜腔にたまった液体のことで，健常者の胸膜腔にも少量ではあるが存在する。術後，多量にたまることがあり，これを胸水貯留とよぶ。単純X線や超音波，CTで確認できるが，単純X線画像では150mL以上の胸水がたまった場合に判別できる。

胸水が大量の場合は呼吸困難や呼吸不全を起こす恐れがある。多量の胸水貯留があった場合は胸腔ドレナージを行い，低圧持続吸引して液体を排出する。また，胸水はその性状により，滲出性胸水，漏出性胸水に分けられ，詳細に検査することで原因疾患の特定につなげる。

腹水

腹水は肝不全，門脈圧亢進症，腹膜炎などで生じる。また，腹腔内圧上昇から腹部コンパートメント症候群（abdominal compartment syndrome：ACS，p.162参照）の病態も起こしうる。

肝臓手術，肝移植

肝臓手術では，常に出血が多くなる可能性があるので，大量輸血，大量輸液に伴う術後肺合併症（胸水貯留など）が起こりやすい。

肝移植は広範囲の上腹部手術となる。末期肝疾患者が多く，全身衰弱，低栄養など重篤な合併症をもつことも少なくない。術後長期人工呼吸の原因として，術前の肝不全，術後の出血，術後の肺合併症の存在，低栄養，肝不全，肝性脳症，肺炎などが挙げられる。

膵頭十二指腸切除

術後合併症発生率は30〜60％程度と高い。特に膵液瘻は重篤な合併症に結びつくことがあり，注意が必要である。また，高齢の場合は術後肺炎の発生率が高い。

食道手術

食道がん手術は，頸部・胸部・腹部の3領域に及ぶことが多く，消化器外科手術のなかでも侵襲の大きな術式といえる。術後は呼吸器合併症を発症する頻度が高く，また重篤になりやすい。

声帯麻痺などで咳嗽反射が高度の障害を受け誤嚥が持続する患者では，ミニトラック®挿入（▶図7）や気管切開（▶図8）も有用である。

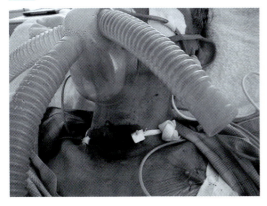

図7　ミニトラック®挿入の例

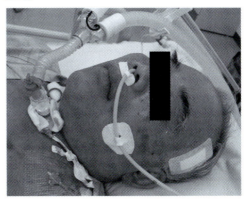

図8　気管切開の例

用語アラカルト

*1　バクテリアルトランスロケーション
腸管内細菌が腸管粘膜のバリアを越えて，体内に移行し感染症を起こす状態。

イレウス

イレウス（▶図9）においては**バクテリアルトランスロケーション**[*1]のため，腹膜炎から高サイトカイン血症になり，肺毛細血管透過性亢進からARDSになる可能性がある。

また，腹腔内圧上昇，ACSの病態も起こしうる。

図9 イレウスとイレウスチューブ

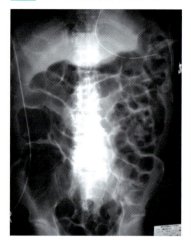
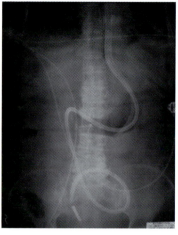

腸管虚血

腸管虚血は，低心拍出量症候群や上腸間膜動脈狭窄閉塞，また非閉塞性腸管虚血（non-occlusive mesenteric ischemia：NOMI，▶図10）などによって引き起こされる。アシドーシスや高乳酸血症となり，ショックから生命危機に陥る可能性がある。

腸管大量切除になることも多いが，生還しても短腸症候群となって長期の栄養管理が必要になる。

図10 NOMIによる門脈ガス血症

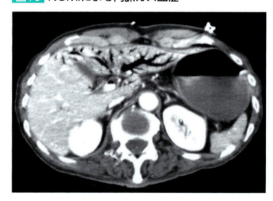
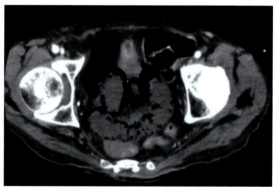

腹部コンパートメント症候群

腹腔内圧（intra-abdominal pressure：IAP）は，健常成人では0〜5mmHgである。腹腔内圧上昇（intra-abdominal hypertension：IAH）は仰臥位安静時でIAP≧12mmHgと定義されている。腹部外科手術で出血，腹水，イレウスなどによるIAHをきたすと，横隔膜上の胸腔内圧も上昇する（▶図11〜13）。これにより心拍出量低下，肺うっ血の増悪，臓器灌流の低下が生じる。

肺では横隔膜挙上，横隔膜機能不全，IAHにより，換気不全を生じ，無気肺，間質性浮腫，肺内シャント増加，死腔換気増加をきたす。高二酸化炭素症と気道内圧上昇を生じ，進行すると低酸素血症となる。

図11 poly-compartment syndrome

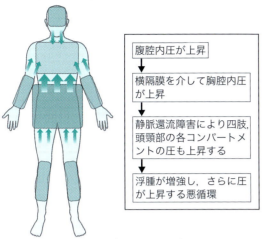

IAPが上昇すると，各コンパートメント圧が上昇する。圧上昇は循環不全を起こす悪循環となる
(日本外傷学会 外傷専門診療ガイドライン編集委員会 編：外傷専門診療ガイドライン JETEC，へるす出版，2014．より引用)

図12 肝移植後小児

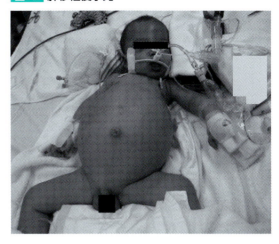

図13 横隔膜が押される→胸腔内圧が上昇（胸郭コンプライアンスの低下）

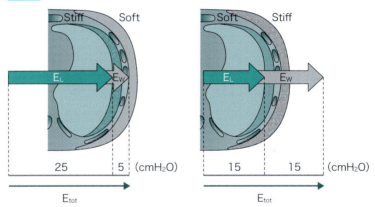

$P_l = P_{aw} - P_{pl}$ ……… (0)
$P_{aw} = P_l + P_{pl}$ ……… (1)
$E_{tot} = E_l + E_{cw}$ ……… (2)
$P_{pl} = P_{aw} \times E_{cw}/E_{tot}$ …… (3)
$P_l = P_{aw} \times E_l/E_{tot}$ ……… (4)

ARDSの高い胸膜圧には高い腹圧が大きく関与する。
E_l：肺エラスタンス
E_w：胸郭エラスタンス
E_{tot}：肺胸郭エラスタンス
P_l：経肺圧

(Gattinoni L, Chiumello D, Carlesso E, et al: Bench-to-bedside review: chest wall elastance in acute lung injury/acute respiratory distress syndrome patients. Crit Care, 8: 350-355, 2004. より改変引用)

　最近は食道内圧をモニタすることで胸腔内圧を想定することも行われる。経肺圧が下がると肺が虚脱する。経肺圧＝気道内圧－食道内圧と想定できる（▶図14）。

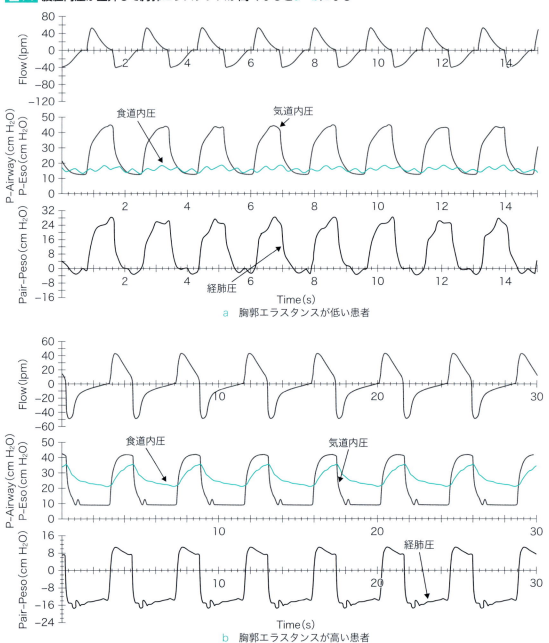

図14 腹腔内圧が上昇して胸郭エラスタンスが高くなるとa→bになる

a 胸郭エラスタンスが低い患者
b 胸郭エラスタンスが高い患者

IAPによる胸腔内圧上昇（＝食道内圧上昇）があると経肺圧は下がってしまうので肺が虚脱する
Sarge T, Talmor D: Targeting transpulmonary pressure to prevent ventilator induced lung injury. Minerva Anestesiol, 75: 293-299, 2009. より改変引用

心臓血管外科術後

　心臓血管外科術の術後管理は集中治療室で行われ，低下した心機能や合併症などを治療する．早期回復や社会復帰をめざすためにも，術後管理は重要な役割を占めるといえる．

心臓血管手術の種類（▶表8）

表8 主な心臓血管手術の種類

成人心臓血管手術	冠動脈バイパス手術	人工心肺下冠動脈バイパス手術（on-pump coronary artery bypass grafting：on-pump CABG） 心拍動下冠動脈バイパス手術（off-pump coronary artery bypass grafting：OPCAB） 大動脈弁狭窄症（aortic valve stenosis：AS） 大動脈弁閉鎖不全症（aortic regurgitation：AR），など
	弁手術	僧帽弁狭窄症（mitral valve stenosis：MS） 僧帽弁閉鎖不全症（mitral regurgitation：MR） 肺高血圧症合併症例，など
	大動脈手術	胸部大動脈瘤 胸腹部大動脈瘤 急性A型大動脈解離 慢性B型大動脈解離，など
	その他	低侵襲心臓外科手術（minimally invasive cardiac surgery：MICS） 経カテーテル大動脈弁置換術（transcatheter aortic valve implantation：TAVI） 補助人工心臓（ventricular assist device：VAD，またはventricular assist system：VAS）装着術
小児心臓血管手術		体－肺動脈短絡術（BTシャント） 肺動脈絞扼術（PAバンディング） 心房中隔欠損症閉鎖術 心室中隔欠損症閉鎖術 ファロー四徴根治術 総肺静脈還流異常症（total anomalous pulmonary venous return：TAPVR）根治術 大血管転位症（transposition of the great arteries：TGA）に対する動脈スイッチ手術 左室低形成症候群（hypoplastic left heart syndrome：HLHS）に対するノーウッド手術 両方向性グレン手術 Fontan手術，など

fast track

麻酔からの覚醒や出血，循環動態，重篤な呼吸器合併症がなければ，通常は術直後または数時間以内の呼吸器離脱と抜管が可能である。これをfast trackという。

心原性肺水腫

図15 心原性肺水腫

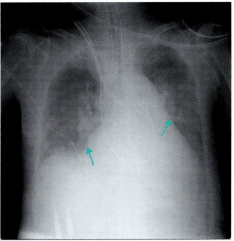

肺門中心にbutterfly shadowがみられる（→）

> **補足**

● 心原性肺水腫の機序

左心不全時に肺静脈系の血液がうっ滞して肺水腫を生じる（▶図16）。

図16 左心不全

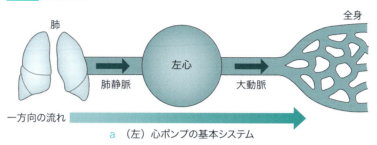

a （左）心ポンプの基本システム

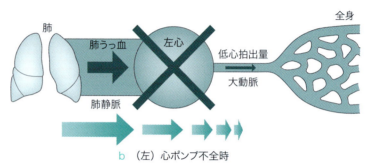

b （左）心ポンプ不全時

（猪又孝元：Forrester分類．救急・集中治療, 22：68, 2010. より引用）

無気肺

無気肺は胸部X線においても下行大動脈辺縁と横隔膜の不明瞭化（シルエットサイン）から推定できる（▶図17）。

図17 無気肺

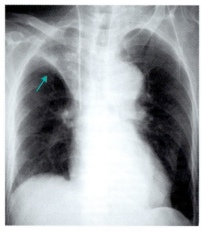

a 無気肺（右上葉）

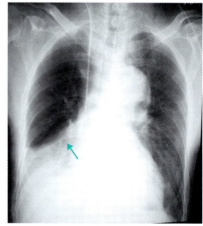

b 無気肺（右下葉）

ARDS

ARDSは心臓血管術後では発症頻度が高く，ときに重篤となる。診断基準などの詳細は，「急性呼吸窮迫症候群（ARDS）」の項（p.98）を参照。

ARDSはhigh-resolution CT（HRCT）により，病態がより鮮明になる（▶図18, 19）。

図18 敗血症からのARDS

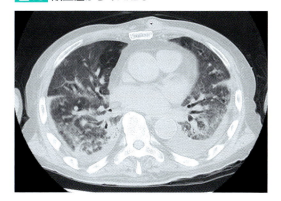

図19 牽引性気管支拡張様変化

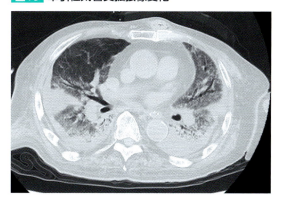

ARDSの本態は肺微小血管透過性亢進にある（▶図20）。

図20 肺微小血管領域の水分移動ルート

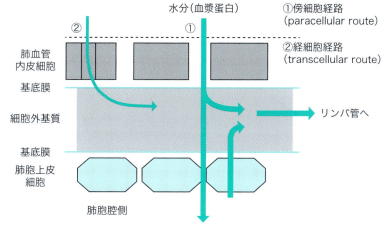

細胞間抵抗：肺胞上皮側＞血管内皮側（×10倍）
（藤島清太郎：急性呼吸促迫症候群（ARDS）；疾患概念，診断基準と病態．救急医学，39：649-653, 2015. より引用）

補足

● 肺保護換気

　人工呼吸の目的は酸素の供給，酸素化能の維持・改善，それに換気である。種々の臓器障害を伴った重症患者の救命にために，人工呼吸器は欠かすことのできないツールである。しかし，一方では，人工呼吸器による肺傷害がventilator-induced lung injury (VILI) という用語で報告されるようになって久しい。また，これは長期人工呼吸を伴うARDSで起こりやすい。VILIの発生を減らすための人工呼吸法として肺保護換気が提唱され，ARDS診療ガイドライン2016にも記載されている。

●ARDS診療ガイドライン2016[11]より

CQ3：成人ARDS患者において人工呼吸を実施する際，1回換気量を低く設定するべきか．
推奨：成人ARDS患者において人工呼吸を実施する際，1回換気量を6〜8mL/kg（予測体重）に設定することを推奨する．

AmatoらはN Engl J Medにクリアカットな結果の報告をしている（▶図21）．

図21 VILIの発生にはドライビングプレッシャー（ΔP）の大きいことが関与する

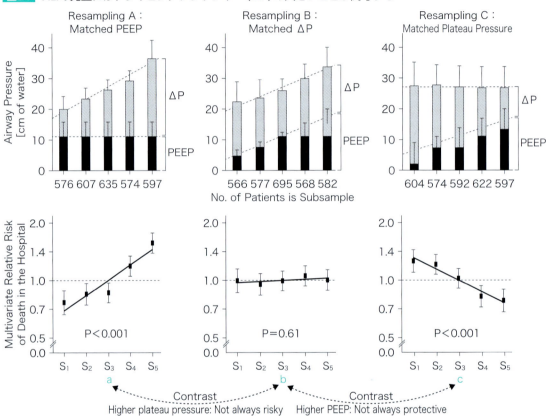

- ΔP＝V$_T$/Crs
- 下段b図：プラトー圧が上がってもΔPが同じであれば，死亡率は上がらない．
- 下段c図：プラトー圧が同じでもΔPが下がれば，死亡率は下がる．
- ΔPが死亡率に相関する．

（Amato MB, Meade MO, Slutsky AS, et al: Driving pressure and survival in the acute respiratory distress syndrome. N Engl J Med, 372: 747-755, 2015. より引用）

CQ7：成人ARDS患者において腹臥位管理を行うべきか．
推奨：成人ARDS患者（特に中等症・重症例）において，腹臥位管理を施行することを提案する．

CQ12：成人ARDS患者において，ステロイドを投与すべきか．
推奨：成人ARDS患者において，ステロイド（メチルプレドニゾロン1〜2mg/kg/day相当）の使用を提案する．
GRADE 2A　推奨の強さ：弱い，推奨：エビデンスの確信性 高

ARDSに対するステロイド投与は議論が多いが，自験例を▶図22に示す。

図22 ARDSに対する自験例

①AVR直後　　②3日後　　③ステロイド投与前

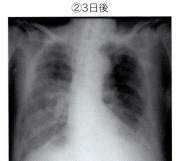
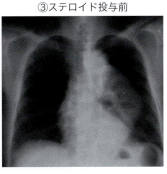

③ステロイド投与前　　④ステロイド投与後　　④ステロイド投与後

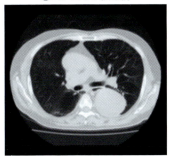
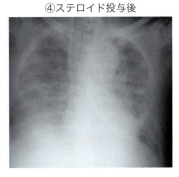
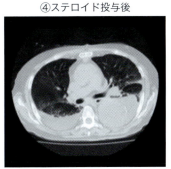

補足

● APRV

ARDSの治療では，しばしば気道圧開放換気（airway pressure release ventilation：APRV）が有効である。APRV施行中の人工呼吸器モニタ画面を示す。

図23 APRV中の人工呼吸器モニタ画面

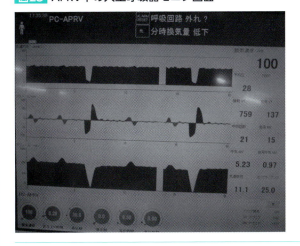

緊張性気胸

気胸により急速に胸腔内圧が上がった状態で，閉塞性ショックの一種である。急激な血圧低下から心停止をきたす（▶図24）。胸部X線を撮影する前に，胸部と頸部の所見および循環動態変化から緊張性気胸であると診断されたら，迅速に胸腔ドレナージを行うことが肝要である。

図24 緊張性気胸の記録（自験例）

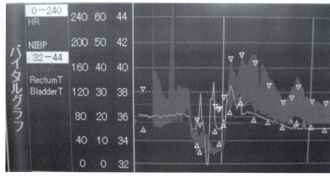

胸腔ドレーン挿入によって，収縮期血圧30mmHg以下のショック状態が一気に解除された

横隔神経麻痺

　胸部大動脈瘤などの病態や術中損傷などからときに発症し，呼吸器ウィーニングを妨げる要因となる。

肺・気道出血

　心臓血管手術では術中，術後にヘパリンを用いることが多い。そのため血液凝固が妨げられるので，術中の肺損傷や重篤な肺炎からの肺出血は止血に難渋し，ときに気道閉塞から生命危機に陥る。

図25 気道出血に対する左右分離換気（人工呼吸器2台）

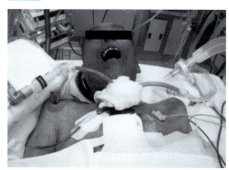
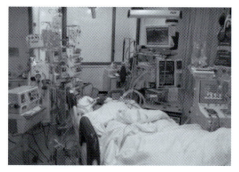

補足

●気管チューブの断裂

　長期呼吸管理では思わぬことが起こる。下記の症例（▶図26）は，心臓外科術後で突然人工呼吸換気が不能になった。ICUでの絶え間ない監視が欠かせない。

図26 断裂した気管チューブ

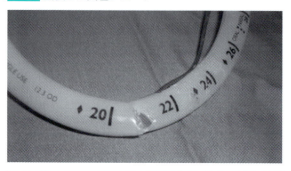

> **補足**
>
> ●NO吸入療法
>
> NO（一酸化窒素）吸入療法（▶図27）は，ARDSの治療や肺高血圧症の治療にしばしば大きな効果を発揮する。実際に吸入するNO濃度は0.1〜20ppmで，2017年時点での保険適応は，①新生児肺高血圧症，②心臓外科周術期の肺高血圧症となっている（ppm：100万分の1）。
>
> **図27** NO吸入療法（再膨張性肺水腫，19歳，男性）
>
>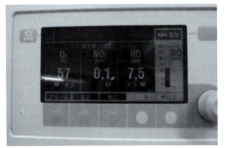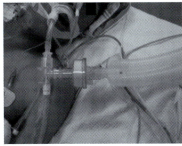
>
> **図28** NO吸入療法
>
>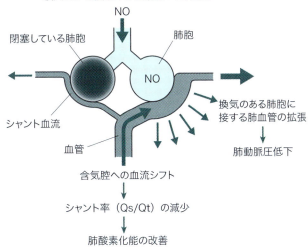
>
> （丸山一男：NO吸入療法．呼吸管理Q&A―研修医からの質問316― 第3版（相馬一亥，岡元和文 編），p.173，総合医学社，2004．より引用）

横隔膜疲労，呼吸筋疲労

心臓血管手術後には長期人工呼吸が必要になることも多く，呼吸器ウィーニングにおいて，横隔膜疲労，呼吸筋疲労が問題となる。

VV-ECMO

心臓血管手術術中・術後には呼吸不全が発生し，人工呼吸器による呼吸管理だけでは低酸素血症や高二酸化炭素症による生命危機を乗り越えられないため，VV-ECMO（veno-venous extracorporeal membrane oxygenation, ▶図29〜31，▶表9）が必要になることも多い。VV-ECMOでは内頸静脈や大腿静脈にカニュレーションし，回路に遠心ポンプと膜型人工肺を装着して，静脈血の酸素化と二酸化炭素排泄を行う。心臓外科術後にしばしば必要となり，重要な呼吸管理の一環であるともいえる。

> **補足**
>
> ●ECMO（エクモ）
>
> 膜型人工肺，血液ポンプを用いて，体外の人工肺でガス交換を行う治療のこと。膜素材としては，ポリプロピレン，ポリオレフィンなどが用いられる。

図29 VV-ECMO

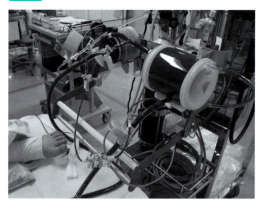

表9 VV-ECMOのカニューラサイズ(目安)

体表面積 (体重)	脱血 (18cm)	脱血 (50cm)	送血 (大腿静脈)	送血 (大腿動脈)
1.0〜1.3m^2 (30〜45kg)	19Fr 18cm (6.3mm)	23Fr 50cm (7.7mm)	17Fr 18cm (6.3mm)	17Fr 18cm (5.7mm)
1.3〜1.6m^2 (45〜60kg)	21Fr 18cm (7.0mm)	23Fr 50cm (7.7mm) *BSA>1.5：25Fr	17Fr 18cm (6.3mm)	17Fr 18cm (5.7mm)
1.6〜1.8m^2 (60〜70kg)		25Fr 50cm (8.3mm)	19Fr 18cm (7.0mm)	19Fr 18cm (6.3mm)
1.8〜2.1m^2 (70〜85kg)		27Fr 50cm (9.0mm)	19Fr 18cm (7.0mm)	19Fr 18cm (6.3mm)
2.1〜2.4m^2 (85〜110kg)		29Fr 50cm (9.7mm)	21Fr 18cm (7.0mm)	21Fr 18cm (7.0mm)

(ECMOの適応と運用　日本医大方式. より引用)
http://square.umin.ac.jp/jrcm/pdf/ecmo/ecmotext04.pdf(2016年12月閲覧)

図30 VV-ECMOでの圧モニタリング

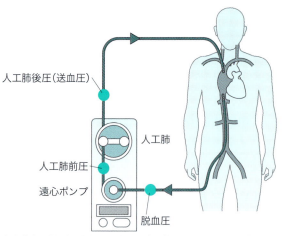

〔日本集中治療教育研究会 CE部会教材プロジェクト：V-V ECMO(レベル1)より引用)
http://www.jseptic.com/ce_material/update/ce_material_13.pdf(2016年12月閲覧)〕

図31 VV-ECMOの方法

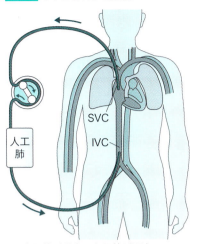 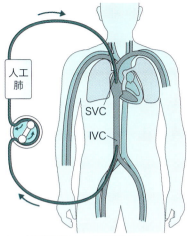

a　内頸静脈脱血―大腿静脈返血
最も基本的なVV-ECMOの方法。
SVC：上大静脈，IVC：下大静脈

b　大腿静脈脱血―内頸静脈返血
大腿静脈脱血―内頸静脈返血の方法。このほうがより効率が高いという

■VV-ECMOの適応疾患

ウイルス肺炎，細菌性肺炎，ニューモチスティス肺炎，嚥下性肺炎，術後・外傷によるARDS，敗血症によるARDS，白血病・悪性リンパ腫によるARDSが挙げられ，肺機能が可逆的であることが要件となる。

■VV-ECMOの除外基準

不可逆性の基礎疾患，骨髄移植後，末期がん，HIV，体重30kg以下などが挙げられる。

■VV-ECMOでの流量目標

・流量目標

$$体表面積[m^2] \times 2.0 \sim 2.4 L/min$$

（体表面積が1.75m^{2}であれば，3.5～4.2L/min）

・リサーキュレーション率(R)＝0.3～0.5

$$R = (cSvO_2 - SvO_2)/(1 - SvO_2)$$

SvO_2：混合静脈血酸素飽和度
$cSvO_2$：回路脱血側酸素飽和度

補足

●ニューモチスティス肺炎

かつてはカリニ肺炎とよばれていたが，病原体はカリニではなく，ニューモチスティス・イロベチィというものであることが解明された。

小児心臓手術術後呼吸管理の要点

栄養管理も含め，▶図32のようなフローチャートに従って，人工呼吸からの離脱を図る。

図32 小児心臓手術術後呼吸管理のフローチャート

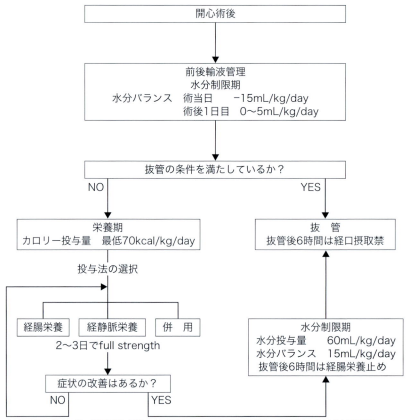

（志馬伸朗，橋本 悟，問田千晶 編著：小児ICUマニュアル 改訂第6版，永井書店，2012より引用）
http://www.f.kpu-m.ac.jp/k/picu/post-operation/post-a-3.html（2016年12月閲覧）

補足

●肺高血圧症，肺高血圧症クライシス

胎児期の肺血管は平滑筋層が厚く，血管抵抗は非常に高い。これは生後1～2週の間に低下してくるが，新生児の間はまだ収縮性が高い。低酸素血症，高二酸化炭素症，アシドーシス，交感神経刺激などで肺動脈は容易に収縮し，心拍出量が減少してショック，心停止も生じる状況のこと。肺の換気条件の変化が肺血管抵抗の変化を介し，全身循環動態に大きく影響する（▶図33，34）。

図33 肺高血圧症クライシスの機序

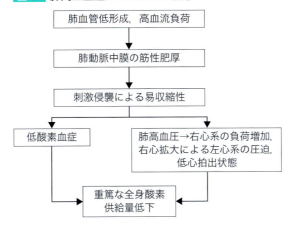

図34 肺高血圧症クライシスでは右室が拡大し左室が圧迫される

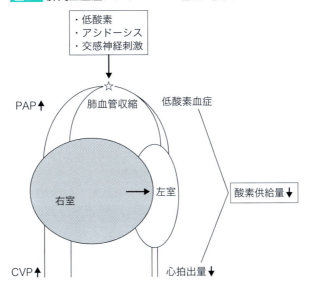

1) 肺高血圧クライシス危険群：
・術前高肺血流負荷による肺うっ血，間質浮腫に伴う末梢気道閉塞の存在
・術後高濃度酸素，過剰換気，NO投与に伴う肺障害発生
2) 術前心不全群：低栄養に伴う呼吸筋不全
3) 肺動脈，左心房拡張による左主気管支狭窄
4) 手術に関連した神経障害

■肺高血圧症クライシスの治療

表10 肺高血圧症クライシスの治療

肺血管拡張療法

1) 十分な酸素投与，軽症例ではこれのみにて対応可能
2) 一酸化窒素吸入
3) 血管拡張薬：プロスタグランジンE1，プロスタサイクリン，ニトログリセリン，アムリノン，ATP-MgCl2，トラゾリンなど
4) pH低下の回避（代謝性アシドーシスの補正，軽度過換気による低炭酸ガス血症）
5) 循環動態の維持による混合静脈血酸素飽和度低下の是正

刺激の軽減による交感神経系賦活，低酸素血症の回避

1) minimal handling，気管内吸引の回避
2) 持続鎮静（鎮痛，鎮静薬，筋弛緩薬）

(志馬伸朗，橋本 悟，問田千晶 編著：小児ICUマニュアル 改訂第6版，永井書店，2012)
http://www.f.kpu-m.ac.jp/k/picu/post-operation/post-b-1.htmlより引用

補足

●単心室・肺体並列循環（univentricular parallel circulation）

左心低形成症候群（ノーウッド術前術後），単心室BTシャント術後などでは肺循環と体循環が並列に接続する（▶図35）。
・体肺血流は1つの心室より駆出され，体肺に分配
・血流量比の規定因子は血管抵抗比
・$Q_P/Q_S<1.0$のときが最も全身への酸素供給量が多い
・この場合の至適SaO_2は70〜75％付近である。高いSaO_2は望ましくない
・肺血管抵抗低下による心拍出量低下が問題となる

図35 単心室・肺体並列循環

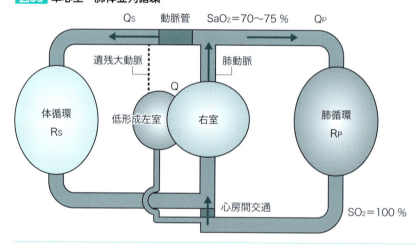

ウィーニング

呼吸不全が改善したらウィーニングを試みる。ウィーニングの成否を正確に予測できる指標はない。最も信頼できる方法は，自発呼吸トライアル（spontaneous breathing trial：SBT）である。

> 補足

● SBT

SBTとは，患者を自発呼吸下におき，それに耐えられるかどうかを試す方法である．以下，「人工呼吸器離脱に関する3学会合同プロトコル」よりSBTを解説する．

①SBTの方法

患者が以下の条件に耐えられるかどうかを1日1回，評価する．

条件：吸入酸素濃度50%以下の設定で，CPAP≦5cmH$_2$O（PS≦5cmH$_2$O）またはTピースを30分間継続し，以下の基準で評価する（120分以上は継続しない）．耐えられなければ，SBT前の条件設定に戻し，不適合の原因について検討し，対策を講じる．

②SBT成功基準

・呼吸数＜30回/min
・開始前と比べて明らかな低下がない（例えばSpO$_2$≧94%，PaO$_2$≧70Torr）
・心拍数＜140bpm，新たな不整脈や心筋虚血の徴候を認めない
・過度の血圧上昇を認めない
・以下の呼吸促迫の徴候を認めない（SBT前の状態と比較する）
　1）呼吸補助筋の過剰な使用
　2）シーソー呼吸（奇異性呼吸）
　3）冷汗
　4）重度の呼吸困難感，不安感，不穏状態

> 補足

● NAVA（neurally adjusted ventilatory assist）モード

Servo-U（Maquet社）には横隔膜筋電図信号に同調して陽圧換気を行うNAVAモードが搭載されている．横隔膜筋電図は専用の胃管を用いて計測される．横隔膜筋電図信号（Edi，▶図36）に比例して気道内圧を制御し，自発呼吸努力とより同調性の高い補助換気となる．ウィーニングには役立つ可能性がある．

図36 NAVAモードで用いられる横隔膜筋電図信号を積分処理した値（Edi）

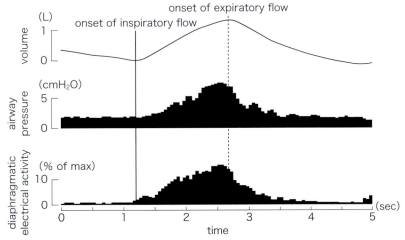

（内山昭則：基本的な人工呼吸パラメータと最新のパラメータ．救急医学，40：21-26，2016．より引用）

術後呼吸管理

術後肺炎

術後肺炎は，全身麻酔下で行う胸部や上腹部の手術後に発生しやすい。主な原因は人工呼吸器関連肺炎，バクテリアルトランスロケーションなどである。

高齢，男性，慢性閉塞性肺疾患（chronic obstructive pulmonary disease：COPD），侵襲的手術，抗がん薬使用，免疫抑制薬使用などがリスクとなる。

細菌性肺炎

術後肺炎では通常以下に示すような細菌性肺炎が主である。

- *Pseudomonas aeruginosa*
- *Enterobacter* species
- *Klebsiella pneumoniae*
- *Acinetobacter* species
- *Serratia/Citrobacter* species
- *Stenotrophomonas* species
- methicillin-resistant *Staphylococcus aureus*（MRSA）

複数の細菌による感染が多く，多剤耐性菌が問題となる。

抗菌薬

抗菌薬は，各種培養陰性あるいは感染兆候が消失したのであれば，48～72時間以内に中止すべきである。

術後肺合併症

術後肺合併症のリスクを軽減する介入とそのエビデンスの強さを▶表11に示す。最も強いエビデンスがある介入は術後に肺をしっかりと膨らませることである。

表11 術後肺合併症のリスクを軽減する各戦略のエビデンスの強さ

リスク軽減戦略	エビデンス	調べられた術後イベントや検査項目
術後に肺を用手的に拡張させる	A	無気肺，肺炎，気管支炎，重度の低酸素血症
経鼻胃管による胃減圧	B	無気肺，肺炎，誤嚥
短時間作用型筋弛緩薬	B	無気肺，肺炎
腹腔鏡手術vs開腹術	C	スパイロメトリー，無気肺，肺炎，肺合併症全般
禁煙	I	術後人工呼吸管理
脊髄くも膜下麻酔法	I	肺炎，術後低酸素血症，呼吸不全
術後硬膜外鎮痛法	I	無気肺，肺炎，呼吸不全
免疫賦活栄養剤	I	感染合併症全般，肺炎，呼吸不全
完全非経腸栄養法	D	無気肺，肺炎，膿胸，呼吸不全
右心カテーテル検査	D	肺炎

A＝強い科学的根拠があり，利点が危険性を上回る
B＝少なくとも十分な科学的根拠があり，利点が危険性を上回る
C＝少なくとも十分な科学的根拠があるが，利点と危険性のバランスが一般的ではなく，推奨を正当化しにくい
D＝危険性が安全性を上回る状態
I＝戦略の有効性がどちらともいえず，エビデンスの質が低く不十分であり，あるいは利点と欠点のバランスが不明である

(Lawrence VA, Cornell JE, Smetana GW: Strategies to reduce postoperative pulmonary complications after noncardiothoracic surgery: systematic review for the American College of Physicians. Ann Intern Med, 144: 596-608, 2006. より引用)

呼吸器合併症を防ぐ観点から，肺の虚脱を予防する方法として，積極的な理学療法，インセンティブ・スパイロメトリ，nasal CPAPなどが推奨されている。インセンティブ・スパイロメトリは，深呼吸や咳嗽を促進し，早期離床と併用することで，術後合併症防止に役立つかもしれない。ただし，一定程度以上の肺活量，吸気を阻害する術後痛や横隔膜機能障害がないことなどが前提となる。

| ARDS |

ARDSはCOPDの既往がある患者や，緊急手術，心血管や胸部，外傷の手術後に発症する頻度が高い。

| COPD |

COPDの既往があると，術後肺合併症のリスクが高まり，特に術後肺炎を発症すると重篤となる。適切な術後管理が必要となる。

●文 献
1) 稲田英一 編：麻酔科研修ノート 改訂第2版，診断と治療社，2014．
2) 澄川耕二，原　哲也 編：麻酔・手術後の患者管理，克誠堂出版，2016．
3) 日本集中治療医学会 編：集中治療専門医テキスト 第2版，総合医学社，2015．
4) 氏家良人 編：クリティカルケアにおける呼吸管理，克誠堂出版，2013．
5) 岡元和文 編著：エキスパートの呼吸管理，中外医学社，2008．
6) 岡元和文 編著：救急・集中治療最新ガイドライン 2016-'17，総合医学社，2016．
7) 日本集中治療医学会，日本呼吸療法学会，日本クリティカルケア看護学会：人工呼吸器離脱に関する3学会合同プロトコル（http://www.jsicm.org/pdf/kokyuki_ridatsu1503b.pdf）
8) Sarge T, Talmor D: Targeting transpulmonary pressure to prevent ventilator induced lung injury. Minerva Anestesiol, 75: 293-299, 2009.
9) Amato MB, Meade MO, Slutsky AS, et al: Driving pressure and survival in the acute respiratory distress syndrome. N Engl J Med, 372: 747-755, 2015.
10) Gattinoni L, Chiumello D, Carlesso E, et al: Bench-to-bedside review: chest wall elastance in acute lung injury/acute respiratory distress syndrome patients. Crit Care, 8: 350-355, 2004.
11) 3学会合同ARDS診療ガイドライン2016作成委員会：ARDS診療ガイドライン2016，総合医学社，2016．
12) 貝沼関志：人工呼吸器に起因する肺傷害．救急医学，38: 953-957, 2014．
13) 京都府立医大集中治療部：小児ICUマニュアル（http://www.f.kpu-m.ac.jp/k/picu/）

まとめのチェック

■術後呼吸管理の概要

☐☐	1	全身麻酔の4要素を述べよ。	▶▶ 1	鎮静，鎮痛，筋弛緩，有害反射の抑制。
☐☐	2	麻酔からの覚醒について述べよ。	▶▶ 2	呼名を含め，刺激を加えなければ基本的に覚醒は判明しない。麻酔薬が適切な効果部位濃度になっていれば，呼名により覚醒が確認できる。適切な効果部位濃度になっていなければ，患者に刺激を加えても覚醒が早まることはない。また，覚醒しない患者に対して必要以上に刺激を与えてはいけない。
☐☐	3	筋弛緩モニタを用いた評価法について述べよ。	▶▶ 3	TOFは2Hzの頻度で4回刺激を行い反応回数をみる。PTCは，50Hz，5秒間のテタヌス刺激を行った後，3秒後から1Hzで刺激し，そのとき筋が収縮する回数をみる。
☐☐	4	呼吸器系術後合併症を列挙せよ。	▶▶ 4	無気肺，微小無気肺，呼吸困難，気管支攣縮，低酸素血症，高二酸化炭素症，胸水，肺炎，気胸，ARDSなどである。
☐☐	5	気道閉塞の原因と対処法について述べよ。	▶▶ 5	原因は意識レベル低下，気道反射の抑制，上気道の浮腫，睡眠時無呼吸症候群，肥満，術前からの部分的な気道閉塞などである。ただちに，頭部後屈・下顎挙上，マスクバッグ換気，ラリンジアルマスク挿入，気管挿管などを行う。
☐☐	6	酸素化能が悪くなる原因を述べよ。	▶▶ 6	大量輸液や肺感染症などで肺のガス交換が悪化しただけでなく，無気肺や片側挿管による換気血流ミスマッチも要因となる。
☐☐	7	術後の低換気の原因と対処法を述べよ。	▶▶ 7	覚醒遅延によるもののほか，呼吸筋力の低下，急性，慢性の肺疾患で起こる。低換気が続けば，気管挿管あるいはNPPVを使った人工呼吸を考慮する。
☐☐	8	低体温の原因と対処法について述べよ。	▶▶ 8	麻酔薬による体温調節機能の抑制，麻酔による熱産生の低下と皮膚の血管収縮の抑制，筋弛緩によるふるえの抑制などである。ウォーミングブランケットや温風式加温装置による体表加温法，体腔内加温法などがある。

☐☐	9	回復室からの退室における注意点を述べよ。	▶▶ 9	回復室からの退室は施設の基準と医療スタッフの共通認識が前提。異常の発見には，患者を見て触って聴くという修練が必要。シバリングを放置しない，など。
☐☐	10	呼吸管理におけるモニタリング項目を列挙せよ。	▶▶ 10	呼吸数，血圧，パルスオキシメータ，カプノグラム，動脈血ガス分析，心電図など。
☐☐	11	酸素療法で使用されるデバイスを列挙せよ。	▶▶ 11	鼻カニューラ，フェイスマスク，ベンチュリーマスク，リザーバマスクなど。

■消化器術後

☐☐	1	圧迫性無気肺の原因について述べよ。	▶▶ 1	横隔膜の機能不全のほか，術後疼痛，創部の固定器具なども原因となり，腹部臓器が肺を圧迫されて生じる。
☐☐	2	無気肺予防について述べよ。	▶▶ 2	体位変換，排痰の促進，早期離床が重要である。
☐☐	3	胸水の種類を挙げよ。	▶▶ 3	滲出性胸水，漏出性胸水がある。
☐☐	4	大量胸水の治療について述べよ。	▶▶ 4	胸腔ドレナージを行い，低圧持続吸引して液体を排出する。
☐☐	5	腹水はどんな病態で生じるか。	▶▶ 5	肝不全，門脈圧亢進症，腹膜炎などで生じる。
☐☐	6	バクテリアルトランスロケーションとは何か述べよ。	▶▶ 6	バクテリアルトランスロケーションは，腸管内細菌が粘膜バリアを通過して体内に移行する状態。
☐☐	7	腹部コンパートメント症候群とその呼吸への影響について述べよ。	▶▶ 7	肺では横隔膜挙上，横隔膜機能不全，IAHにより，換気不全を生じ，無気肺，間質性浮腫，肺内シャント増加，死腔換気増加をきたす。高二酸化炭素症と気道内圧上昇を生じ，進行すると低酸素血症となる。
☐☐	8	経肺圧と食道内圧の関係を述べよ。	▶▶ 8	経肺圧＝気道内圧－食道内圧と想定できる。

まとめのチェック

■心臓血管外科術後

☐☐	1	成人心臓血管手術の種類を述べよ。	▶▶ 1	冠動脈バイパス手術，弁手術，大動脈手術など。
☐☐	2	小児心臓血管手術の種類を述べよ。	▶▶ 2	体－肺動脈短絡術（BTシャント），肺動脈絞扼術（PAバンディング），心房中隔欠損症閉鎖術，心室中隔欠損症閉鎖術，ファロー四徴根治術，総肺静脈還流異常症（TAPVR）根治術，大血管転位症（TGA）に対する動脈スイッチ手術，左室低形成症候群（HLHS）に対するノーウッド手術，両方向性グレン手術，Fontan手術など。
☐☐	3	心原性肺水腫の機序を述べよ。	▶▶ 3	左心不全時に肺静脈系の血液がうっ滞して肺水腫を生じる。
☐☐	4	ARDSの定義を述べよ。	▶▶ 4	前出。
☐☐	5	ARDSの本態を述べよ。	▶▶ 5	ARDSの本態は肺微小血管透過性亢進にある。
☐☐	6	肺保護換気とは何か述べよ。	▶▶ 6	人工呼吸器による肺障害（VILI）の発生を減らすための人工呼吸法。
☐☐	7	緊張性気胸について述べよ。	▶▶ 7	気胸により急速に胸腔内圧が上がった状態で，閉塞性ショックの一種。急激な血圧低下から心停止をきたす。胸部X線を撮影する前に，胸部と頸部の所見および循環動態変化から緊張性気胸であると診断されたら，迅速に胸腔ドレナージを行うことが肝要である。
☐☐	8	VV-ECMOについて述べよ。	▶▶ 8	内頸静脈や大腿静脈にカニュラーションし，回路に遠心ポンプと膜型人工肺を装着して，静脈血の酸素化と二酸化炭素排泄を行う。
☐☐	9	肺高血圧クライシスについて述べよ。	▶▶ 9	胎児期の肺血管は平滑筋層が厚く，血管抵抗は非常に高い。これは生後1～2週の間に低下してくるが，新生児の間はまだ収縮性が高い。低酸素血症，高二酸化炭素症，アシドーシス，交感神経刺激などで肺動脈は容易に収縮し，心拍出量が減少してショック，心停止も生じる。肺の換気条件の変化が肺血管抵抗の変化を介し，全身循環動態に大きく影響する。

☐☐	10	肺高血圧クライシスにおける肺血管拡張療法について述べよ。	▶▶ 10	十分な酸素投与，一酸化窒素吸入，血管拡張薬，pH低下の回避（代謝性アシドーシスの補正，軽度過換気による低炭酸ガス血症），循環動態の維持による混合静脈血酸素飽和度低下の是正。
☐☐	11	自発呼吸トライアル（SBT）とは何か述べよ。	▶▶ 11	SBTとは，患者を自発呼吸下におき，それに耐えられるかどうかを試す方法である。

■術後肺炎

☐☐	1	術後肺炎のリスク因子を列挙せよ。	▶▶ 1	高齢，男性，COPD，侵襲的手術，抗がん薬使用，免疫抑制薬使用など。
☐☐	2	術後肺合併症のリスクを軽減する介入で，最も強いエビデンスがある介入は何か。	▶▶ 2	術後に肺をしっかりと膨らませることである。
☐☐	3	ARDSを発症するリスクの高い手術は何か。	▶▶ 3	心血管，胸部，外傷の手術では特にリスクが高い。

05 神経筋疾患と在宅人工呼吸

石川悠加

神経筋疾患の病態生理

神経筋疾患の病態生理

脳の運動野から出る「身体を動かす」指令は，神経を介して筋肉に伝わり，筋肉の収縮や弛緩が起こる。神経筋疾患において神経や筋肉が異常をきたすと，脳の指令どおりに筋肉を動かすことができなくなる。四肢，体幹（呼吸筋，横隔膜），顔面，頸部，舌などの筋力が低下し，やがて萎縮する（▶図1）。それにより，歩行，座位，手指の動き，換気，嚥下が進行性に障害される。動きの範囲が狭くなり，筋肉の伸展と屈曲のバランスが崩れると，関節拘縮や変形が起こる。

神経の障害部位によっては，感覚神経の障害[*1]や自律神経の障害[*2]による症状を呈する。また，筋肉の病気のなかには，骨格筋以外に，心筋や消化管・血管の平滑筋の動きが低下するものもある。

神経筋疾患とは別に，"神経・筋疾患"という枠組みがある。これは，運動機能障害の原因が大脳の障害による疾患や病態を含む。代表的な疾患は脳血管障害や脳性まひなどである。不随意運動[*3]の出現や硬直や声帯麻痺や意識障害を合併することがある。

> **用語アラカルト**
> *1 感覚神経の障害
> 痛みや温度や触感の障害。
> *2 自律神経の障害
> 頻脈や起立性低血圧など。
> *3 不随意運動
> 意図しない運動。

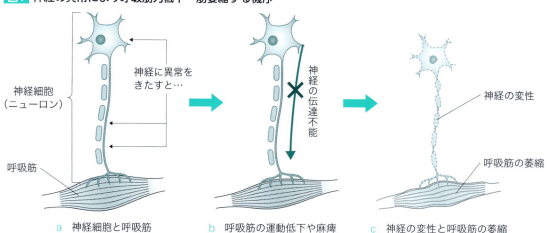

図1 神経の異常により呼吸筋力低下・筋萎縮する機序

a 神経細胞と呼吸筋　　b 呼吸筋の運動低下や麻痺　　c 神経の変性と呼吸筋の萎縮

筋肉そのものの異常だけでなく，神経の異常によっても筋肉は動かなくなり，次第に萎縮していく

補足

神経筋疾患は，上位ニューロン[*4]，前角細胞，下位ニューロン，末梢神経，神経筋接合部，筋肉に原因がある疾患である（▶図2）。疾患により，原因部位と機序，進行のスピード，重症度，発症年齢が異なる。原因となる機序は，遺伝子の異常や自己免疫，原因不明などである。部位や機序はさまざまでも，相当する筋肉が正常に動かなくなることが神経筋疾患に共通している。

> **用語アラカルト**
> *4 ニューロン
> 神経細胞。

図2 運動の指令が伝わる経路と代表的な神経筋疾患(障害)の原因部位

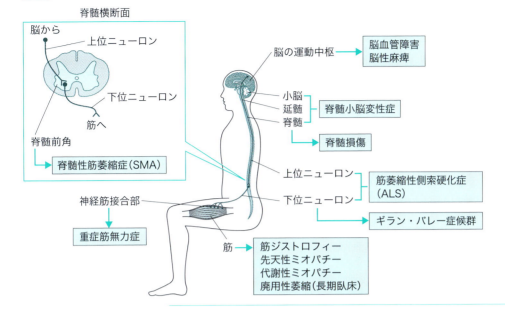

代表的な神経筋疾患
■筋萎縮性側索硬化症

　筋萎縮性側索硬化症(amyotrophic lateral sclerosis：ALS)は，一部の家族内でみられる例には遺伝子異常が見つかっているが，それ以外は原因不明である。上位および下位運動ニューロンが進行性に障害される。このため，全身の筋肉が進行性に動かなくなり，換気も次第にできなくなり，表情も乏しくなる。球麻痺症状である，舌の動きの低下や萎縮，咽頭や喉頭の機能低下による嚥下障害，構音障害，誤嚥(▶図3)などが起こる。咽頭や喉頭の機能低下が潜在性に進行し，咳が弱くなると，急な誤嚥性肺炎(▶図4)や窒息の危険性が高い。唾液の誤嚥が頻繁になると気道確保が困難になる。感覚神経や高次脳機能は障害されない。根本的な治療法は確立されていない。

> **補足**
> ALSのうち，球麻痺が手足の機能低下に比べて急速に進行するタイプがある。このタイプではALSの診断がつく前に，誤嚥や急性呼吸不全になることがある。

> **POINT!!**
> 呼吸筋麻痺の原因になるものとして，筋萎縮性側索硬化症，ギラン・バレー症候群，重症筋無力症，脊髄性筋萎縮症，筋ジストロフィー，先天性ミオパチー，頸髄損傷などがある。

図3 誤嚥のしくみ

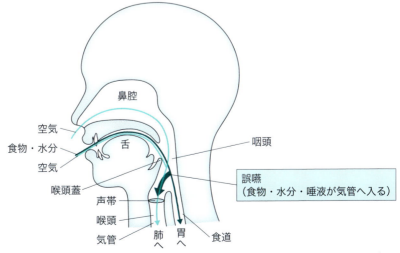

咽頭と喉頭で空気と食べ物(飲み物)の通り道が気管か食道に分かれる。食べ物(飲み物)が気管に誤って進入することを，誤嚥という

> **One Point Advice**
> 気道に誤嚥したものを咳で喀出できなければ、誤嚥性肺炎や窒息になる。

図4 誤嚥性肺炎の成り立ち

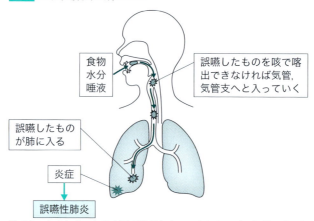

誰でも、たまにうっかり少量の誤嚥をすることはあるが、通常は咳で出すことができるので、誤嚥性肺炎や窒息になることはない。しかし、神経筋疾患では、咽頭や喉頭の機能低下により頻回、大量の誤嚥が起こりやすい。さらに、咳が弱くなると、誤嚥した食物や水分、唾液を気管から出すことができないため、誤嚥性肺炎や窒息になる

■脊髄性筋萎縮症

　脊髄性筋萎縮症（spinal muscular atrophy：SMA）は、遺伝子異常により、脊髄前角細胞から下位運動ニューロンが障害される。全身の筋力低下、換気障害が徐々に進行する。感覚障害や自律神経障害はない。発症年齢により、Ⅰ型（重症）、Ⅱ型（中間型）、Ⅲ型（軽症）に分けられる。四肢や体幹、頸部の筋力低下と呼吸の重症度は相関し、呼吸管理により生命予後が左右される。Ⅰ型では乳児期から嚥下障害が問題となり、経管栄養を要する。Ⅱ型では成長期に脊柱側弯が進行する。知的レベルは高く、循環器の問題はない。

> **補足**
>
> 　SMAのⅠ型では平均生後7カ月から風邪をきっかけに急性呼吸不全を呈する。Ⅱ型では、幼児期以降に、風邪から急性呼吸不全、または、睡眠呼吸障害を認める。Ⅲ型では、上気道炎や術後以外に呼吸不全を認めることはほとんどない。

■ギラン・バレー症候群

　ギラン・バレー症候群は、風邪や下痢症状を伴うウイルスや細菌感染をきっかけに、1〜3週間で神経細胞の線維の部分にある軸索と髄鞘に自己抗体ができ、その部分を破壊する。このため、神経から筋肉への伝達経路が遮断される。四肢の筋力低下で気づかれることが多く、その後、急速に全身の筋力低下が進行する。換気や嚥下の障害、顔面の筋力低下、頻脈や起立性低血圧も出現することがある。自己免疫をコントロールする治療（血漿交換など）により、3〜6カ月で回復することが多い。

> **補足**
>
> 　ギラン・バレー症候群の疑いがある例では、急性呼吸不全が突然起こることがあるので、注意して観察し、迅速に呼吸管理を行う。

\POINT!!/
ギラン・バレー症候群は末梢神経障害（下位ニューロン障害）である。運動神経伝達速度が低下する。血漿交換療法により，症状が軽くなったり，回復が早まることがある。

補足

クリーゼという急速な悪化をきたすことがあり，呼吸不全に対する速やかな治療を要する。

■重症筋無力症

　重症筋無力症では，自己免疫により，神経筋接合部でアセチルコリン受容体に対する抗体が作られる。このため，神経筋接合部でアセチルコリンによる指令の伝達ができなくなる。抗体産生にかかわる胸腺腫瘍を伴うこともある。全身の筋力低下，易疲労性が出現し，日内変動する。特に眼瞼下垂，複視などの眼の症状を起こしやすい。換気や嚥下障害をきたすこともある。

　アセチルコリンの作用を増強する薬物や，自己免疫をコントロールする薬物を使用したり，胸腺の摘出を行うこともある。半数以上は，治療により，日常生活に支障ないくらいに回復する。

■筋ジストロフィーや先天性ミオパチー

　筋ジストロフィーや先天性ミオパチーでは，遺伝子異常により，筋肉の蛋白に異常をきたし，筋肉が変性する。このため，全身の進行性の筋力低下や筋肉の萎縮，関節や脊柱や胸郭の変形，拘縮を認める。

　いくつものタイプがあるが，重症で頻度が高いのが，デュシェンヌ型筋ジストロフィー（Duchenne muscular dystrophy：DMD）である。X染色体にあるジストロフィン遺伝子の異常により，ジストロフィンが作られなくなり，筋肉が壊れやすく，再生できなくなる。ジストロフィンは，本来，骨格筋だけでなく，心筋や平滑筋（腸や血管），脳，網膜，末梢神経にもある。そのため，ジストロフィンが欠損するとそれらの症状もきたす。歩行は平均10歳でできなくなり，筆記は10歳代でできなくなることが多い。10歳代で急性呼吸不全や睡眠時呼吸障害を呈する。心筋症や不整脈，便秘も合併しやすい。一部には発達障害，知的障害を認める。あらゆる神経筋疾患の呼吸マネジメントのモデル疾患とされる。ジストロフィンが不完全な状態で少しは作られるのが，DMDより軽いベッカー型筋ジストロフィーである。

　日本に多いのが福山型先天性筋ジストロフィーである。フクチン遺伝子と蛋白の異常により起こる。脳の形成異常を伴うため，知的障害を合併する。DMDに比べて関節拘縮と嚥下障害が早く出現する。ウルリッヒ型先天性筋ジストロフィーも，コラーゲン遺伝子の異常により全身に進行性の筋力低下をきたす。呼吸筋力低下の進行が比較的早い。

補足

　DMDは，神経筋疾患の呼吸不全治療のモデル疾患とされる。DMDの呼吸管理に習熟したチームのノウハウを，他の神経筋疾患の呼吸不全治療に役立てることが期待される。

神経筋疾患と在宅人工呼吸

補足

神経筋疾患では，突然の急性呼吸不全や術後に気管挿管の抜管困難，人工呼吸から離脱できなくなることに注意する。

One Point Advice

呼吸器感染を繰り返すと，そのたびに臥床してしまうことで，さらに筋力が低下し，肺実質の健全性が失われる。

One Point Advice

呼吸中枢から換気量を増やす指令が来ても，呼吸筋力が低下していると十分に反応できない。CO_2が上昇すると呼吸中枢機能も低下する。

神経筋疾患の呼吸機能障害

神経筋疾患では，呼吸筋，呼吸中枢，咽頭・喉頭機能などが低下しやすい。このため，息を吸ったり吐いたりしにくくなり，咳が弱くなる（▶図5）。徐々に進行すると自らその症状に気づきにくいが，睡眠呼吸障害（▶図6），胸腹部の換気パターンの異常，肺気量低下（▶図7），微小無気肺が起こることが多い。咽頭や喉頭の機能低下や，胸郭の変形やコンプライアンスの低下により，気道が狭くなり，気道抵抗が増し，呼吸筋が疲労しやすくなる。病気の進行や高齢化に伴い，深呼吸やあくびも弱くなり，肺や胸郭の発達障害や変形を招く（▶図8）。急に誤嚥性肺炎，痰づまりや窒息になりやすい（▶図9）。

図5 神経筋疾患における呼吸中枢と呼吸筋の反応

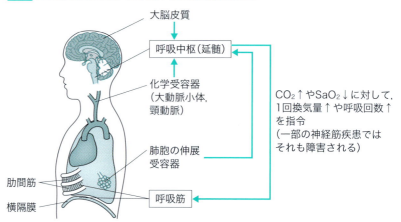

神経障害や呼吸筋力低下があると十分な反応ができない。
（呼吸回数はある程度増やせても1回換気量はあまり増えない。疲労しやすく持続できない）

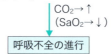

SaO_2：動脈血酸素飽和度

図6 睡眠時の呼吸障害への進展

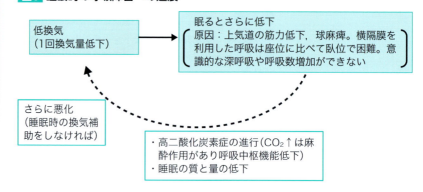

図7 神経筋疾患の肺気量分画の変化

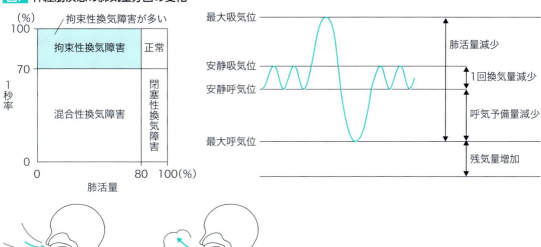

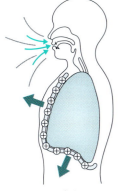
a 息を吸う
胸郭が広がるのが弱くなる

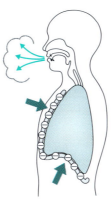
b 息を吐く
胸郭が縮むのが弱くなる

図8 神経筋疾患の呼吸不全の分類

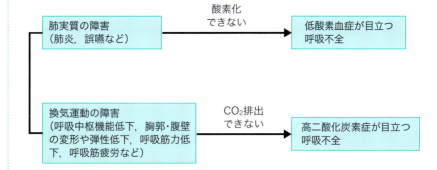

神経筋疾患と在宅人工呼吸

図9 痰の喀出のメカニズム

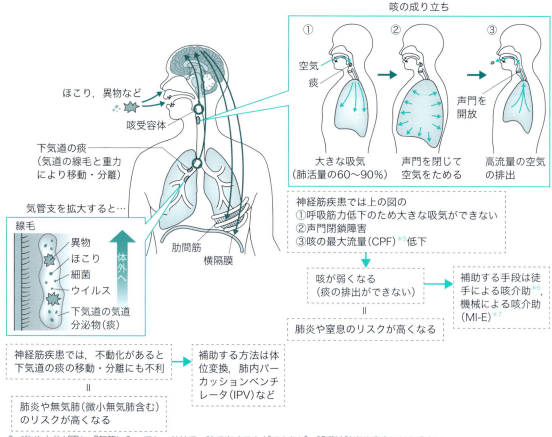

食べ物や水分が思わず気管に入っても，むせて，咳で出すことができれば，誤嚥性肺炎や窒息にはならない。
しかし，神経筋疾患では，咽頭や喉頭の機能低下とともに嚥下の機能が低下し，嚥下のスピードが遅くなる。また，呼吸機能が低下してくると，口腔や咽頭や頸部の筋肉を換気するために精一杯使っているため，食べ物を飲み込む動作に使う余裕が少ない。このため，嚥下に時間を要し，咽頭や喉頭に食べ物や水分がたまっている時間が長くなる。そこで，食べ物や飲み物が気道に入る機会が増えてしまう

▼ One Point Advice

ALSでは，咽頭と喉頭の機能低下が重度になると，食べ物と空気の通り道を分けるのが困難になってくるため，食べ物や飲み物や唾液が頻繁に気管に入りこむようになる。そして，咳をする力も低下すると，気管に入った食べ物や飲み物や唾液を出すことができなくなり，窒息や誤嚥性肺炎を起こす。

補足

咽頭や喉頭の機能低下が重度で唾液を常に誤嚥するような重症の球麻痺症状を呈するALS以外の神経筋疾患では，徒手や機械による咳介助で十分な咳（12歳以上では咳のピークフロー*5＞270L/min以上）が得られる場合，誤嚥しても肺炎や窒息の心配がない。

用語アラカルト

＊5　咳のピークフロー
咳の強さは，呼吸筋力，喉咽頭機能，胸郭の可動性に影響される。1970年代から，咳の最大流量は，peak cough expiratory flow (PCEF) と表記されていた。1990年代，Bachらは咳の最大流量をPCF (peak cough flow) と表記し，排痰にはPCFが160L/min以上が必要とした。Bachらは，2000年頃から，咳のピークフロー（cough peak flow：CPF）という呼称を用いている。簡易な測定は，喘息でよく使われるピークフローメータを，フェイスマスクかマウスピースに接続してゴホンと咳をして行う（▶図10）。
12歳以上では，CPFの正常値は360〜960L/minである。自力のCPFが270L/min以下の場合，徒手や機械による咳介助を習得しなければ，上気道炎や術後の排痰困難や誤嚥による気管内異物の排出困難の危険が高い。徒手による咳介助*6によるCPFが160L/min以下の場合，唾液でもむせて出せない可能性がある。咳が弱い場合は，徒手や機械による咳介助の手段を準備する。徒手介助を併用した機械による咳介助*7 (mechanically assisted coughing：MAC) でも排痰が困難であれば，気管挿管が考慮される。

図10 ピークフローメータを用いた咳のピークフロー（CPF）測定

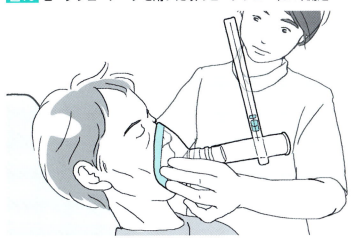

> 用語 アラカルト
> ＊6　徒手による咳介助

自力での咳が弱い場合に，徒手による咳介助を行うとCPFが増加する場合がある。
①徒手による呼気時の咳介助（胸腹部圧迫など）（▶図11）
②吸気時の咳介助〔バッグバルブマスクか舌咽呼吸による息ためか，NPPV（non-invasive positive pressure ventilation，非侵襲的陽圧換気）使用者なら，量規定換気式人工呼吸器による1回換気量を吐かずに複数回ためるか，圧規定換気式人工呼吸器の1回換気量など）〕（▶図12）
③吸気と呼気の咳介助の組み合わせ

舌咽呼吸（glossopharyngeal breathing：GPB）は，1950年代，ポリオの流行で肺活量がゼロになった患者が鉄の肺をはずす間に行っていた方法をドクターが記載したものである。これは舌と咽頭，喉頭を使って肺に空気を送り込む方法である。"1吸い"に0.3～0.6秒を要し，平均60mLの空気を吸うことができる。これを連続して"10～20吸い"分の空気を肺にため込んだ後，呼気は胸郭・肺の弾性で受動的に行われる。ガムの風船をすっとしぼめるときの動作に似ているともいわれる。
咽頭や喉頭の機能がある程度維持されていれば可能で，肺活量がゼロになった患者でも本来の深呼吸と同等量の肺の換気が可能である。肺活量が低下してくると，自然に覚える患者も多い。気管切開による人工呼吸療法患者では不可能だが，NPPV患者では人工呼吸器が不意に停止した場合でも5分～数十分GPBで換気して支援を待つことができる。

> 用語 アラカルト
> ＊7　機械による咳介助

機械による咳介助（mechanical in-exsufflation：MI-E）は，機械によって自力の咳を補強するか，咳の代用をする咳介助法である。気道に陽圧（～＋55cmH₂O）を加えた後，急速に（0.1～0.2秒くらいで）陰圧（～－55cmH₂O）にシフトすることにより，気道に呼気流量を生じ，気道内分泌物を除去するのを助ける。
MI-Eの機械は，1950年代に米国で携帯型が作られた。NPPVの普及に伴い需要が高まり，1993年にカフマシーン（エマーソン社）が米国FDA（Food and Drug Administration，食品医薬品局）に認可され，日本でも1994年に医療機器として輸入認可された。その後，カフアシスト（フィリップス・レスピロニクス社）にモデルチェンジされた。最近では同様の機能の機械がいくつかあるが，圧のカーブがシャープでなければ（陽圧と陰圧の切り換えが素早く，圧の差が大きくなければ）咳の代用効果が低いので注意する。内部バッテリもあり，CPF（機械の画面ではPCF）が表示される汎用の最新機種（2016年現在）は，カフアシストE-70（フィリップス・レスピロニクス社）である（▶図13）。機械を，フェイスマスクか，気管チューブや気管切開チューブに接続して使用する。
適応は咳機能低下で，神経筋疾患や術後に多い。反射性に上気道が閉じてしまう例や，胸郭が硬い場合は，効果が得られない。

図11 徒手による呼気時の咳介助（胸部圧迫）

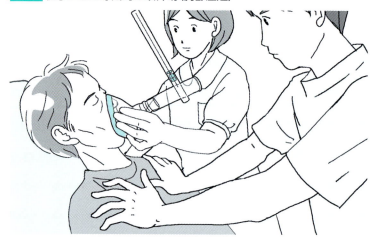

> **One Point Advice**
> MI-Eはフェイスマスク，気管チューブ，気管切開チューブを介して排痰を補助する。

図12 徒手による吸気時の咳介助（バッグバルブマスクによる送気と息ため）

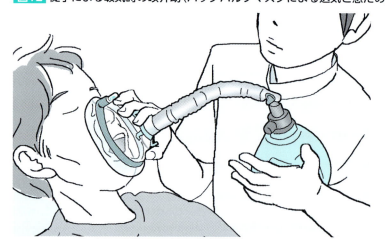

図13 機械による咳介助の最新機器

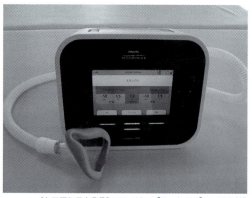

（カフアシストE-70：フィリップス・レスピロニクス社）

在宅人工呼吸療法の導入と管理

　在宅人工呼吸療法は，人工呼吸が適応になった患者が，長期に安定して在宅療養が可能であると判断された場合に行う。人工呼吸器の使用形態は，睡眠時

のみのNPPV使用から，離脱時間がほとんどないNPPVや気管切開人工呼吸までさまざまである。特に24時間人工呼吸器を使用している患者や家族（▶図14・15），ケアに携わる人々にとって，生命維持に関わる人工呼吸器を自宅で使用して安全に生活できるように，人的物的両面のコーディネートが求められる。また，神経筋疾患では，四肢の運動機能障害のため，患者自身で機械の操作や緊急対応ができないことが多い。また，ほかにも種々の医療的ケアや，疾患の進行による変化への対応が必要であり，家族や介助者への支援が重要である。

図14 在宅でNPPVを覚醒時にも使用しながら就労

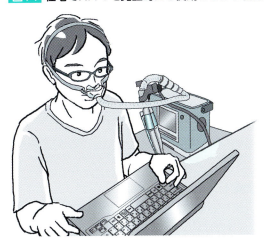

図15 電動車椅子に人工呼吸器を搭載してNPPVをしながら学校で授業

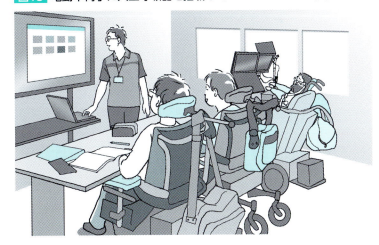

補足

- 人工呼吸を適応する目的は，血液ガスの改善，肺気量の増加，呼吸筋仕事量の軽減である。
- "在宅"はもともと自宅を想定している。しかし，自宅ではないが，施設や慢性療養病棟などを生活の場として短期や長期に人工呼吸を行う場合もある。施設や慢性療養病棟が，在宅人工呼吸患者のレスパイト[*8]の場にもなる。長期人工呼吸の場をニーズに応じて適宜選択できるように，環境整備が求められる。

用語アラカルト
*8 レスパイト
在宅療養患者が，定期的に，または希望時に施設や病院で短期間過ごし，患者と家族（介護者）が心身のリフレッシュを図ること。

在宅人工呼吸療法の実施条件

▶表1に示す条件が満たされたうえで在宅人工呼吸療法は行われる。

表1 在宅人工呼吸療法の条件

①患者と家族に在宅療養の希望がある。
②在宅人工呼吸の診療契約をする医療機関がある。24時間対応で緊急時に診療や可能なベッドが用意できる。
 ：主治医がかかりつけ医（医院の外来や訪問診療医）の場合，全身状態の悪化に対する集中治療，外科的治療が必要な場合もあるため，総合病院などでの入院受け入れを確保しておく。このため，複数の病院が連携した体制を要することがある。
③定期的に，および何かあったときに対応できる訪問看護ステーションやヘルパーステーションなどが活用できる。
④病院から人工呼吸器の使用，排痰，吸引など必要な医療的ケアについての退院指導を受け，習得している。
⑤人工呼吸器や他の使用機器や物品のトラブル時に代替機の供給が速やかにできる（病院または機器レンタル業者が対応）。

補足

・病院でも人工呼吸条件や全身状態が安定しない場合や，在宅支援体制が不十分な場合は，在宅人工呼吸に大きなリスクを伴う。
・災害および停電などへの対応手段を，普段からの関係機関との連携で確立しておく。

準備

　入院して人工呼吸療法を導入する医療機関は，在宅人工呼吸を開始する前に（できるだけ早く），医師，看護師，臨床工学技士，理学療法士，作業療法士，医療ソーシャルワーカーなど必要な職種で在宅療養の準備へ向けた検討を行う。準備物品リストを▶表2に示す。そのうえで，地域の関係する医療機関，訪問看護ステーション，ヘルパーステーション，保健師，ケアマネジャーなどと連携を図り，支援体制をコーディネートする（▶表3）。

　これらの調整時期に院内で，在宅用の人工呼吸器を自宅で安全に使用できるように，臨床工学技士が看護師とともに家族に指導する（▶表4）。必要があれば，同様の指導を訪問看護ステーションの看護師や在宅診療医などにも実施する。また，臨床工学技士，理学療法士や作業療法士，看護師が自宅の環境整備を行う（▶表5）。

↓One Point Advice

在宅人工呼吸療法では，病院での人工呼吸器使用と同じように人工呼吸器の作動不良を素早く検知し，手動換気補助できる体制が必要である。退院前から退院後も継続して家族，介助者の指導，教育を行う。

表2 準備物品リスト

人工呼吸器	在宅用としては携帯型人工呼吸器[*9]を選択する。人工呼吸器の選定は，機能，重量，サイズ，操作性，呼吸回路構成と，外出の頻度や災害リスクに応じてバッテリ作動時間を考慮して行う 在宅人工呼吸指導管理料を算定している医療機関からの貸し出し（指示書などの書類提出）
人工呼吸器回路	在宅人工呼吸指導管理料を算定している医療機関からの貸し出し
NPPVのインターフェイス	在宅人工呼吸指導管理料を算定している医療機関からの供給（人工呼吸器レンタル業者との契約による定数，限定した種類），それ以外は自己負担（人工呼吸器レンタル業者や医療機関から紹介された医療機器取扱業者からの購入）
気管切開チューブ	在宅人工呼吸指導管理料を算定している医療機関からの供給
加温加湿器	在宅人工呼吸指導管理料を算定している医療機関からの貸し出し
人工呼吸器外部バッテリやシガーライターケーブル	在宅人工呼吸指導管理料を算定している医療機関からの貸し出し（人工呼吸器レンタル業者との契約による定数，限定した種類），それ以外は自己負担（人工呼吸器レンタル業者や医療機関から紹介された医療機器取扱業者からの購入）
内部バッテリのない機種での無停電電源装置	医療機関から推奨された機器を購入
バッグバルブマスク	患者の自己負担，人工呼吸器レンタル契約によっては供給あり
パルスオキシメータ	市町村日常生活用具給付等事業の活用が可能，日常生活用具として助成（特定疾患），人工呼吸器レンタル契約によっては貸し出しあり，患者の自己負担
吸引器	障害者総合支援法による市町村日常生活用具給付等事業の活用が可能
排痰補助装置（必要例のみ）	在宅排痰補助装置加算は，在宅人工呼吸例のみに算定可能。算定している医療機関からの貸し出し

用語アラカルト

*9 携帯型人工呼吸器
人工呼吸器の駆動に圧縮ガスが不要で，電源があれば駆動できるもの。在宅で使用するのに適した小型軽量で持ち運びしやすいものが多い。最近では，気管切開，気管挿管人工呼吸，NPPVのいずれも可能な多機能型の人工呼吸器も増えている。高性能で，ICUから在宅まで兼用できるとされる機種も増えている。

表3 在宅人工呼吸療法準備に向けての連携で共有する情報

- コーディネータ病院の担当者と連絡先，および連携機関と担当者リストと連絡先（学校や職場も含む）
- 使用している医療材料と医療機器
  ：人工呼吸器（機種，レンタル業者および担当者，回路，アラームを含めた設定条件，外部バッテリの有無）
  ：酸素濃縮器（機種，レンタル業者および担当者，流量，使用時間）
  ：吸引器や排痰補助装置（機種，レンタル業者および担当者，設定，使用頻度）
  ：気管切開チューブ，NPPVインターフェイス，吸引チューブ（名称，サイズ，製造元および取扱業者および担当者，交換する時期や頻度）
  ：他医療器材（名称，サイズ，製造元および取扱業者および担当者，交換する時期や頻度）

表4 家族への在宅人工呼吸指導の要点

①簡単な人工呼吸器の日常点検と異常時の対応（点検で異常を感じた際の連絡方法）
　・本人・家族が可能な日常点検は限られている。
　・本人・家族が，異常と気づけない場合でも，訪問看護や最近では臨床工学技士，機器レンタル業者の定期点検により発見する。
　・点検のポイントやトラブルシューティングのマニュアルや対応表などを個別に作成することもある。
②人工呼吸器本体のトラブルや停電時にも対応できるように，用手換気（バッグバルブマスク）の練習
③人工呼吸器のアラームへの対応
④気管切開人工呼吸では気管切開チューブの交換，気管内・口腔内吸引の練習（NPPVでは，必要な徒手や機械による咳介助や口腔吸引，▶図16）
⑤その他取り扱う医療機器の説明（酸素濃縮器，パルスオキシメータ，外部バッテリやシガーライターケーブル，聴診器など）の指導

図16 咳介助や口腔吸引の指導

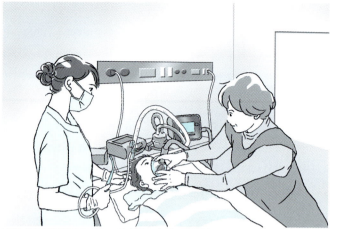

NPPVの気道確保のために，咳が弱い症例には機械による咳介助と口腔吸引を保護者に指導

表5 自宅の環境整備

- 人工呼吸器など医療機器の設置場所の確認と整備
  ：人工呼吸器が単独で使用できるコンセントの位置と設置場所（タコ足配線の防止）（▶図17）
  ：吸引の水がこぼれると人工呼吸器にかかるような配置にしない
- 自宅の契約電力の確認
- 療養環境をできるだけバリアフリー化（車椅子やリフターの使用）
- ベッドなど必要な福祉機器の選定と搬入
- トイレや入浴における換気補助の方法指導（24時間人工呼吸器使用の場合）
  ：入浴においては，浴室に湿気がこもるような環境では人工呼吸器の使用は勧められないので，湿気に対応できる特殊な人工呼吸器（現在は搬送用のものしかないので普段の使用には向かない）か，バッグバルブマスクでの換気補助が勧められる。

図17 在宅人工呼吸療法の医療機器設置環境

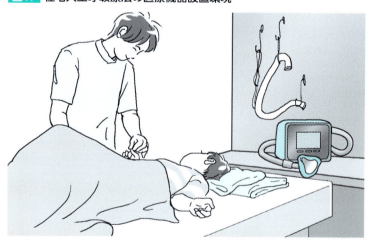

外出時や災害時の移動や停電時のバッテリ対策

　外出時や災害時に移動を要するとき（▶図18・19）や停電時の電源確保は，人工呼吸器などの作動にかかわり，生命維持に直結する重大な問題となる。

　病院では自家発電の電力が得られる。一方，在宅では，簡易な自家発電機が自治体から供給されているところもあるが，人工呼吸器に必要な正弦波を作る機種ばかりではない。また，正弦波を作る高額な発電機を購入しても，室内で排ガスのにおいや，かなりの音のなかで睡眠時を含めて長時間使えるか，エンジンスタータ付きでなければ家族が重い紐を引いて始動させられるか，普段から相当量のガソリンを保管できるかなど問題点は多い。これらを考慮した停電対策のためには，臨床工学技士の指導が欠かせない。下記のように，臨床工学技士は患者の自宅で家族と推奨する停電対策のシミュレーションをしておく。

　在宅で用いる携帯型人工呼吸器は，3電源方式（家庭用AC100V，内部バッテリ，外部バッテリもしくは外付けDC12Vバッテリ）である。しかし，停電対策を実際に有効に機能させるために確認しなければならない点がある。例えば，バッテリ容量が小さい軽自動車でのシガーライターケーブル使用は，アイドリング中など電圧が低い状態では，人工呼吸器が誤作動を起こしたり停止することがある。また，車内に長時間滞在できなければ，車から自宅まで供給電源を引くため，10～20mのケーブルや延長コードが必要となる。**インバータ**[*10]や無停電電源装置は，臨床工学技士が勧めるものを購入してもらう。人工呼吸器の外部バッテリも消耗していることがあるので，持続時間が半日～1日くらいは確保できるように定期的に確認し，更新する。

　また，停電が長引く場合に備えて，近くに自家発電設備がある病院があれば，あらかじめ緊急時の受け入れ体制を確認しておく。

用語アラカルト
*10　インバータ
自家用車のDC12VをAC100Vにする変換機。

▼One Point Advice
外部電源はどれが一番よいかと考えるより，複数を準備し，組み合わせて使用することが勧められる。ただし，公費による補助は限定されているため，自己負担額が大きくなることが課題である。

補足

　人工呼吸器は電子機器であり，瞬間停電（瞬き程度の短時間の停電）によって出荷時の初期設定にリセットされることもある。内部バッテリのある機種では，あまり心配がないが，内部バッテリのない機種では，無停電電源装置などを接続することもできる。無停電電源装置は，医療専用のものは高額なため，一般的なものでも日本臨床工学技士会が推奨しているものを参考に，臨床工学技士のアドバイスで選択する。

　人工呼吸器を含め医療機器は正弦波による家庭用電源で正常に稼働するが，矩形波や疑似波では稼働しないことがあるだけでなく，人工呼吸器本体の故障や破損の原因になる。

　しかし，どうしても，ホームセンターで購入できる安価なインバータや自家用発電機しか持っていない場合，それで外部バッテリをチャージし，その外部バッテリで人工呼吸器を作動させる。また，吸引の際，手元が見えない場合は，自家用発電機にライトをつなぐ。

図18 電動車椅子に人工呼吸器を搭載して，覚醒時にもNPPVを使用してヘルパーと大学通学

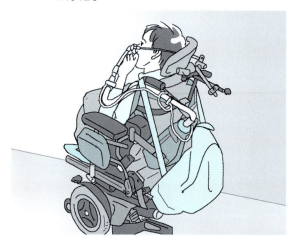

図19 終日NPPV使用の患者が，電動車椅子でリフト付きの車に乗車

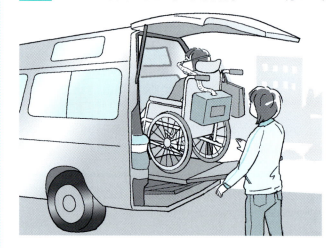

在宅モニタリング

　人工呼吸器の圧や換気量の上限や下限，無呼吸時間のアラームを設定する。また，それとは別に，病態に応じて常時または適宜，パルスオキシメータなどの生体モニタで，SpO_2下限や心拍数の上限や下限を設定し，異常を検知することが勧められる。

　NPPVは，気管切開人工呼吸のような閉鎖系に対して，オープンシステム（開放系）のため，開口や息こらえなどにより圧や量の変動が激しい。このため，気道内圧上限・下限アラームや，換気量上限・下限（送気量や呼気量）アラームを厳密に設定すると，気管切開人工呼吸に比べて，不必要に鳴りすぎて信頼性が損なわれる。このため厳密な設定は困難であり，通常は回路はずれアラームを20～60秒などに設定することが多い。

> **One Point Advice**
>
> NPPV使用者でも，24時間使用者や，進行性疾患，マスクはずれや痰づまりを訴えられない理解度の症例には，SpO₂などの生体モニタが勧められる。

> **補足**
> - 睡眠時のNPPVのみの症例では，SpO₂モニタまでは不要なことが多いとされる。しかし，疾患の進行が著しい場合や，重篤な中枢性の低換気や無呼吸例，人工呼吸器が常時必要な患者では，SpO₂モニタが重要となる。
> - 神経筋疾患では，ナースコールも特殊なスイッチの調整を要することがあるが，それも一種の生体情報モニタのアラームの役割を担っている。

退院後の管理

診察では，SpO₂や経皮的二酸化炭素分圧を適宜測定したり，全身状態が変わりないかをチェックする。訪問看護師やヘルパーは，SpO₂や全身状態に加え，人工呼吸器の設置環境や使用状況，回路の状態を確認する。NPPVインターフェイスのフィッティングや吸引の手技なども適宜確認し，再指導する。NPPVインターフェイスや気管切開チューブの再選定を要するかを判断し，医師に相談する。定期点検時の異常発見やアラーム発生や緊急受診などの原因を知り，必要に応じた再指導や再コーディネートを行う。

在宅人工呼吸が生命を延長することで，患者の疾患の進行や加齢，経験したことがない疾患の重症度や合併症に対処することになる。家族の加齢，家族構成や経済面の変更などにより，ケアの見直しが必要になることがある。

> **One Point Advice**
>
> 専門多職種によるサポート体制の充実を図る一方で，在宅人工呼吸療法の継続について再検討を要する例もある。

> **補足**
> - 年1回は，睡眠時の人工呼吸器使用下でのSpO₂や経皮的二酸化炭素分圧を測定し，適宜調整する。
> - 体調不良がなくても必要時や定期的に病院や施設に短期入院し，レスパイトができる体制の整備も求められる。

神経筋疾患に対するNPPV療法

ALSを除いた小児期発症の神経筋疾患の呼吸不全に対する非侵襲的陽圧換気（NPPV）療法により，呼吸不全症状，入院が減少し，気管切開に比べて医療費が軽減し，生活の質（quality of life：QOL）が維持されやすい（▶図20）。DMDでは，気管切開人工呼吸とNPPVは延命効果に差がなく，NPPVを選択すると**気管切開の合併症**[*11]を回避できる。

ALSで球麻痺症状が進行し，唾液が頻繁に気道に入る場合は，NPPVの効果がない。生命維持のためには気管切開人工呼吸の適応を考慮する。ALSでも，咽頭や喉頭の機能が著しく低下するまではNPPVが使用できる。

肺活量と咳のピークフローが低下した患者に，NPPVや咳介助を導入することにより，呼吸器感染に伴う年間外来診療回数，抗菌薬使用，入院回数が減少する。

> **用語アラカルト**
>
> ***11 気管切開の合併症（NPPVでは回避できるもの）**
> 気管切開部の創傷，気道分泌物過多（チューブの刺激などによる），繰り返す呼吸器感染（吸引チューブ挿入などの影響），嚥下困難（気管切開チューブが頸部に固定されていることで嚥下時に必要な運動が妨げられる），社会参加困難（気管切開の吸引ができる介助者が付き添う必要があるため）

> **補足**
> 国内外の複数のガイドラインで，神経筋疾患の呼吸不全に対する治療の第一選択は，NPPVが推奨されるようになった。

図20 電動車椅子に携帯型人工呼吸器を搭載して終日NPPV使用の神経筋疾患患者たちの会合

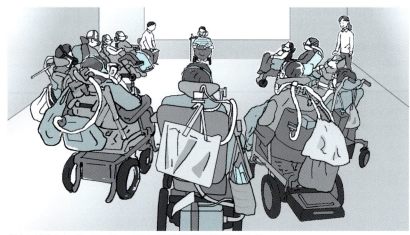

個々に適合したインターフェイスと人工呼吸器を選定している

NPPV適応の判断
■呼吸機能の評価
慢性肺胞低換気症状[*12]，風邪やムセ，誤嚥の頻度，呼吸の問題による入院のエピソードを尋ねる。

肺活量，（パルスオキシメータによる）酸素飽和度（SpO$_2$），経皮的二酸化炭素分圧（PtcCO$_2$），または呼気終末二酸化炭素分圧（partial pressure of end-tidal carbon dioxide：P$_{ETCO_2}$），または血液ガス分析による二酸化炭素分圧，咳の最大流量（CPF）を定期的に（年1回程度）測定する。

■NPPV適応基準
NPPVの適応に，はっきりとした数値基準はない。しかし，いくつかの神経筋疾患のNPPV関連ガイドラインを総合すると，▶表6のようなNPPV適応が考えられる。

下記の①～⑥のどれかを認めた場合に，患者と家族の受け入れを確認する。患者と家族がNPPVを希望し，相対禁忌[*13]がなければ，医師の総合判断により適応とする。効果があって受け入れがよければ続ける。

表6 NPPVの適応
①慢性肺胞低換気症状
②頻回の上気道炎
③気管挿管人工呼吸からのウィーニング困難
④CPAPで改善しない睡眠呼吸障害
⑤肺性心の所見
⑥睡眠時や覚醒時のPaCO$_2$（できるだけ非侵襲的モニタで，P$_{ETCO_2}$またはPtcCO$_2$）＞45Torr，または酸素飽和度低下（覚醒時はSpO$_2$＜95%，睡眠時はSpO$_2$＜90%が5分以上続くか，全モニタ時間の10%以上）。

CPAP：continuous positive airway pressure（持続気道陽圧）

NPPVの機器と条件
■トリガ
現状の携帯型人工呼吸器のトリガ感度に限界がある。神経筋疾患のような弱い自発呼吸の患者の場合，トリガ感度の設定が困難な場合がある。トリガの感

用語アラカルト

*12 慢性肺胞低換気症状
疲労，息苦しさ，朝または持続性の頭痛，朝の倦怠感や疲労感や嘔気や食欲不振，日中のうとうと状態と頻回の眠気，睡眠時に頻回に覚醒，睡眠時の体位交換の増加，嚥下困難，集中力低下，頻回の悪夢，呼吸困難の悪夢，換気障害による心不全徴候やその症状として発汗や頻脈，下腿浮腫，イライラ感，不安，尿意による睡眠時に頻回のarousal（覚醒），学習障害，学業成績低下，過度の体重減少，筋肉痛，記憶障害，上気道分泌物の制御困難，肥満，言葉が途切れがち，補助呼吸，胸腹部の換気パターンの異常，頸部前屈の弱化，移動時や食事中のチアノーゼ，性欲低下などである。

用語アラカルト

*13 NPPVの相対禁忌
気道確保困難（咳が弱く，徒手や機械による咳介助でも効果不十分または緊急時の対処困難。咽頭や喉頭の機能低下による慢性的な誤嚥）。本人や家族のNPPVの効果と副作用への理解度が不十分。

度を上げると浅表性多呼吸になり、トリガの感度を鈍くすると呼吸仕事量が増え、睡眠時などはほとんどトリガされなくなる。このため、補助/調節換気（assisted controlled：A/C，機種によってはspontaneous/timed：S/Tと記載）モードよりも，コントロール（機種によってはtimed：Tと記載）モードが有効に使いやすい場合もある。

■圧規定換気（PCV）と量規定換気（VCV）

圧規定換気（pressure control ventilation：PCV）か量規定換気（volume control ventilation：VCV）かは個々に判断する。一般に，理解力の十分な神経筋疾患患者では，覚醒時に使用する際には，エアスタック[*14]ができるVCVのメリットが大きい。小児や咽頭や喉頭の機能低下例ではPCV，しかもbilevel-PAP（bilevel positive airway pressure）が効果的に使えることが多い。

■気道内圧または1回換気量

神経筋疾患では十分な換気を得るために，快適であれば，吸気時気道内圧設定15〜20cmH$_2$Oを使用することが多い。VCVで1回換気量を設定する場合は，気道内圧が15〜20cmH$_2$Oくらいになるように設定する（リーク量によるが，だいたい15〜30mL/kg程度）。バックアップの呼吸数は十分な回数とする（15〜22回/min程度）。吸気呼気の比（I/E比）は1/1.0〜1.5くらいが汎用される。通常は，呼気弁のある回路ではPEEPはゼロとする。呼気弁のない回路では最小の呼気気道陽圧（expiratory positive airway pressure：EPAP）とする（機種により，CO_2再呼吸を防ぐ最小値＝2〜4cmH$_2$O）。

■睡眠時の非侵襲的PtcCO$_2$モニタによる効果確認と条件調整

SpO$_2$とPtcCO$_2$をモニタし，それらが望ましい値になり，睡眠が得られる条件を探す（▶図21）。条件は，検査値や状況に応じて適宜変更する。

図21 モニタによる睡眠時のNPPV条件の探索

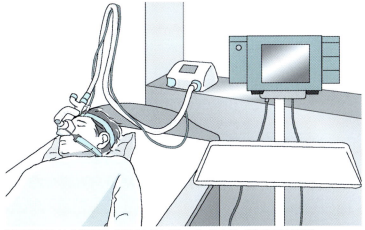

睡眠時NPPVの効果確認と調整のために用い，SpO$_2$とPtcCO$_2$をモニタする

補足

PtcCO$_2$モニタには，TOSCA（ラジオメーター社）などを用いる。2016年4月から，PtcCO$_2$モニタは，「神経筋疾患と慢性呼吸器疾患のNPPVの適応判定および機器の調整のため」の使用に保険収載された。

用語アラカルト

*14 エアスタック
NPPVを活用するエアスタックは，VCVの1回換気量を呼気時に吐かずにためたまま次の1回換気量を吸い込む。可能なら，3回くらいまで行う。こうすることで深呼吸や強い咳をすることができる。

One Point Advice

睡眠時のPtcCO$_2$モニタは，NPPV適応と設定条件調整のために使用する（2016年より保険収載）。

> **One Point Advice**
>
> 覚醒時のNPPVではマウスピース，鼻ピロー，小さい鼻マスクを選択することが多い。

■加温加湿器

　加温加湿器は，普段は不要な患者もいる。特に電動車椅子での移動中は使用しないことがほとんどである。ベッドサイドでは，鼻や口の乾燥が著明であったり，気道乾燥のために分泌物の排出が困難な場合や，風邪や肺炎，無気肺を合併した場合に使用する。

NPPVのインターフェイス

　インターフェイスの選択やフィッティングは，NPPVの効果と副作用に大きな影響を及ぼす。最適なものを選び，フィッティングについては本人や介助者への十分な指導と熟練を要する。

　安易に口鼻マスクを使うことは，睡眠時の上気道の閉塞を反射的に誘発することもある。むしろ，鼻マスクを使用し，必要に応じて口からのエアリーク対策[*15]をするほうが効果的とされる。

　褥瘡予防に，鼻根部や鼻周囲の圧迫が加わる部位に，医療用接着剤を使用したテープをあらかじめ貼ることも効果がある。

> **用語アラカルト**
>
> *15　口からのエアリーク対策
>
> キッチンペーパーを折りたたみ，口の周囲に当てる（▶図22）。テープかアイマスクか下顎ベルトを利用して固定する。口唇がわずかにキッチンペーパーに付着して口唇が大きく開かないようにする。上下の口唇にテープを貼る方法が欧米の教科書でも紹介されているが，自身で貼ったりはがしたりできない神経筋疾患ではまったく話せないため好まれないこともある[4]。

図22　キッチンペーパーを使用した口からのエアリーク対策

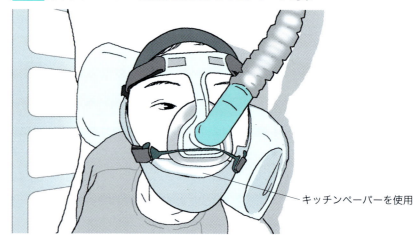

キッチンペーパーを使用

NPPV使用環境の調整

　NPPVの使用が睡眠時のみの患者で，慢性肺胞低換気症状や昼間の高二酸化炭素症を認めた場合は，睡眠時のNPPV設定条件を再評価・変更し，必要に応じて昼間にもNPPVを使用する[14]。

　生活のスタイルに合わせたNPPV使用環境を設定する[14]。昼間のNPPV使用には，視野の確保や眼鏡使用も考慮し，マウスピース（▶図23）や鼻ピローの使用も検討する。マウスピースモードを搭載した機種も出ている。マウスピースは間欠的にNPPVを離脱できる例に使用することが勧められ，離脱時間がほとんどない例では，鼻ピローや小さい鼻マスクを活用する。

　食事の際にNPPVを使用する場合，マウスピース（▶図24）でも鼻ピロー（▶図25）でも，呼気弁のある回路でPEEPをゼロにし，VCVで練習することで誤嚥のリスクを小さくできると考えられる。慣れてきたらPCVを活用する例もある。

> **補足**
>
> 昼間にNPPVを追加使用するようになったら，インターフェイスが2種類以上あることが，生活面でも褥瘡予防にも望ましい。

図23 マウスピースによるNPPVをしながら電動車椅子で移動

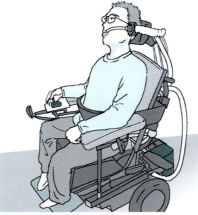

覚醒時は間欠的にマウスピースをはずすことができる例に使用

図24 マウスピースによるNPPVをしながらの食事

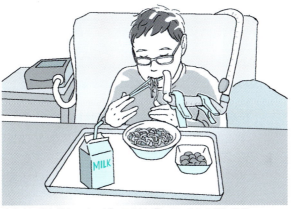

食事中に間欠的にマウスピースをはずしていられる例に使用

図25 鼻ピローによるNPPVをしながらの食事

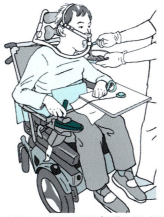

食事中にNPPVの離脱が困難な例に使用

用語アラカルト
*16 気道クリアランス
気道確保するための排痰。

補足

過去の人工的な咳実験による陽圧と陰圧の至適圧は40Torrであった。これに基づいてMI-Eの設定の推奨値が示されているが，実際に患者の至適圧がどのくらいなのかは，研究が続けられている。

▼One Point Advice
徒手や機械による咳介助のCPFが高く維持できれば，誤嚥性肺炎を繰り返すことはない。

| NPPV効果を維持するための気道クリアランス |

NPPVの効果を得るために，気道クリアランス*16を維持する。病態の項で述べたように，CPFが270L/min未満か，測定できない場合は，咳が弱い所見があれば，徒手や機械による咳介助を行う。

MI-Eは，声門の開大を得られなければ効果を得ることができない（▶図26）。至適圧の設定は，CPFが270L/min以上になるように，陽圧および陰圧を55cmH$_2$O（約40Torr）程度とする。

図26 カフアシストE-70を用いた機械による咳介助（MI-E）

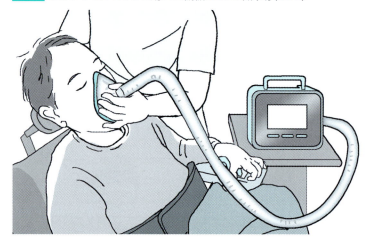

| 咳機能低下時の窒息や誤嚥性肺炎防止 |

脳血管疾患や脳手術後に，嚥下造影検査で誤嚥が確認された患者において，CPFが242L/min以上の例は，誤嚥性肺炎にならなかった。このことから，筋疾患においても，介助咳によるCPFを十分高く維持すれば，経口摂取を継続しても誤嚥性肺炎にならないと推測される。

最近では，DMDで咳が弱い場合は，徒手や機械による咳介助により誤嚥や窒息を防げるとガイドラインに示された。食事中の呼吸疲労に対してNPPVを適応すると嚥下が改善する。このため，DMD患者に嚥下造影検査は不要とされる。

補足

咳が弱いDMD患者が誤嚥した際，徒手による咳介助で気道に入った食べ物を喀出できたことが報告されている。ただし，徒手による咳介助は，実際に患者が食べ物でむせているときにはうまくできない可能性がある。そこで，MI-EおよびMACを，必要時に使用できるよう準備をしておく。

| 風邪のときの対応 |

肺活量が低下している患者や咳が弱い患者では，気道感染や術後や疲労時に，SpO$_2$を95％以上に保つ手段を習得しておく。その手段として，徒手や機械による咳介助，終日のNPPV追加使用などがある（▶図27）。

図27 風邪の際には終日の鼻マスクによるNPPV

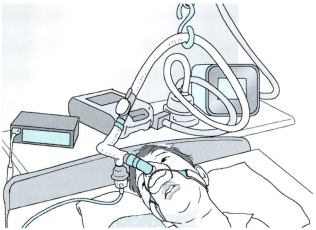

風邪の際には普段していない例でも加湿器をなるべく使用する

● 文献

1) 石川悠加: 筋ジストロフィーや筋疾患に対する非侵襲的陽圧換気療法の動向. 医学のあゆみ, 259: 95-101, 2016.
2) 日本呼吸器学会NPPVガイドライン作成委員会 編: NPPV（非侵襲的陽圧換気療法）ガイドライン 改訂第2版, p.11-35, 南江堂, 2015.
3) 日本リハビリテーション医学会 監: 神経筋疾患・脊髄損傷の呼吸リハビリテーションガイドライン, p.20-90, 金原出版, 2014.
4) 竹内伸太郎, 高田 学, 石川悠加: 神経筋疾患における睡眠時鼻マスクNPPVの口からのエアリーク対策. 人工呼吸, 32: 44-49, 2015.
5) Hull J, Aniapravan R, Chan E, et al: British Thoracic Society guideline for respiratory management of children with neuromuscular weakness. Thorax, 67: i1-i40, 2012.
6) McKim DA, Road J, Avendano M, et al: Home mechanical ventilation: a Canadian Thoracic Society clinical practice guideline. Can Respir J, 18: 197-215, 2011.
7) Panitch HB, Sharma GD, Katz SL, et al: Pulmonary management of pediatric patients with neuromuscular disorders: proceedings from the 30th annual Carrell-Krusen Neuromuscular Symposium. February 20, 2008, Texas Scottish Rite Hospital, Dallas, Texas. Pediatrics, 123: S215-S252, 2009.
8) Strickland SL, Rubin BK, Drescher GS, et al: AARC clinical practice guideline: Effectiveness of nonpharmacologic airway clearance therapies in hospitalized patients. Respir Care, 58: 2187-2193, 2013.
9) Bushby K, Finkel R, Birnkrant D, et al: Diagnosis and management of Duchenne muscular dystrophy, part 2: implementation of multidisciplinary care. Lancet Neurol, 9: 177-189, 2010.
10) Young HK, Lowe A, Fitzgerald DA, et al: Outcome of noninvasive ventilation in children with neuromuscular disease. Neurology, 68: 198-201, 2007.
11) Wang CH, Finkel RS, Bertini ES, et al: Consensus statement for standard of care in spinal muscular atrophy. J Child Neurol, 22: 1027-1049, 2007.
12) Wang CH, Bonnemann CG, Rutkowski A, et al: Consensus statement on standard of care for congenital muscular dystrophies. J Child Neurol, 25: 1559-1581, 2010.
13) Wang CH, Dowling JJ, North K, et al: Consensus statement on standard of care for congenital myopathies. J Child Neurol, 27: 363-382, 2012.
14) 石川悠加 編: NPPV（非侵襲的陽圧換気療法）のすべて これからの人工呼吸, JJNスペシャル No.83, 医学書院, 2008.
15) 石川悠加 編著: 非侵襲的人工呼吸療法ケアマニュアル〜神経筋疾患のための〜, 日本プランニングセンター, 2004.

まとめのチェック

■神経筋疾患の病態生理

☐☐ 1 神経筋疾患の原因となる部位を述べよ。

▶▶ 1 上位ニューロン，前角細胞，下位ニューロン，末梢神経，神経筋接合部，筋肉である。

☐☐ 2 呼吸不全を呈しやすい主な神経筋疾患を挙げよ。

▶▶ 2
- 筋萎縮性側索硬化症（ALS）
- 脊髄性筋萎縮症（SMA）
- ギラン・バレー症候群
- 重症筋無力症
- 筋ジストロフィーや先天性ミオパチー

☐☐ 3 神経筋疾患において誤嚥性肺炎のリスクが高い理由を述べよ。

▶▶ 3 神経筋疾患では，進行性の咽頭や喉頭の機能低下により頻回，大量の誤嚥が起こりやすい。さらに，咳が弱くなると，誤嚥した食物や水分や唾液を気管から出すことができないため，誤嚥性肺炎や窒息になる。

☐☐ 4 神経筋疾患の呼吸機能障害の特徴を述べよ。

▶▶ 4 神経筋疾患では，呼吸筋，呼吸中枢，咽頭・喉頭機能などが低下し，息や咳が弱くなる。進行性に睡眠呼吸障害，胸腹部の換気パターンの異常，肺気量減少，微小無気肺が起こる。咽頭や喉頭の機能が低下し，胸郭の変形やコンプライアンスの低下により，気道抵抗が増し，呼吸筋が疲労しやすい。深呼吸やあくびも弱くなり，肺や胸郭の発達障害や変形を招く。急に誤嚥性肺炎，痰づまりや窒息になりやすい。

■在宅人工呼吸療法の導入と管理

☐☐ 1 在宅人工呼吸療法開始時の呼吸関連の主な準備物品を挙げよ。

▶▶ 1
- 人工呼吸器
- 人工呼吸器回路
- NPPVのインターフェイスまたは気管切開チューブ
- 加温加湿器
- 人工呼吸器外部バッテリやシガーライターケーブル
- 内部バッテリのない機種での無停電電源装置
- バッグバルブマスク
- パルスオキシメータ
- 吸引器
- 排痰補助装置（必要例のみ）

☐☐	2	在宅人工呼吸患者の退院前の自宅の環境整備のポイントを挙げよ。	▶▶ 2	・人工呼吸器など医療機器の設置場所の確認と整備（コンセントの位置と設置場所） ・自宅の契約電力の確認 ・療養環境をできるだけバリアフリー化 ・ベッドなど必要な福祉機器の選定と搬入 ・トイレや入浴における換気補助の方法指導（特に入浴時にも使用する場合は，浴室に湿気がこもるような環境では人工呼吸器の使用は勧められないので，バッグバルブマスクでの換気補助が勧められる）
☐☐	3	在宅人工呼吸における停電対策について述べよ。	▶▶ 3	数時間以内であれば，内部バッテリで対応できる。内部バッテリのない機種では，無停電電源装置，外部バッテリ，シガーライターケーブルやインバータを準備しておく。外部電源は，複数を準備し，組み合わせて使用する。自家発電設備がある病院に受け入れ体制を確認しておく。

■神経筋疾患に対するNPPV療法

☐☐	1	NPPV適応の判断の参考とする呼吸機能の評価項目を挙げよ。	▶▶ 1	慢性肺胞低換気症状，風邪やムセ，誤嚥の頻度，呼吸の問題による入院のエピソード，肺活量，SpO_2，$PtcCO_2$，またはP_{ETCO2}，または血液ガス分析による二酸化炭素分圧，咳の最大流量（CPF）を定期的に（年1回程度）測定する。
☐☐	2	NPPVの睡眠時の効果確認と設定調整に使用する検査項目と検査法について述べよ。	▶▶ 2	SpO_2と$PtcCO_2$をモニタし，それらが望ましい値になり，睡眠が得られる設定に調整する。SpO_2および$PtcCO_2$モニタには，TOSCAなどを用いる。
☐☐	3	咳機能低下時の窒息や誤嚥性肺炎防止について述べよ。	▶▶ 3	咳が弱い場合は，徒手や機械による咳介助により誤嚥性肺炎や窒息を防ぐようにする。また，食事中の呼吸疲労に対してNPPVを適応すると嚥下が改善する。
☐☐	4	風邪のときの対応について述べよ。	▶▶ 4	肺活量が低下していたり咳が弱い患者では，気道感染や術後や疲労時に，SpO_2を95％以上に保つ手段を習得しておく。その手段として，徒手や機械による咳介助，終日のNPPV追加使用（加湿器をなるべく使用する）などがある。

06 血液ガスと酸塩基平衡

大塚将秀

酸素と二酸化炭素[1)]

活動の源：エネルギー産生

ヒトは、炭水化物や脂質を体内で燃焼させてエネルギーを得ている。体重50 kgの成人は、その際に約360 L/dayの酸素を消費し、約290 L/dayの二酸化炭素を産生している（▶図1）。**酸素供給や二酸化炭素の排泄が滞るとエネルギー供給に支障を生じ、細胞死や臓器障害のリスクが生じる。**

図1 ヒトの活動と酸素消費・二酸化炭素産生

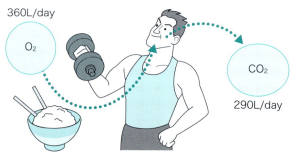

ヒトは生存・活動のためにエネルギーが必要である。そのエネルギーは食物などから摂取した炭水化物や脂質を燃焼して得ている。健康成人（体重50kg）は、その際に約360 L/dayの酸素を消費して約290 L/dayの二酸化炭素を産生している。

補足

●分圧（▶図2）

気体が存在すると、そこに圧力を生じる。複数の気体が混合している場合の全圧力は個々の気体で生じる圧力の総和になる。このとき、個々の気体がもっている圧力をそれぞれの気体の分圧という。分圧の総和は全圧力に等しくなる。全圧力に対する分圧の比率は、その気体が占める割合と等しくなる。気体は分圧の高いほうから低いほうに移動するので、物質の移動を分析するために分圧の概念は重要である。

図2 気体分子の運動と圧力・分圧の関係

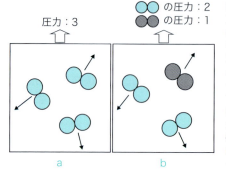

熱エネルギーをもつ気体分子は、常にランダムに運動している。気体分子が周囲の壁に衝突すると壁に力を与える。これをその気体の圧力という。▶図2aのように、3つの気体分子が容器に入っているときの圧力を仮に3とする。▶図2bのように2種類以上の気体（○と●）が混合していても同様で、合計3分子であれば3の圧力を発生する。3の圧力のうち、○が壁に衝突して発生している圧力は2で、●の圧力は1となる。このとき、全圧力3に対して○の分圧は2、●の分圧は1という。

補足

●液体中のガス分圧

安定した状態では、液体に接している気体の分圧と溶液に溶けている気体分子の圧力は平衡に達している。このとき、その液体中のガス分圧と気中のガス分圧は同じであると定義する。液体と気体が接する場合も、気体は分圧の高いほうから低いほうへ移動する。肺でのガス交換を考える際に重要となる。

酸素の運搬

　大量に消費する酸素は，効率よく取り込んで全身に送る必要がある。酸素を外界から取り込む臓器が肺を中心とする呼吸器系で，運搬するのが心臓と血管で構成される循環器系である。

　酸素は水に溶けにくいため運搬には特殊な機能が必要で，その働きをするのがヘモグロビンと赤血球である。酸素の一部は単純に血漿に溶解するが，残りのほとんどはヘモグロビンに結合して運ばれる。ヘモグロビン1 gには約1.34 mLの酸素が結合できる。

　血液1 dLには，分圧1 Torrにつき0.0031 mLの酸素が溶解できる。血液1 dLに含まれる酸素量は，

$$1.34 \times Hb \times SO_2/100 + 0.0031 \times PO_2 \quad [mL]$$

Hb：ヘモグロビン濃度（g/dL）
SO_2：酸素飽和度（%）
PO_2：酸素分圧（Torr）

となり，これを酸素含量（oxygen content：C_{O_2}）という。Hb 15 g/dL，PaO_2 100 Torr，SaO_2 98%ならば，動脈血1 dL当たり約20 mLの酸素が含まれ，そのうち19.7 mLがヘモグロビンと結合している。

　酸素運搬量（oxygen delivery：DO_2）は，

$$10 \times CO \times (1.34 \times Hb \times SaO_2/100 + 0.0031 \times PaO_2) \quad [mL/min]$$

CO：心拍出量（L/min）

となる。

　健常成人では約1,000 mL/minの酸素が全身に送られる。溶存酸素を無視した簡易式では，

$$13.4 \times CO \times Hb \times SaO_2/100 \quad [mL/min]$$

となる。

　酸素運搬を考えると，ヘモグロビン濃度や心拍出量も酸素飽和度と同様に大切である。

補足

●酸素運搬に関連する式
- 酸素含有：血液1 dLに含まれる酸素量

$$C_{O_2}(mL/dL) = 1.34 \times Hb \times SO_2/100 + 0.0031 \times PO_2$$
$$\fallingdotseq 1.34 \times Hb \times SO_2/100$$

- 動脈血酸素含量：動脈血1 dLに含まれる酸素量

$$CaO_2(mL/dL) = 1.34 \times Hb \times SaO_2/100 + 0.0031 \times PaO_2$$
$$\fallingdotseq 1.34 \times Hb \times SaO_2/100$$

> **補足**
>
> ●酸素運搬を障害するもの
>
> 酸素飽和度が低ければ，酸素運搬量が低下していると容易に判断することができる。しかし，酸素運搬量の簡易式でもわかるようにHbやCOも同様に重要である。Hb 7.5 g/dLの貧血患者やCO 2.5 L/minの低心機能の患者は外来にも多数いるが，SaO_2 50%の呼吸不全患者はまずみかけない。酸素運搬に限れば，肺疾患より貧血や低心機能のほうが頻度の高い病態といえる。

- 混合静脈血酸素含量：混合静脈血1dLに含まれる酸素量

$$C\bar{v}O_2 (mL/dL) = 1.34 \times Hb \times S\bar{v}O_2/100 + 0.0031 \times P\bar{v}O_2$$
$$\fallingdotseq 1.34 \times Hb \times S\bar{v}O_2/100$$

$C\bar{v}O_2$，$S\bar{v}O_2$，$P\bar{v}O_2$はそれぞれ混合静脈血の酸素含量，酸素飽和度，酸素分圧を示す。

- 酸素運搬量：1分間に全身に送られる酸素量

$$\dot{D}O_2 (mL/min) = 10 \times CO \times CaO_2$$
$$\fallingdotseq 13.4 \times CO \times Hb \times SaO_2/100$$

- 酸素消費量：1分間に全身で消費する酸素量

$$\dot{V}O_2 (mL/min) = \dot{D}O_2 - 10 \times CO \times C\bar{v}O_2$$
$$\fallingdotseq 1.34 \times CO \times Hb \times (SaO_2 - S\bar{v}O_2)/100$$

- 酸素抽出率：全身に送られた酸素のうち消費された酸素量の割合

$$EXO_2 (\%) = \dot{V}O_2/\dot{D}O_2 \times 100$$
$$\fallingdotseq (SaO_2 - S\bar{v}O_2)/SaO_2$$

- Hb 15 g/dL，SaO_2 98%，PaO_2 100 Torr，CO 5 L/minとすると，$\dot{D}O_2$は

$$10 \times 5 \times (1.34 \times 15 \times 98/100 + 0.0031 \times 100)$$
$$\fallingdotseq 50 \times (19.7 + 0.3)$$
$$\fallingdotseq 1000 [mL]$$

となる。
注目すべきことは，$\dot{D}O_2$はCOとHbとSO_2の単純な掛け算で表せることである。

二酸化炭素の運搬

全身の細胞で産生された二酸化炭素は，血液で肺に運ばれ外界に排泄される。二酸化炭素は水に溶けやすいが，溶けると酸になるので全身への影響が大きい。

二酸化炭素の一部は赤血球内に入ってヘモグロビンと結合して運ばれる。さらに赤血球内の二酸化炭素の一部は水と反応して重炭酸イオン（HCO_3^-）になって運ばれる。このとき生じた水素イオンはヘモグロビンと結合する。

血液ガス分析とその正常値[1]

血液ガスとは

血液ガスとは，血液中の気体成分のことをいう。

呼吸生理学で血液ガス分析の対象とするのは，酸素と二酸化炭素である。二酸化炭素は血液の酸塩基平衡に大きな影響を与える。二酸化炭素分圧とともにpHを測定すると，計算でHCO_3^-濃度が求められる。これらから血液の酸塩基平衡状態の全貌を知ることができる。

臨床でいう血液ガス分析とは，**酸素分圧・二酸化炭素分圧・pHを測定すること**と，それらから**計算でHCO_3^-濃度を求めること**をいう。

> **補足**
>
> ●血中の窒素の扱いは…
>
> 血液中には酸素や二酸化炭素とともに多量の窒素（N_2）も存在するが，窒素は代謝に関与しないので，血液ガス分析の対象としない。

血液ガスは動脈血で測定する

静脈血は測定部位でガス分析値が大きく異なるが，動脈血では一定である。生体にとって重要な酸素は，末梢組織に送られる量を知ることが非常に大切である。そのため，末梢から還る静脈血ではなく末梢に送られる動脈血を分析する意義が大きい。

血液ガス分析結果の正常値

動脈血のガス分析結果の正常値を▶表1に示す。PaO_2は年齢で変化する。

表1 動脈血液ガス分析値の正常値（空気呼吸下の場合）

pH	: 7.35〜7.45
$PaCO_2$	: 35〜45 Torr
PaO_2	: (100−0.3×年齢) Torr
HCO_3^-	: 22〜26 mmol/L

低酸素血症と高二酸化炭素症[1)]

低酸素血症（hypoxemia）

動脈血酸素分圧（PaO_2）が60Torr未満の状態を低酸素血症という。低酸素血症の持続は全身の臓器・細胞に悪影響を及ぼすので，速やかに改善させなければならない。

補足

●ヘモグロビンの酸素解離曲線（▶図3）

ヘモグロビンは周囲の酸素分圧に応じて酸素分子との結合度を増すが，この関係をヘモグロビンの酸素解離曲線という。これは直線関係ではなく，▶図3のようにS字を描く。標準的な状態では，PO_2が40，60，80，100Torrのときに，SO_2はそれぞれ75，90，96，98％となる。

図3 ヘモグロビンの酸素解離曲線

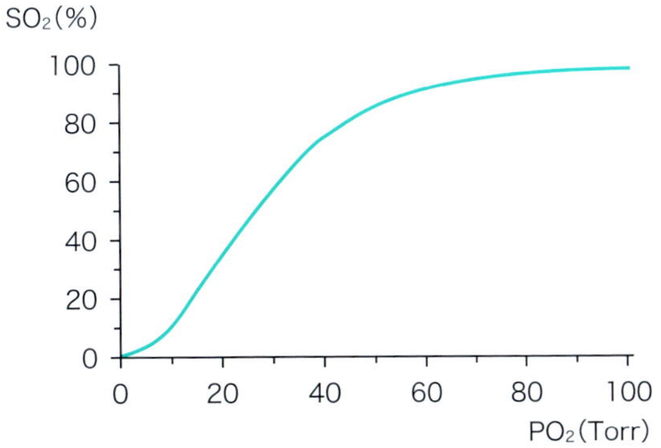

横軸は酸素分圧（Torr），縦軸はヘモグロビンの酸素飽和度（％）を表す。酸素分圧の上昇に伴って酸素飽和度も上昇するが直線関係にはなく，酸素分圧が60Torrを超えると酸素飽和度の上昇は緩やかになる。

肺の酸素化能の評価：肺胞気式とP/F比

多くの場合，低酸素血症の原因は肺のガス交換能の低下である。吸入気酸素分画（FiO_2）を高くすると，肺胞気の酸素分圧（PAO_2）が上昇するため，PaO_2も上昇する。PAO_2は以下に示す肺胞気式で計算できる。

補足

●低酸素血症とヘモグロビンの酸素飽和度

低酸素血症はPaO_2が60 Torr未満の場合とされる。これは，60 Torrを下回るとSaO_2が急激に低下し，酸素運搬量が激減して危機的になるからである。実際に，PaO_2＞60 Torrでは多くの場合自覚症状はないが，60 Torrを下回ると呼吸困難を訴えることが多くなる。

補足

●低酸素血症と低酸素症

低酸素血症（hypoxemia）は，動脈血の酸素分圧が低いことをいう。低酸素症（hypoxia）は，組織の酸素分圧が低いためにエネルギー産生障害を生じていることをいう。低酸素血症があれば低酸素症になるが，低酸素血症がなくても高度の貧血や低心機能では低酸素症になることがある。臨床で重要なのは組織の低酸素症を防ぐことであり，その要因の一つである低酸素血症を予防するためにモニタリングや呼吸管理を行っている。

用語アラカルト

＊1 ガス交換率
肺胞での酸素と二酸化炭素の出入り（交換）の割合をさす。定常状態なら呼吸商（respiratory quotient：RQ）に等しい。呼吸商は，二酸化炭素産生量÷酸素消費量。健常者は0.80～0.86程度で，栄養基質や代謝状態・栄養状態によって変化する。

補足

●**検体の採取とガス分析時の注意**
・安定した状態で測定する。
・ガス分析専用シリンジを用いる。
・検体にはヘパリンを加える（専用シリンジでは器具内部に含有するので追加混入は不要）。
・シリンジ内に残留した空気は速やかに除去する。
・よく撹拌する。
・原則として採血後の冷却は不要。
・できる限り迅速に分析する。

補足

●**検体の採取**
　血液ガス分析の検体は，直接動脈を穿刺する以外に動脈に留置されたカテーテルや人工心肺などの体外循環回路から採取する方法がある。動脈カテーテルから採取する場合は，ラインに付属するシリンジで血液を吸引して採血するが，吸引量が少ないとライン内の生理食塩液で希釈されて測定値に誤差を生じる。体外循環回路から採血する場合は，循環している血液を採取できるように，採血ポートまでのライン死腔分を考慮する。いずれの場合も，回路内に空気を混入させないように十分注意する。

$$P_AO_2 = (大気圧 - 体温の飽和水蒸気圧) \times F_IO_2 - P_ACO_2/R + P_ACO_2 \times F_IO_2 \times (1-R)/R$$

P_AO_2：肺胞気酸素分圧　　P_ACO_2：肺胞気二酸化炭素分圧
F_IO_2：吸入気酸素分画　　R：**ガス交換率**＊1（respiratory gas exchange ratio）

体温を37℃とするとその飽和水蒸気圧は47Torrとなり，大気圧を760 Torr，$P_ACO_2 ≒ PaCO_2$，$R = 0.8$とすれば，

$$P_AO_2 = (760-47) \times F_IO_2 - PaCO_2/0.8 + PaCO_2 \times F_IO_2 \times (1-0.8)/0.8$$
$$= 713 \times F_IO_2 - PaCO_2/0.8 + 0.25 \times PaCO_2 \times F_IO_2$$

$0.25 \times PaCO_2 \times F_IO_2$は十分小さい値なのでこれを省略すれば，簡易式は

$$P_AO_2 = 713 \times F_IO_2 - PaCO_2/0.8$$

となる。

　肺のガス交換能を正しく評価するためには，F_IO_2の影響を除いた指標が必要である。PaO_2をP_AO_2と比較すれば肺の酸素化能を評価できるが，計算が煩雑である。臨床では，**PaO_2をF_IO_2で割ったP/F比**が簡便な肺酸素化能の指標として用いられる。

補足

●**P/F比の計算例**
　PaO_2は，動脈血液ガス分析で求めた値を用いる。F_IO_2は，人工呼吸器や高流量酸素療法の場合は設定値をそのまま用いる。ただし，100％であれば100ではなく1.0を，40％であれば0.4を代入する。低流量酸素療法の場合の正確なF_IO_2は不明だが，0.21＋0.04×酸素流量という目安がある。ただし，使用している酸素療法器具や患者の換気パターンで大きく変動するので，あくまで参考値として用いる。
　（例）$F_IO_2 = 0.4$，$PaO_2 = 100$ Torrの場合，
　　　P/F比＝100÷0.4＝250（単位はTorrになる）

高二酸化炭素症（hypercapnia）

　代謝で生じた二酸化炭素を十分排泄できず，**組織の二酸化炭素分圧が上昇している状態を高二酸化炭素症**という。二酸化炭素は拡散能が高いので，循環不全がなければ組織の二酸化炭素分圧と$PaCO_2$はほぼ同じ値となる。

補足

●**高二酸化炭素血症？**
　組織の二酸化炭素分圧が高いことを高二酸化炭素症（hypercapnia）という。動脈血の二酸化炭素分圧が高いことを高二酸化炭素血症（hypercapnemia）ということもある。しかし，二酸化炭素は拡散が早く，血液と組織の分圧にほとんど差を生じない。従って，高二酸化炭素血症とはいわずに生理学的に重要な組織の分圧を優先して高二酸化炭素症という。

補足

●温度補正

血液ガス分析器の測定部は37℃に安定化されていて、その状態で測定を行っている。しかし、ヘモグロビンの酸素解離曲線は温度依存性に変化する。患者が著しく高体温または低体温の場合は、血液ガス分析器の温度補正機能を利用すると患者体温での正しい値を知ることができる。

補足

●血液ガス分析器で測定される他の項目

最近の血液ガス分析器ではHb、Na、K、Cl、Gluなど多くの情報が得られる。これらは少しでも多くの情報が得られるように追加機能として備えられたものである。なかでも乳酸イオン（lactate, Lac）は末梢組織での代謝状態や酸素利用状況を示す指標として注目されている。Lacの上昇は、解糖系の代謝速度に比べてクエン酸回路の代謝速度が低下している場合にみられる。これはミトコンドリアの酸素不足が原因であることが多く、末梢循環不全や酸素供給不足の指標として有用とされる。

用語アラカルト

＊2 死腔
口鼻から吸入されたガスのうち、肺胞でのガス交換を行わないまま呼出されるガスの量。健常者では2〜3mL/kgとされ[2]、体位によって変化する。肺疾患があると増加する。

換気とPaCO₂：肺胞換気式

PaCO₂は二酸化炭素産生量に比例し、肺胞換気量に反比例する。この関係を**肺胞換気式**という。PaCO₂と分時換気量の関係は次のように表される。

$$PaCO_2 = 0.863 \times \dot{V}CO_2 / \dot{V}_A$$

$\dot{V}CO_2$：二酸化炭素産生量（mL/min）
$\dot{V}_A$　：分時肺胞換気量（L/min）

死腔換気率（1回換気量に対する死腔量の割合）をV_D/V_T、分時換気量を$\dot{V}_E$とすると、

$$PaCO_2 = 0.863 \times \dot{V}CO_2 / \dot{V}_A$$
$$= 0.863 \times \dot{V}CO_2 / \{\dot{V}_E \times (1 - V_D/V_T)\}$$

発熱などによる二酸化炭素の産生量増加でPaCO₂は上昇する。PaCO₂は、分時換気量が増加すれば低下し、減少すれば上昇する。調節換気中のPaCO₂の制御は、分時換気量の増減で行う。分時換気量が一定でも、肺疾患が悪化して**死腔**[＊2]**換気率**[＊3]が上昇すればPaCO₂は上昇する。

酸塩基平衡とその障害[1]

血液のpHを決める因子

1つは気体成分の二酸化炭素で、これを**呼吸性因子**という。もう1つは血液中の酸・アルカリ成分の含有量で、これを**代謝性因子**という。代謝性因子には多数の物質が関与するが、代表としてHCO₃⁻濃度に注目する。動脈血のpHは、呼吸性因子であるPaCO₂と代謝性因子であるHCO₃⁻のバランスで決まる（▶図4）。

PaCO₂が上昇すればpHは低下し、PaCO₂が低下すればpHは上昇する。HCO₃⁻が増加すればpHは上昇し、HCO₃⁻が減少すればpHは低下する。HCO₃⁻濃度とPaCO₂からpHを求めるためには、以下のHenderson-Hasselbalchの式を用いる。

$$CO_2 + H_2O \overset{K}{\rightleftarrows} HCO_3^- + H^+$$

Kは解離定数
質量作用の法則を適用すると、

$$\frac{[HCO_3^-][H^+]}{[CO_2]} = K$$

両辺の対数をとって整理すると、

用語アラカルト

*3 死腔換気率

1回換気量に対する死腔の割合。健常者では0.3前後とされ[2]、換気パターンで変化する。肺疾患があると増加する。0.6を超えると自発呼吸で換気を維持することが困難となり、人工呼吸導入の目安となる[3]。

$$pH = pK + \log\left(\frac{[HCO_3^-]}{[CO_2]}\right)$$

係数をつけてCO_2濃度を分圧に変換し、pKは6.1なのでこれを代入すると、

$$pH = 6.1 + \log\left(\frac{[HCO_3^-]}{0.03 \times PCO_2}\right)$$

この式をHenderson-Hasselbalchの式という。
$[HCO_3^-] = 24$ mmol/L, $PCO_2 = 40$ Torrを代入すると、

$$pH = 6.1 + \log\{24/(0.03 \times 40)\} \fallingdotseq 7.4$$

が得られる。

図4 血液のpHを決めるもの

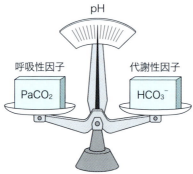

血液のpHは、呼吸性因子である$PaCO_2$と代謝性因子であるHCO_3^-濃度のバランスで決まる。

アシデミア（acidemia）とアルカレミア（alkalemia）（▶表2、▶図5）

動脈血のpHが正常下限（▶表2）の7.35より小さい状態をアシデミア（酸血症）という。動脈血のpHが正常上限の7.45より大きい状態をアルカレミア（アルカリ血症）という。

表2 酸塩基平衡障害に関連した用語の定義

アシデミア	動脈血pH<7.35
アルカレミア	動脈血pH>7.45
アシドーシス	血液のpHを下げようとする酸塩基平衡障害
アルカローシス	血液のpHを上げようとする酸塩基平衡障害
呼吸性酸塩基平衡障害	$PaCO_2$が正常範囲（▶表1）にないもの
代謝性酸塩基平衡障害	HCO_3^-が正常範囲（▶表1）にないもの
呼吸性アシドーシス	$PaCO_2 > 45$ Torr
呼吸性アルカローシス	$PaCO_2 < 35$ Torr
代謝性アシドーシス	$HCO_3^- < 22$ mmol/L
代謝性アルカローシス	$HCO_3^- > 26$ mmol/L
混合性アシドーシス	$PaCO_2 > 45$ Torr　かつ　$HCO_3^- < 22$ mmol/L
混合性アルカローシス	$PaCO_2 < 35$ Torr　かつ　$HCO_3^- > 26$ mmol/L

図5 血液のpHとアシデミア・アルカレミア

7.35	pH	7.45
酸血症 (acidemia)	正常	アルカリ血症 (alkalemia)

アシドーシス(acidosis)とアルカローシス(alkalosis) (▶表2)

　動脈血のpHを下げようとする酸塩基平衡障害をアシドーシスという。アシドーシスには，呼吸性因子である$PaCO_2$が上昇する呼吸性アシドーシス・代謝性因子であるHCO_3^-が減少する代謝性アシドーシス・$PaCO_2$の上昇とHCO_3^-の減少が同時に生じる混合性アシドーシスがある。

　動脈血のpHを上げようとする酸塩基平衡障害をアルカローシスという。アルカローシスには，呼吸性因子である$PaCO_2$が低下する呼吸性アルカローシス・代謝性因子であるHCO_3^-が増加する代謝性アルカローシス・$PaCO_2$の低下とHCO_3^-の増加が同時に生じる混合性アルカローシスがある。

呼吸性の酸塩基平衡障害の原因

　呼吸性アシドーシスの原因には，呼吸中枢の障害・神経筋疾患・胸郭の異常・気胸・胸水・肺疾患・人工呼吸器の不適切な設定などがある。

　呼吸性アルカローシスの原因には，頭蓋内病変(脳圧亢進，出血，炎症など)・肺疾患・低酸素血症・敗血症・心因性・人工呼吸器の不適切な設定などがある。

代謝性の酸塩基平衡障害の原因

　代謝性アシドーシスの原因には，組織の低酸素症・ショック・腎不全・重症糖尿病・ミトコンドリアの機能障害・重症貧血・電解質異常・腸液の排泄過多・各種の代謝性疾患などがある。

　代謝性アルカローシスの原因には，大量輸血・ループ利尿薬の副作用・電解質異常・胃液の排泄過多などがある。

● 文献
1) 大塚将秀：Dr.大塚の血液ガスのなぜ？ がわかる―基礎から学ぶ酸塩基平衡と酸素化の評価．学研メディカル秀潤社, p.14-221, 2012.
2) Lumb AB: Dead space. Nunn's applied respiratory physiology, 7th edition, p.128-132, Churchill Livingstone Elsevier, London, 2010.
3) Sahn SA, Lakshminarayan S, Petty TL：Weaning from mechanical ventilation. JAMA, 235：2208-2212, 1976.

まとめのチェック

☐☐	1	酸素運搬に関与する因子を述べよ。	▶▶ 1 動脈血酸素飽和度，動脈血酸素分圧，ヘモグロビン濃度，心拍出量。
☐☐	2	健常成人で1分間に全身に送られる酸素量はどれくらいか。	▶▶ 2 約1,000 mL。
☐☐	3	二酸化炭素が全身の細胞から肺に送られる形態を述べよ。	▶▶ 3 単純溶解・ヘモグロビンとの結合・重炭酸イオンに変化して血液によって運ばれる。
☐☐	4	血液ガス分析とは何か述べよ。	▶▶ 4 酸素分圧・二酸化炭素分圧・pHを測定すること，およびそれらから計算で重炭酸イオン濃度を求めること。
☐☐	5	血液ガス分析を動脈血で行う理由を述べよ。	▶▶ 5 採血部位で分析値が変化しないことと，末梢組織に送る酸素量を知ることが大切だから。
☐☐	6	動脈血液ガス分析結果の正常値を述べよ。	▶▶ 6 pH：7.35〜7.45，$PaCO_2$：35〜45 Torr，PaO_2：(100−0.3×年齢) Torr，HCO_3^-：22〜26 mmol/L
☐☐	7	低酸素血症の定義と生体に与える影響を述べよ。	▶▶ 7 PaO_2が60 Torr未満の状態。エネルギー産生不足から全身の臓器・細胞に障害を与える。
☐☐	8	肺胞気式（簡易式）を記せ。	▶▶ 8 $P_AO_2 = 713 \times F_IO_2 - PaCO_2/0.8$
☐☐	9	P/F比の定義と意義を述べよ。	▶▶ 9 P/F比＝PaO_2/F_IO_2 PaO_2からF_IO_2の影響を除去し，肺の酸素化能を評価できる。
☐☐	10	肺胞換気式とその意義を記せ。	▶▶ 10 $PaCO_2 = 0.863 \times \dot{V}CO_2/\dot{V}_A$ $PaCO_2$は二酸化炭素産生量に比例し，肺胞換気量に反比例する。
☐☐	11	血液のpHを決める因子を述べよ。	▶▶ 11 $PaCO_2$とHCO_3^- 前者を呼吸性因子，後者を代謝性因子という。

☐☐	12	アシドーシスとアシデミアの違いを述べよ。	▶▶ 12 アシドーシスは血液のpHを下げようとする酸塩基平衡障害で，アシデミアは動脈血のpHが7.35より小さい状態。アシドーシスのときはアシデミアになることも多いが，必ずしもアシデミアであるとは限らない。
☐☐	13	呼吸性アシドーシスの原因を挙げよ。	▶▶ 13 呼吸中枢の障害・神経筋疾患・胸郭の異常・気胸・胸水・肺疾患・人工呼吸器の不適切な設定など。
☐☐	14	代謝性アシドーシスの原因を挙げよ。	▶▶ 14 組織の低酸素症・ショック・腎不全・重症糖尿病・ミトコンドリアの機能障害・重症貧血・電解質異常・腸液の排泄過多・各種の代謝性疾患など。

血液ガスと酸塩基平衡

chapter 4
その他の呼吸治療で使用されるおもな医療機器

01 非侵襲的陽圧換気(NPPV)のしくみと取り扱いの注意点

石橋一馬

用語アラカルト

＊1 非侵襲的
気管挿管や気管切開など外科的処置を行わない方法。

＊2 bilevel-PAP
(bilevel positive airway pressure)
二相式気道陽圧(メーカーによっては二層式気道陽圧とよぶ場合もある)

補足

非侵襲的なNPPVに対して，気管挿管および気管切開を行った人工呼吸器管理を，侵襲的陽圧換気(invasive positive pressure ventilation：IPPV)や，気管切開下陽圧換気(tracheostomy positive pressure ventilation：TPPV)という。

用語アラカルト

＊3 汎用型人工呼吸器
気管挿管や気管切開だけでなく，NPPVやその他酸素療法など，多用途で使用が可能な人工呼吸器。

＊4 NIVモード
人工呼吸器に搭載されているNPPV機能はNIVモードとして表される。広義の意味では陽陰圧式人工呼吸器もNIVの一種として含まれる。

NPPVのしくみ

非侵襲的陽圧換気(non-invasive positive pressure ventilation：NPPV)は専用のマスクを用いた非侵襲的＊1な人工呼吸器であり，本体内で酸素と空気を混合，圧縮し回路を通して送気を行う。

NPPVで用いられる人工呼吸器には，酸素供給方法および呼気排出方法で構造が大きく異なってくる。マスクを用いて換気を行う点は共通である。

呼気の排出方法は下記の2種類に分類されるが，専用のマスクを用いる仕様の特性上，多くの専用機では呼気ポートが採用されている。

呼気ポートを用いる場合，侵襲的人工呼吸器と違い，吸気は高い圧，呼気は低い圧となるよう常に送気を行うbilevel-PAP＊2という換気様式を用いているのが特徴である。

酸素供給方法による分類とその特徴(▶図1)

■高圧配管型

1. 酸素もしくは酸素と圧縮空気配管を用いる。
2. 吸入気の酸素濃度を設定でき，安定した濃度供給が可能。
3. 大型かつ高機能な機種が多く，主に院内での使用が中心である。
4. 高圧配管が必須であるため，基本的に在宅では使用できない。
5. 汎用型人工呼吸器＊3を用いたNPPV(NIVモード＊4)も含まれる。

■酸素流量計型

1. 酸素流量計で設定した流量の酸素を本体もしくは回路内に投与する。
2. 本体に内蔵されたブロワなどにより圧縮空気を作成する。
3. 酸素濃度は設定できず，投与する酸素流量だけでなく換気量や換気回数など換気状態によっても濃度が変動する。
4. 小型で軽量な機種が多く院内から在宅まで幅広く使用される。

図1 酸素供給方法の異なるNPPV

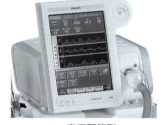

a 高圧配管型
(V60：フィリップス・レスピロニクス合同会社)

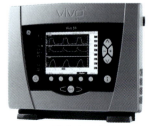

b 酸素流量計型
(ViVO50：チェスト)

呼気排出方法の種類と特徴（▶図2）

■呼気ポート

1. マスク，または呼吸回路に専用の呼気排出口が開存している。
2. 吸気呼気を問わず常に呼気ポートから回路内ガスが排出されることで，マスクから呼気ポートまでの死腔内の二酸化炭素がウォッシュアウトされ，再呼吸を減らすことができる。
3. リークを利用した構造であり，呼気ポート以外から多少のリークがあっても応答性がよい。

> **POINT!!**
> 呼気ポートの位置が患者に近いほど再呼吸を減少させる。

> **POINT!!**
> 呼気ポートの存在しないマスクはSEタイプやノンベントマスクともよばれ，事故防止のためにエルボー（マスクと回路を接続する部位）の色を変えているメーカーが多い。

補足

● intentional leak（意図的なリーク）
NPPVではポートから意図的にリークさせることで呼気を排出させている。

● un-intentional leak（意図的でないリーク）
マスクと皮膚の隙間から漏れるリーク。増加すると応答性が悪くなり，自発呼吸の認識も困難となり，設定どおりの動作を行わなくなる。

■呼気弁

1. 吸気時には弁を閉じ，呼気時に弁を開放することで換気を行う。
2. 呼気はすべて呼気弁から排出されるため，呼気ポートがない専用のマスクを必ず用い，回路内にも呼気ポートを併用してはならない。
3. マスクから呼気弁までの回路が機械的死腔となるため，呼気ポート型と比較し，二酸化炭素の再呼吸量が多くなる。
4. リークが発生すると応答性が低下するため注意が必要。

> **補足**
> マスクや回路内の死腔換気量は呼気弁が最も多く，回路内呼気ポート，マスク内呼気ポートの順に減少する。

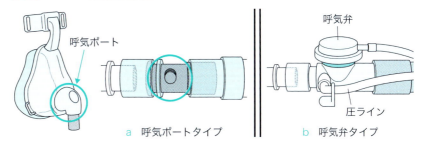

図2 NPPVの呼気排出方法
a 呼気ポートタイプ　　b 呼気弁タイプ

NPPVの構造（▶図3）

外回路

NPPVの外回路は送気を行う回路と加温加湿器，バクテリアフィルタ*5で構成される。NPPV専用機ではシングルブランチ，汎用型人工呼吸器を用いたNPPVではダブルブランチ回路が多い。

シングルブランチ：1本の送気回路で構成され，途中に加温加湿器が入る。呼気排出方法は呼気ポートと呼気弁のいずれかである。

ダブルブランチ：吸気回路と呼気回路の2本で構成され，呼気排出方法は呼気弁である。

> **用語 アラカルト**
> *5 バクテリアフィルタ
> 外気とともに埃やウイルスを取り込む可能性があるため，本体の外気取り込み口や送気回路の中に装着する。

補足

人工鼻は呼気中に含まれる水分や温度をフィルタにためて吸気時に加温加湿をするが、呼気ポートから常に呼気を排出するため加温加湿できない。

\POINT!!/

NPPVの使用は扇風機の前でずっと口を開けて換気をしている環境に近いともいえる。

加温加湿

NPPVは上気道を介して換気を行うため、気管挿管や気管切開時と比較して加湿の重要性は高くない。しかし、大量の空気を送ることで口腔粘膜の乾燥や鼻閉の原因ともなるため、加温加湿が必要である。またその特性から多量のリークが発生し、特に呼気ポートタイプでは呼気のすべてがポートから排出されるため、人工鼻の使用は不適切である。

本体

マイクロプロセッサ：換気量や気道内圧を測定し、設定した値となるように制御を行う。
ブロワ、ミキサ：空気と酸素を混合したガスを圧縮し、その圧力で送気を行う。
ディスプレイ：設定値や測定値を表示し、設定変更などの操作を行う。

図3 NPPVの外観と構成

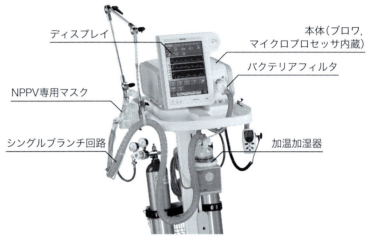

(V60：フィリップス・レスピロニクス合同会社)

マスクの種類と特徴

NPPV専用のマスクは酸素療法に用いる一般的なマスクとは異なり、装着部位に密着し、リークが起こりにくい構造になっている。また、皮膚と接触する部位は軟らかいシリコンやゲル素材となっており、長時間の装着であっても褥瘡などの皮膚障害が発生しにくいよう配慮されている（▶図4）。

フルフェイスマスク

鼻と口を覆うため、口呼吸でも使用できる。死腔量が比較的少なく、応答性もよく急性期に適している。比較的褥瘡が発生しやすいため長期間の装着時には注意が必要である。

ネーザルマスク

鼻のみを覆うため、口呼吸が中心の患者では使用が困難。サイズが小さく軽量で、装着した状態でも会話や飲食が行えるため、慢性期に適している。鼻の穴に挿入する鼻ピロータイプもある。

補足

睡眠時に開口してしまう症例では、エアリークが低酸素血症や高二酸化炭素症の原因ともなりうるため注意が必要。

図4 マスクタイプとその特徴

慢性期向き / 急性期向き

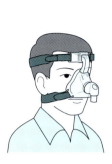
a ネーザルマスク

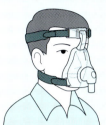
初期導入時 第一選択
b フルフェイスマスク

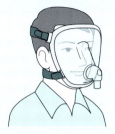
フィッティング困難 緊急時など
c トータルフェイスマスク

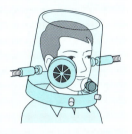
顔面形態異常 小児など
d ヘルメット

少ない ← 死腔量 → 多い

| トータルフェイスマスク |

顔全体を覆うマスクで、死腔量が多いため応答性が若干落ちる。顔の形状をあまり問わないため、緊急性が高い場面や、フルフェイスマスクで褥瘡が発生した場合にも用いられる。

| ヘルメット |

頭を専用のヘルメット内に挿入する。死腔量が非常に多く、応答性に難があり、同調性を保つことが困難。顔の形状や状態を問わないため、顔面の形態異常や創傷、外傷がある場合や、マスクの装着の理解が困難な小児領域でも用いられる。ヘルメットを固定する際に腋窩にバンドを通すため、腋窩動脈の血流障害に注意が必要である。

| その他 |

マウスピース：吸気時にマウスピースをくわえて吸気補助を行う。使用する際は専用のmouthpiece ventilation(MPV)モード*6を用いる。
オーラルマスク：口のみを覆うマスク。

NPPVの設定項目と注意点（▶図5）

| inspiratory positive airway pressure (IPAP) |

IPAPは吸気圧を指し、設定した圧が最高気道内圧となる。機種によっては項目名がPS*7の場合があるが、この場合の気道内圧は呼気気道陽圧（expiratory positive airway pressure：EPAP）＋PS＝IPAPとなるため注意が必要。

IPAPを高くすることで換気量が増加するが、食道内に空気が流入し腹部膨満や嘔吐の原因となるため注意が必要である。

| expiratory positive airway pressure (EPAP) |

EPAPは呼気圧を指し、人工呼吸器における呼気終末陽圧（positive end ex-

用語 アラカルト
*6 mouthpiece ventilation(MPV)モード
トリロジー plusシリーズ（フィリップス・レスピロニクス合同会社製）に搭載されている。
使用者が必要時にマウスピースをくわえて吸気補助を行うため、睡眠時には使用できない。

用語 アラカルト
*7 PS(pressure support, 圧補助)
設定したサポート圧で吸気補助を行う。

piratory pressure：PEEP*8）に相当する。酸素化の改善や気道抵抗の減少，内因性PEEP*9による換気障害の改善などの効果がある。EPAPが高すぎると呼気を行いにくくなり，不快感や圧外傷の危険があるため注意が必要である。

換気回数（バックアップ回数）

換気回数：Tモードにおける強制換気*10の回数。
バックアップ回数：S/Tモード，PCVモードにおける最低保証換気回数。

吸気時間

1. TモードやPCVモードでの吸気相の時間。
2. S/Tモードで自発呼吸が発生しなかった場合に入る強制換気の吸気相の時間。

最大吸気時間

自発吸気が持続していると認識されている場合でも，強制的に補助換気*11を終了させる時間。

最小吸気時間

自発吸気が終了したと認識した場合でも，最低限行う吸気時間。肺が硬い場合など，実際の吸気よりも補助換気が早期に終わる場合に設定する。

吸気トリガ

フローや圧をモニタして吸気の発生を認識する。高感度ではオートトリガ*12が発生し，低感度では自発呼吸を認識せずに，呼吸仕事量*13が増大する場合がある。

呼気トリガ

吸気の終了を認識する感度。高感度では早期に吸気が終了し，低感度では吸気時間が延長する。

ライズタイム

気道内圧がIPAPに到達するまでの時間。短すぎると送気流量が増加し不快感が増大する。長すぎると送気流量が低下し，吸気努力に対しサポートが追いつかなくなる。

用語アラカルト

＊8 PEEP
呼気の終わりに大気圧（＝0）にせず，陽圧を残すときの圧力相の気道内圧。

＊9 内因性PEEP
呼出すべき空気が病態などの原因で肺内に残り，肺内圧が上昇している状態。

＊10 強制換気
本項では吸気圧と吸気時間を固定したものを強制換気とする。

補足
NPPVは多くの場合，自発呼吸に同期して補助換気を行うが，特定のモードでは自発呼吸が一定時間発生しない場合，強制的に換気を行う。

用語アラカルト

＊11 補助換気
本項では自発呼吸に同期して圧補助を行う換気を補助換気とする。

補足
トリガとは自発呼吸の発生や終了を認識することである。

用語アラカルト

＊12 オートトリガ
外部の振動やマスクのリークなどを自発呼吸と誤認識し，自発呼吸が生じていないにもかかわらず送気を行ってしまうこと。

＊13 呼吸仕事量
呼吸をするのに必要な力。呼吸仕事量の増大＝呼吸をするのに必要な力が増大していること。

図5 NPPVの波形と設定項目

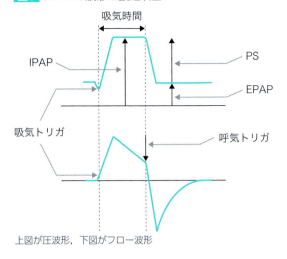

上図が圧波形，下図がフロー波形

NPPVのモードと注意点

NPPVは基本的に圧規定換気を行い，モードによって補助換気や強制換気の動作が変化する。

| 持続的気道陽圧（continuous positive airway pressure：CPAP）モード |

CPAP（EPAP）で設定した圧を保持するモード。自発呼吸に対する補助換気や無呼吸時のバックアップ換気を一切行わないため注意が必要である。

| 自発呼吸（spontaneous：S）モード |

自発呼吸に対して設定したIPAPで吸気の補助を行う。自発呼吸がなければ何もしない。機種によってはIPAPではなくPSで設定するが，PSの場合EPAP＋PSが吸気圧となるため注意が必要である。

| 時間（timed：T）モード |

設定した回数（間隔）で強制換気を行う。強制換気はIPAPおよび吸気時間で設定する。自発呼吸が発生しても同期しないため，自発呼吸との不同調に注意が必要である。

| 自発呼吸/時間（spontaneous/timed：S/T）モード |

SモードとTモードの特徴を併せもつ。自発呼吸に対して設定したIPAPで吸気の補助を行う。換気周期（60秒÷換気回数）の間，自発呼吸が発生しないと強制換気を行う。

| 圧規定換気（pressure control ventilation：PCV）モード |

基本的な動作はS/Tモードと近いが，すべての換気を吸気時間が規定された強制換気で行う点が大きな違いである。自発呼吸に対して補助換気を行うが，換気周期の間，自発呼吸が発生しなかった場合，強制換気を行う。補助換気も強制換気もすべてIPAPおよび吸気時間で規定される。

> **補足**
> 強制換気やバックアップ換気を行うモードもあるが，自発呼吸があることがNPPV適応の前提条件であることには変わりがない。

| その他のモード |

■比例補助換気(proportional assist ventilation/timed:PAV/T)モード

　患者の呼吸努力に比例したサポート圧で換気補助を行う。吸気努力が強ければ高い圧のサポートを，弱ければ低い圧のサポートを行う。

■換気量保証圧補助(volume-assured pressure support:VAPS)モード

　目標換気量とIPAPの最大圧，最小圧を設定し，その目標換気量を維持するようにIPAPが変化する。

■adaptive servo ventilation, auto servo ventilation(ASV)など
（メーカーによって名称が異なるが基本的な動作は同じ）

　換気量と呼吸回数が大きく変わらないようにサポートを行う。1回換気量の設定はなく，過去の平均換気量から目標換気量や換気回数が設定される。主にチェーンストークス呼吸などに用いられる。

NPPVの使用上の注意点

　NPPVを使用する際には，特にマスク換気特有の合併症が頻発するため，注意が必要である(▶表1)。

表1 NPPVの合併症とその発生頻度

マスク関連		エアリーク	80〜100%
不快感	30〜50%	重篤な合併症	
顔面の皮膚の紅斑	20〜34%	誤嚥性肺炎	<5%
閉所恐怖症	5〜10%	血圧低下	<5%
鼻梁部潰瘍	5〜10%	気胸	<5%
にきび様皮疹	5〜10%		
圧・流量関連			
鼻詰まり	20〜50%		
副鼻腔・耳の痛み	10〜30%		
鼻・口の乾燥	10〜20%		
目への刺激	10〜20%		
腹部膨満	5〜10%		

(Am J Respir Crit Care Med, 163: 540-577, 2001. より改変引用)

| 全般 |

　NPPVの適応は自発呼吸があることが前提であり，マスク換気が困難であると判断した時点で侵襲的治療(気管挿管)へ移行する。適応・予測因子を理解して使用する(▶表2)。

\POINT!!/

●NPPVの推奨度

推奨度A：心原性肺水腫，COPD増悪，肺結核後遺症増悪，免疫不全(成人)

推奨度B：人工呼吸器からの離脱(COPD以外はC)，胸郭損傷(習熟していない施設はC)，重症肺炎(COPDあり)

推奨度C：気管支喘息(経験があればC)，間質性肺炎，免疫不全(小児)，ARDS/ALI，重症肺炎(COPDなし)

表2 NPPVの一般的な適応・予測因子

疾患以外の一般的な適応として文献上にみられるもの	一般的に適応注意または禁忌として文献上にみられるもの
・意識がよく協力的である ・循環動態が安定している ・気管挿管が必要でない：気道が確保されている，喀痰の排出ができる ・顔面の外傷がない ・マスクをつけることが可能 ・消化管が活動している状態である（閉塞などがない）	・非協力的で不穏 ・気道が確保できない ・呼吸停止，昏睡，意識状態が悪い ・循環動態が不安定，心停止 ・自発呼吸のない状態での換気が必要 ・最近の腹部，食道手術後 ・顔面の外傷，火傷，手術や解剖学的異常でマスクがフィットしない ・2つ以上の臓器不全がある ・心筋梗塞が起こりつつある，不安定狭心症 ・咳反射がない，または弱い ・ドレナージされていない気胸がある ・嘔吐や腸管の閉塞，アクティブな消化管出血がある ・大量の気道内分泌物がある，または排痰ができない
予測因子：失敗する可能性を示唆するもの	
・最初の動脈血のpHが低い（7.22〜7.3：論文により異なる） ・NPPV施行後短時間でのpHの上昇（$PaCO_2$の低下，呼吸数の低下も同様）がみられない ・APACHEⅡやSAPSⅡで示される重症度が高い ・X線画像上浸潤影がみられる ・マスクを長い間つけることができない ・意識状態が悪い，改善しない	

(日本呼吸器学会 NPPVガイドライン作成委員会：NPPVガイドライン 改訂第2版, p.3, 南江堂, 2015. より改変引用)

補足

●**APACHE（Acute Physiology And Chronic Health Evaluation）スコア**

1981年に提唱されたICU入室患者の重症度評価の指標で，ICU入室24時間以内の最悪値を生理学的指数スコア（acute physiology score：APS），慢性疾患評価（chronic physiology score：CHE）とし，APS＋年齢ポイント＋CHEを合計し，予測死亡率が算定される。現在は2006年に改訂されたAPACHE Ⅳが最新であるが，NPPVガイドラインで用いられているのはAPACHE Ⅱスコアである。

●**SAPS（Simplified Acute Physiology Score）スコア**

1984年に提唱されたICU入室患者の重症度評価の指標で，ICU入室24時間以内の最悪値を，17の指標項目に従いスコアリングを行う。APACHEスコアよりもスコアリング項目がシンプルなのが特徴である。現在はSAPS3が最新であるがNPPVガイドラインではSAPSⅡが用いられている。

マスク関連

■呼気排出方法とマスクタイプ

組み合わせを間違えれば適切な動作を行えないため注意が必要。

■マスクフィッティング

意図的でないリークが多すぎると設定どおり動かないことや不快感などにもつながり，治療の成否に影響する。

■皮膚障害

NPPVを使用する際の一番の問題点。マスクの接触部位が皮膚障害の好発部位となる。

設定関連
■モードの選択

　CPAPモードは補助換気を行わないため自発呼吸の評価を怠らない。TモードはNPPVに合わせて換気を行うよう促す。PCVやTモードで同調性に難がある場合は，SモードやS/Tモードなどを選択していく（▶図6）。

図6　各モードにおける換気パターンに対する動作

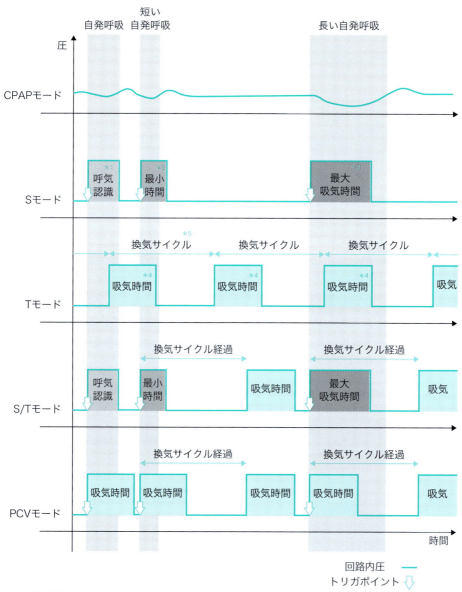

＊1：呼気認識：自発呼吸の終了を認識した場合
＊2：最小時間：自発呼吸の吸気時間が最小吸気時間より短い場合
＊3：最大吸気時間：自発呼吸の吸気時間がNPPVの最大の吸気時間を超えた場合
＊4：吸気時間：設定した吸気時間
＊5：換気サイクル(sec)：60÷換気回数（バックアップ回数）

● 文献

1) 石原英樹, 竹川幸恵: NPPVまるごとブック, 呼吸器ケア2014冬季増刊, p.8-69, メディカ出版, 2014.
2) 山口　修, 相嶋一登: 臨床工学技士のための呼吸治療ガイドブック, p.123, メジカルビュー社, 2014.
3) 日本呼吸器学会NPPVガイドライン作成委員会: NPPVガイドライン 改訂第2版, p.3, 13-15, 南江堂, 2015.
4) Mehta S, Hill NS: Nonivasive ventilation. Am J Respir Crit Care Med, 163: 540-577, 2001.
5) Schettino GP, Chatmongkolchart S, Hess DR, et al: Position of exhalation port and mask design affect CO_2 rebreathing during noninvasive positive pressure ventilation: Crit Care Med, 31: 2178-2182, 2003.
6) Knaus WA, et al: APACHE-acute physiology and chronic health evaluation: a physiologically based classification system. Crit Care Med, 9: 591-597, 1981.
7) Knaus WA, et al: APACHE II : a severity of disease classification system. Crit Care Med, 13: 818-829, 1985.
8) Knaus WA, et al: The APACHE III prognostics system. Risk prediction of hospital mortality for critically ill hospitalized adults. Chest, 100: 1619-1636, 1991.
9) Zimmerman JE, et al: Acute Physiology and Chronic Health Evaluation (APACHE) IV: hospital mortality assessment for today's critically ill patients. Crit Care Med, 34: 1297-1310, 2006.
10) Le Gall JR, Lemeshow S, Saulnier F: A new Simplified Acute Physiology Score (SAPS II) based on a European/North American multicenter study. JAMA, 270(24): 2957-2963, 1993.
11) Metnitz PGH, et al: SAPS3-From evaluation of the patient to evaluation of the intensive care unit. Part 1: Objectives, methods and cohort description. Intensive Care Med, 31: 1336-1344, 2005.
12) 小林弘祐: 予後と予後予測因子: 日本内科学会雑誌, 100(6): 1590-1598, 2011.

まとめのチェック

☐☐ ① NPPV専用のマスクのタイプとその特徴をそれぞれ述べよ。

▶▶ ① フルフェイスマスク：鼻口を覆い死腔量が比較的少なく，急性期に適している。
ネーザルマスク：軽量かつ死腔量が少ないが口呼吸を行う場合は使用できない。慢性期に向いている。
トータルフェイスマスク：顔全体を覆うことでフィッティングを行いやすいが死腔量が多い。フィッティング困難な症例に向いている。
ヘルメット：頭部全体をヘルメット内に挿入するため，顔面損傷や形態異常があっても使用できるが，腋窩動脈の血流障害に注意が必要。

☐☐ ② NPPVの特徴を酸素供給方法別に述べよ。

▶▶ ② 高圧配管型：酸素もしくは酸素および圧縮空気配管を用いる。酸素濃度設定が可能である。本体は大型であり主な使用環境は院内である。
酸素流量計型：酸素ポートから酸素流量計を用いて投与し，酸素流量の設定だけでなく換気回数や換気量によっても酸素濃度が変化する。コンパクトかつ軽量であり，院内から在宅まで幅広く使用される。

☐☐ ③ NPPVの呼気排出方法による違いをそれぞれ述べよ。

▶▶ ③ 呼気ポート：マスクまたは呼吸回路の呼気ポートから常に回路内ガスを排出するbilevel-PAP方式を用いる。リークを活用しているため多少のリークがあっても動作の影響は少ない。
呼気弁：吸気時に弁を閉じ，呼気時に開放し呼気を排出する。マスクが死腔になり二酸化炭素の再呼吸量が増加し，リークがあると著しく応答性や挙動に悪影響を与える。

☐☐ ④ NPPVとIPPVの違いを述べよ。

▶▶ ④ NPPVは侵襲的な外科的処置を必要とせずに使用できる人工呼吸器で，専用のマスクを用いて換気を行う。
IPPVは気管挿管や気管切開といった侵襲的な外科的処置を必要とした人工呼吸管理である。

酸素療法器具のしくみと取り扱いの注意点

相嶋一登

補足

●O₂は薬
　日本薬局方で「酸素」としている。

補足

●呼吸不全を呈する疾患
　喘息，慢性閉塞性肺疾患（COPD），無気肺，気道異物，肺炎，肺出血，急性呼吸窮迫症候群（acute respiratory distress syndrome：ARDS），血管炎，肺塞栓，気胸，胸水，重症筋無力症，ギラン・バレー症候群，心原性肺水腫，非心原性肺水腫，など

補足

●動脈血酸素飽和度の目標値
　SpO₂で94～98％（BTSガイドライン）。

酸素療法とは

　酸素療法は，吸入ガスの酸素濃度を高めることにより，肺胞内の酸素濃度（酸素分圧）を高め，疾患によって低下している動脈血中の酸素分圧を適正化させ，組織代謝を改善させることを目的としている。

　主な適応は呼吸不全を呈する疾患のすべてであるが，低換気型呼吸不全の場合には換気補助の必要性やCO_2ナルコーシスの発生に注意が必要である。

　一般的には患者の口元や鼻腔に酸素を流し，空気と混合させることで吸入酸素濃度の増加を図る方法が用いられる。

　目標とする供給酸素濃度や患者の換気パターン，日常生活活動（activities of daily living：ADL）などにより患者が吸入する酸素濃度が変化するため，使用する器具の特徴を正しく理解する必要がある。

低流量システム

| 鼻カニューラ |

　鼻カニューラは，患者の鼻孔から100％酸素を流す器具である（▶図1）。吸気時には鼻腔にたまった酸素とカニューラから流れてくる酸素が空気と同時に吸い込まれる。

　鼻カニューラは小さくて軽く，患者にとって装着の違和感が少ない。また，口を覆っていないため発声や飲水，食事の妨げにならずADLを阻害しない。

　使用できる酸素流量はおおむね5L/minが上限とされる。5L/min以下でも鼻腔の違和感や疼痛を訴える場合がある。

　成人で安静換気を行っていれば，1L/minの増加で患者の吸入酸素濃度は4％上昇するとされている。しかし患者の換気量が多い場合や口呼吸を行っている場合には，これよりも吸入酸素濃度が低下することがある。

| 単純顔マスク |

　単純顔マスクは，鼻カニューラとともに，よく使用されているタイプの酸素療法器具である（▶図2）。

　酸素流量5L/min以上で使用され，鼻カニューラでは吸入酸素濃度が不十分である場合に使用される。マスク内の二酸化炭素の再呼吸を防止するため，5L/min未満で使用しない[1]。口鼻を覆うため，会話や食事の妨げになる。

図1 鼻カニューラ

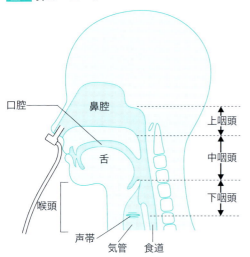

図2 単純顔マスク

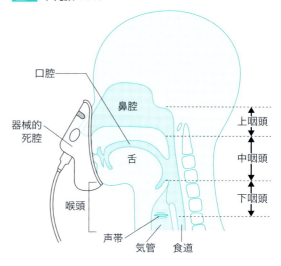

＼POINT!!／

●酸素療法の副作用

高濃度（>60％）の酸素を24時間以上吸入すると，酸素中毒，吸収性無機肺，呼吸抑制，頭痛，手足のしびれなどが発生する。

リザーバ付きマスク（非再呼吸型）

リザーバ付きマスクは，マスクと酸素チューブ接続口の間に一方向弁とリザーバ（容量約600mL）が装着されている。また，マスクの両側にも一方向弁が装着されている。

吸気時には，マスク内が陰圧となり一方向弁①が開き，リザーバ内にたまった酸素が患者に吸入される。患者の呼気時にはマスク内が陽圧となり一方向弁①は閉鎖されるため，酸素チューブを流れる酸素はリザーバ内にたまる。また，マスク両側の一方向弁②は開き，患者の呼気はここから外部に排出される（▶図3，4）。

リザーバにたまった酸素をまとめて吸入することで，高濃度酸素を吸入できる。

図3 リザーバ付きマスク（非再呼吸型）

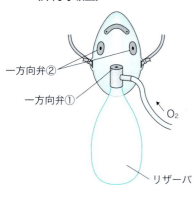

図4 一方向弁の働き

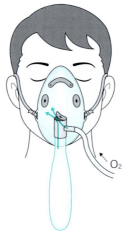

吸気のとき，リザーバの一方向弁①が開き，リザーバ内の酸素を吸入する。

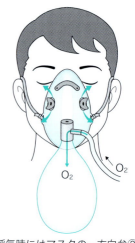

呼気時にはマスクの一方向弁②が開き，呼気を排出する。このときリザーバに酸素がたまる。

■リザーバ付きマスク使用時の注意点

リザーバ付きマスクは一方向弁やリザーバなど複雑な構造であり、これらの構造をよく理解することが必要である。

マスクと顔面に隙間があるとマスク内が陰圧にならず、リザーバについている一方向弁①（▶図3）が開かなくなる。さらに隙間から空気を吸い込むため、患者が吸入するガスの酸素濃度は大きく低下してしまう。そのため、マスクが顔面に密着していることを確認する[2]。

患者の1回換気量が多い場合や頻呼吸である場合には、リザーバ内に十分に酸素がたまらないため、患者が窒息することがある。換気の全サイクルを通じて、リザーバが完全に虚脱しないことを確認する。

> **補足**
>
> 1回換気量500mL、呼吸数30回/min、吸気時間1秒、呼気時間1秒のとき、酸素流量15L/minで流していたとすると、リザーバ内に250mL/minしか酸素はたまらない。
>
> 患者の1回換気量は500mLであるため、250mL不足することになる。

リザーバ付きマスク（部分再呼吸型）

一方向弁①（▶図3）がないもの。患者の呼気はリザーバに逆流するため二酸化炭素を再呼吸する量が増加するが、リザーバ内ガス容量不足による窒息を回避できる。

図5 酸素療法器具（低流量システム）の分類

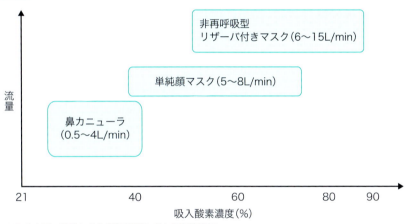

※あくまで、前提とする換気状態は成人の安静換気

オキシマスク™

鼻カニューラは患者が口呼吸を行っている場合には吸入酸素濃度が上がらず、また単純顔マスクを5L/min未満で使用すると二酸化炭素の再呼吸が懸念されていた。

オキシマスク™はマスクに大きな穴があけられており、マスク内に呼気が残りにくく、酸素流量が5L/min未満でも二酸化炭素の再呼吸が起こりづらくなっている（▶図6）。マスクに大きな穴があいているが、酸素吹き出し口に工夫を施しており、酸素がうずまき流で吹き出すため、口鼻周囲に留まりやすくなっている。また、酸素流量を増加させれば、高濃度酸素投与も可能となっている。

図6 オキシマスク™の構造

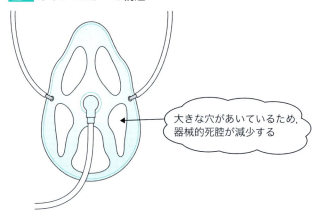

大きな穴があいているため，器械的死腔が減少する

リザーバ付き鼻カニューラ

　鼻カニューラの酸素流出口にリザーバが付いたもの(オキシマイザー®，▶図7)や胸元にリザーバが付いたもの(オキシマイザー®ペンダント)がある。通常の鼻カニューラ使用時と比べて，同程度の酸素濃度を得るために必要な酸素流量は1/3～1/2程度に節約できる。特に在宅酸素療法を受けている患者では，外出時の酸素ボンベ使用可能時間の延長が可能となり，行動範囲の拡大につながるという利点がある。

　リザーバは薄い膜でできており，結露水によりリザーバの機能が果たせなくなることから，加湿器の併用は避ける必要がある。

図7 オキシマイザー®

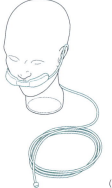

(日本ルフト)

低流量器具は酸素濃縮器と組み合わせて使用でき，簡便に使えるため，在宅でも使用されている

高流量システム

ベンチュリーマスク

　ダイリュータとよばれる部品によって酸素と空気が混合され，規定の酸素濃度に希釈される(▶図8)。患者に流れるガスは酸素流量と混合される空気の総量になり，流量が大きくなる(▶図9)。このような希釈されたガスが高流量で患者に流れる酸素療法器具を「高流量酸素器具」という。目標とする酸素濃度によって，使用するダイリュータを選択することができる(▶表1，図10)。

　特徴としては，患者の換気パターンによって吸入するガスの酸素濃度が変化しにくい，ということである。

補足

●ベンチュリー効果

　ベンチュリー効果とは，気体の流速を高めることで，周囲よりも低い圧力が作り出される現象のことである。医療では酸素の流速を高めることで周囲から空気を引き込み，その空気と混合させて規定の酸素濃度のガスを生成する。これを応用したのがベンチュリーマスクである。

低流量方式では，患者の換気がゆっくりになると，空気の混入する割合が減少するため吸入酸素濃度が増加したが，高流量方式ではあらかじめ希釈されているため，規定以上の酸素濃度に増加することはない。しかし，患者が吸入する流量が大きいとさらに空気が混入し，酸素濃度が低下するため注意が必要である。

高流量方式では患者に大きな流量でガスが供給されるため，口腔鼻腔が乾燥しやすくなることが欠点である。

\ POINT!! /
高流量器具はⅡ型呼吸不全患者に適している。

図8 ベンチュリーマスクの構造

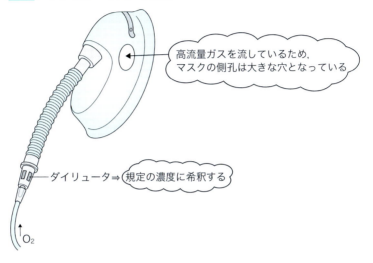

高流量ガスを流しているため，マスクの側孔は大きな穴となっている

ダイリュータ⇒規定の濃度に希釈する

図9 ダイリュータの構造

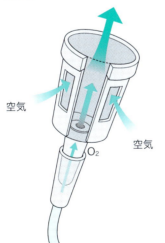

空気

図10 ベンチュリーマスクとダイリュータ

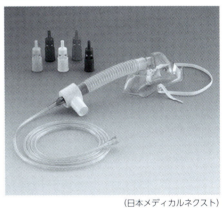

（日本メディカルネクスト）

表1 各種ダイリュータの規定値（▶図10の製品）

	青	黄	白	緑	赤	橙
供給される酸素濃度（%）	24	28	31	35	40	50
酸素流量（L/min）	2	3	4	6	8	12
総流量※（L/min）	52	33	31	33	33	32

※総流量の計算式は後述。

ネブライザ付き酸素吸入器

ネブライザ付き酸素吸入器は(▶図11)、ベンチュリーマスクにネブライザ機能を合わせたものであり、ベンチュリーマスクの欠点である乾燥を防ぐことができる(▶図12)。

図11 ネブライザ付き酸素吸入器

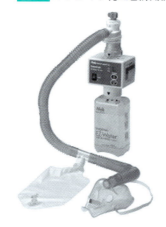

(日本メディカルネクスト)

図12 ネブライザ付き酸素吸入器のしくみ

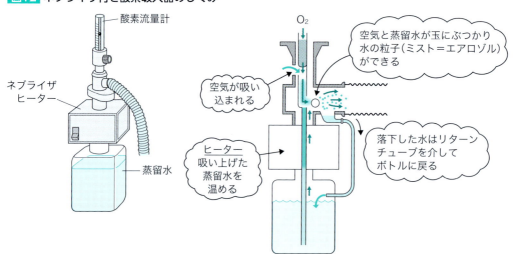

ネブライザ付き酸素吸入器の酸素濃度の調整

酸素濃度はダイヤルを動かすことで調整できる。

規定する酸素濃度で患者がガスを吸入するためには、患者の需要を上回るガス流量(総流量)を送気する必要がある。十分な総流量を得るために、酸素流量を調整する。

成人で安静換気を行っている患者の吸気最大流量は30L/min[※]とされている。そのため、総流量は30L/minを上回る流量が必要となる。総流量の計算式は以下のとおりである。

$$Y = \frac{100-21}{P-21} \times X \cdots\cdots 1)$$

Y：総流量(L/min)、X：酸素流量(L/min)、
P：設定酸素濃度(%)

[※]分時換気量(L/min)の約3倍の値とされる。

> **補足**

● 1)式の導き方

酸素流量をx(L/min),空気の流量をy(L/min)とした場合,酸素の消費量は,

$$x + 0.21y \quad \cdots\cdots\cdots\cdots\cdots\cdots 2)$$

となる。
また,総流量Y(L/min)は,

$$Y = x + y \quad \cdots\cdots\cdots\cdots\cdots\cdots 3)$$

と表せる。
設定酸素濃度P(%)は,2),3)式より,

$$\begin{aligned} P &= \frac{x + 0.21y}{x + y} \times 100 \\ &= \frac{x + 0.21(Y - x)}{Y} \times 100 \\ &= \frac{(100 - 21)x + 21Y}{Y} \end{aligned}$$

両辺にYを掛けて式変形すると,

$$PY - 21Y = (100 - 21)x$$
$$\therefore Y = \frac{100 - 21}{P - 21} x$$

酸素濃縮器の構造と種類

患者が自宅で酸素吸入しながら生活する場合には,酸素濃縮器が用いられる。酸素濃縮器は大気中の酸素を濃縮して患者に高濃度酸素を供給する。空気から酸素を分離する方法には2つある。

膜分離型

酸素の透過性が高い膜を介して,吸引ポンプで空気を引き込むことで酸素を分離する方法である。得られる酸素濃度は40%程度である。

吸着分離型

窒素を吸着する吸着剤に空気を送ることにより,高濃度酸素を得る方法である。患者に供給できるガスの酸素濃度は90%程度である。

最近の酸素濃縮器にはBluetoothを用いて通信機器に接続し,装置の運転状態を遠隔監視ができるようになっている。これにより酸素濃縮器の不具合発生をメーカーが素早く検知できるほか,消耗部品の劣化具合を把握できる。

> **補足**
>
> 在宅酸素療法では,液体酸素を用いる場合もある。

● 文献
1) 日本呼吸器学会肺生理専門委員会・日本呼吸管理学会酸素療法ガイドライン作成委員会：低流量システム．酸素療法ガイドライン，p.29-35，メディカルレビュー，2006．
2) 萬　知子，森山　潔 ほか：非再呼吸式リザーバマスクの装着具合と供給酸素流量が吸入酸素濃度に及ぼす影響―高機能患者シミュレータを用いた研究―．日集中医誌，21：607-613，2014．

まとめのチェック

☐☐ 1	酸素療法の目的と適応疾患を述べよ。	▶▶ 1 肺胞内の酸素分圧を高め，動脈血酸素分圧を適正化させ，組織代謝を改善させることが目的である。呼吸不全を呈するすべての疾患で適応となる。
☐☐ 2	低流量システムの利点・欠点および代表的な器具の名称を述べよ。	▶▶ 2 利点は，簡便に使用できることであり，在宅を含め広く使用されている。欠点は患者の換気パターンの変化で吸入酸素濃度が変動することである。代表的な器具は鼻カニューラ，単純顔マスク，リザーバ付きマスク，オキシマスク™である。
☐☐ 3	高流量システムの利点と欠点を述べよ。	▶▶ 3 利点は，患者の換気パターンによって酸素濃度が変化しにくいこと，特に患者の分時換気量が低下したときに，酸素濃度が上昇しないことである。欠点は原理が複雑であり在宅では使用できないこと，加湿が必要であること，特に成人では50％以上の吸入酸素濃度を安定して供給することができないことである。
☐☐ 4	単純顔マスクを使用する際，酸素流量を5L/min以上で使用しなければならない理由を述べよ。	▶▶ 4 マスクによって付加された器械的死腔にたまった二酸化炭素を多く含む呼気を追い出し，二酸化炭素の再呼吸を防止するため。
☐☐ 5	リザーバ付きマスクが適正に使用されていることを確認するためのポイントを述べよ。	▶▶ 5 患者の吸気時にリザーバがへこむこと，マスクが隙間なく患者の顔面に密着していること，一方向弁が吸気呼気に合わせて適正に作動していること，リザーバが完全に虚脱しないことを確認する。
☐☐ 6	高流量酸素器具使用時において，患者の吸入酸素濃度が規定値より低下するのはどのような場合か述べよ。	▶▶ 6 患者の吸気流量が大きく，総流量が不足する場合。

03 ハイフローシステム

相嶋一登

はじめに

　従来の酸素療法器具で供給できる酸素流量はおおむね15L/minが上限であった。成人では安静換気でも平均30L/minの吸気流量を必要とするため，高濃度酸素を安定して吸入することが不可能であり，高濃度酸素供給は人工呼吸器を装着することでしか，なし得なかった〔「酸素療法器具のしくみと取り扱いの注意点」の項(p.231)参照〕。ハイフローシステム（▶図1）は専用の酸素流量計を用いることで，O_2濃度21〜100％任意で最大60L/minの流量で供給することができ，高濃度酸素を必要とする患者にとっては，人工呼吸器装着以外の治療の選択肢が広がることになった。

図1 ハイフローシステム構成図

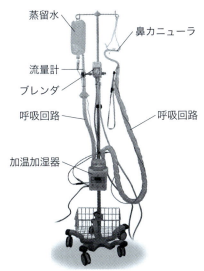

（パシフィックメディコ・資料より引用）

構造

　以下のように，2〜3の構造がある。

ブレンダ型（▶図2）[1]

　酸素と圧縮空気をブレンダにて混合し，目的とする酸素濃度を得るものである。回路抵抗などの変化が生じても酸素濃度やガス流量への影響が少ないが，酸素と圧縮空気の両方の医療ガス設備が必要となる。

図2 酸素ブレンダの内部構造

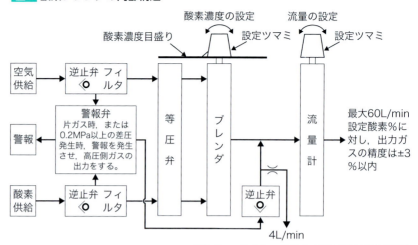

（パシフィックメディコPMB-5000NHF添付文書より引用）

ベンチュリー型（▶図3）

　ベンチュリー効果を用いて，酸素と空気を混合し目的とする酸素濃度を得るものである。空気は室内気を取り込むため，医療ガス設備は酸素があればよい。従って，圧縮空気配管が設備されていない病室でもハイフロー療法が可能となる。しかし，回路抵抗の変化によって酸素濃度や流量が影響を受けることやガス流出に伴う音が問題となる。

図3 ベンチュリー型ガスブレンダの例

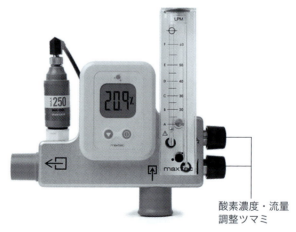

（イノメディックス・資料より引用）

補足

● 人工呼吸器にも酸素吸入モードが搭載

　近年，人工呼吸器に酸素吸入モードが搭載されるようになった。換気機能は停止し，定常流であらかじめ設定した酸素濃度を設定した流量で供給するものである。人工呼吸器からの離脱や抜管後にも使用できることから，呼吸回路を引き続き使用でき，経済的かつ効率的である。換気補助を行うべき患者には使用できない機能なので，取り扱いには十分な注意が必要である。

インターフェイス

鼻カニューラ（▶図4）

　ハイフロー療法で使用する鼻カニューラは必ず専用の製品を使用する。成人用ではS，M，Lの3サイズが販売されている。小児，新生児用は体重に合わせて数多くのサイズが用意されているので，適したサイズを選択する。

　大きさの目安は鼻孔を完全に閉鎖せず，隙間が空いている程度のものが適していると考える。小さすぎるカニューラでは鼻孔との隙間からのガスリークにより鼻咽頭に圧がかからなくなってしまうおそれがある。

図4 鼻カニューラ

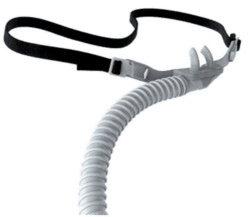

（フィッシャー＆パイケルヘルスケア・資料より引用）

気管切開チューブ接続アダプタ（▶図5）

　従来は人工気道を有する患者に対して酸素療法を行う際，T-ピースにネブライザ付き酸素吸入器（アクアサーム®やインスピロンネブライザー®）を接続していた。ハイフローシステムでは人工気道に接続できるアダプタも販売されており，人工気道を有する患者に対して高濃度かつ高流量で十分に加湿されたガスを供給することが可能になった。

図5 気管切開チューブ接続用アダプタ

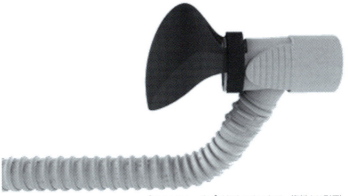

（フィッシャー＆パイケルヘルスケア・資料より引用）

ハイフロー療法の効果と適応

高濃度酸素投与

酸素化障害の原因が拡散障害である場合には，酸素化改善の方策として肺胞気酸素分圧の増加を図る必要がある。ハイフローシステムでは最大で酸素濃度100％，60L/minの供給が可能である。特に拡散障害が原因となっている低酸素性呼吸不全（間質性肺炎など）には有用である。

死腔の二酸化炭素洗い流し

呼気時には鼻腔，咽頭，口腔をガスが高流量で流れるため，このスペースに存在する二酸化炭素を洗い流すことができる[2]。このため肺胞換気量を増加させることができると考えられる。

呼吸仕事量の軽減

患者の吸気時に高流量ガスが流入して陽圧が発生するため，吸気を「後押し」する役割をする。これにより患者の呼吸仕事量が軽減できる。

呼気終末陽圧（positive end-expiratory pressure：PEEP）効果

ハイフローシステムの使用により，鼻咽頭における圧力が陽圧となっていることを示す報告がある[2]。しかし，口が開いているとこの効果は得られない。また，流量や鼻腔と鼻カニューラの大きさの関係によって圧力は大きく変動する。実際に肺容量を増加させるほどの圧力がかかっているかは不明であるが，胸郭インピーダンストモグラフィ（electrical impedance tomography：EIT）によって，肺容量の増加が観察されている[3]。

快適性の向上

従来の酸素療法では，高濃度酸素投与が困難であった[4]ため，高濃度酸素投与を目的とした人工呼吸療法が行われていた。しかし，換気補助や持続的気道陽圧（continuous positive airway pressure：CPAP）が必要なければ，気管挿管や非侵襲的陽圧換気（non-invasive positive pressure ventilation：NPPV）は不要である。ハイフローシステムでは鼻カニューラを装着すればよく，口からの水分摂取や食事，会話が可能となるため，患者の快適性が向上する。

● 文献
1) パシフィックメディコ：PMB-5000NHF添付文書.
2) Nishimura M: High-Flow Nasal Cannula Oxygen Therapy in Adults: Physiological Benefits, Indication, Clinical Benefits, and Adverse Effects. Respir Care, 61(4): 529-541, 2016.
3) Corlay A, Caruana LR, Barnett AG et al: Oxygen delivery through high-flow nasal cannulae increase end-expiratory lung volume and reduce respiratory rate in post-cardiac surgical patients. Br J Anaesth, 107(6): 998-1004, 2011.
4) 萬　知子 ほか：非再呼吸式リザーバマスクの装着具合と供給酸素流量が吸入酸素濃度に及ぼす影響―高機能患者シミュレータを用いた研究―，日集中医誌, 21: 607-613, 2014.

まとめのチェック

□□ 1 ハイフローシステムに必要な医療機器を挙げよ。

▶▶ 1 ブレンダ，加温加湿器，呼吸回路，鼻カニューラが必要である。

□□ 2 ブレンダ型とベンチュリー型の特徴を述べよ。

▶▶ 2 ブレンダ型は回路抵抗の変化によらず供給する酸素濃度，ガス流量が一定であるのに対して，ベンチュリー型では回路抵抗の変化で酸素濃度，ガス流量が変化する。
また，ブレンダ型では酸素，圧縮空気両方の医療ガス配管設備が必要となるが，ベンチュリー型では酸素ガス配管のみの設置で使用可能である。

□□ 3 ハイフローシステムの効果を挙げよ。

▶▶ 3 高濃度酸素投与，死腔の二酸化炭素洗い流し，呼吸仕事量の軽減，PEEP効果，快適性の向上。

04 加温加湿器のしくみと取り扱いの注意点

梶原吉春

はじめに

呼吸管理を行ううえで，なぜ加温加湿が必要であるかというと，医療施設で使用される医療用酸素や圧縮空気は非常に**乾燥したガス**であるためである。人工呼吸器，麻酔器，酸素療法などの医療機器は医療用ガスがなければ作動できないため，作動時にはなんらかの加温加湿器を使用しなければならない。

補足
●医療用酸素

病院内で使用される医療用酸素は，液化ガス貯槽（cold evaporator：CE，▶図1），可搬式液化ガス容器（liquid gas cylinder：LGC，▶図2），高圧ガス容器（酸素ボンベ，▶図3）から供給される[1]。

補足
●圧縮空気

圧縮空気は合成空気（液化酸素と液化窒素の混合で作成）か高圧空気生成装置（コンプレッサで大気を圧縮）で供給される。コンプレッサは大気の汚染や湿度が問題となるため，不純物を取り除くフィルタを利用し，エアードライヤによる除湿も行われている[2]。

POINT!!
●合成空気

合成空気は液化酸素と液化窒素により合成され作られる。合成空気の酸素濃度は22％で，残りの78％は窒素である。

図1 定置式超低温液化ガス貯槽（CE）

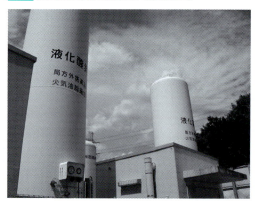

図2 可搬式液化ガス容器（LGC）

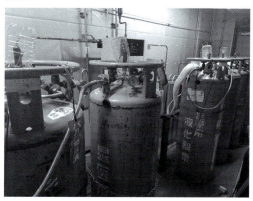

図3 高圧ガス容器（酸素ボンベ）

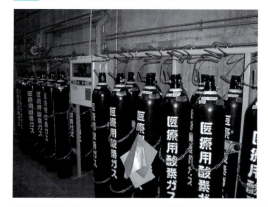

加温加湿を学ぶために必要な温湿度の表記

飽和水蒸気量

　ある温度の気体に水が水蒸気として存在することのできる最大の分圧（水蒸気圧）を飽和水蒸気圧という。飽和水蒸気圧は，温度によって決まる定数である。飽和水蒸気量は，ある温度の気体が含むことのできる最大の水蒸気量のことである（▶表1）[3]。

絶対湿度

　絶対湿度は，その気体中に含まれる実際の水蒸気量で，1気圧で1Lまたは1m^{3}のガス中に何mgまたは何gの水を含んでいるかで表す。単位はmg/Lまたはg/m^{3}である。

表1 温度と飽和水蒸気圧と飽和水蒸気量の関係

温度（℃）	飽和水蒸気圧（mmHg）	飽和水蒸気量（mg/L）
5	6.5	6.8
10	9.2	9.4
15	12.8	12.8
20	17.5	17.3
25	23.8	23.1
30	31.8	30.4
35	41.2	39.6
37	47.1	44.0

（上農喜朗：給湿とネブライザー，臨牀看護，24：901-902，1998．より引用）

相対湿度

　相対湿度とは空気中の水分がどの程度飽和しているかを示す尺度であり，飽和水蒸気量に対する絶対湿度の割合を百分率（％）で表したものである。

補足

　例えば，▶表1を参考にすると，37℃の空気は1L中に最大44mgの水蒸気を含むことができ，実際に44mgの水蒸気を含んでいる場合は，相対湿度が100％となる（▶図4-a）。また同じガス1L中に含まれている水蒸気量が22mgの場合は，相対湿度が50％となる（▶図4-b）。

図4 相対湿度の考え方

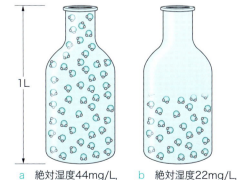

a　絶対湿度44mg/L，相対湿度100％
b　絶対湿度22mg/L，相対湿度50％

（フィッシャー＆パイケルヘルスケア・資料より引用）

補足

健常人の深部体温は37℃であり、この温度での肺内の湿度は相対湿度100%、絶対湿度44mg/Lとなる(例えば肺胞気)。

One Point Advice

人工気道へ供給する吸気ガスは、加温加湿器を用いて温度37℃、相対湿度100%、絶対湿度44mg/Lとすることを目標としている。

補足

呼気時に気管,鼻咽頭で回収される水分と熱は、呼気ガス中の量の1/4といわれている[4]。

健常な人の鼻咽頭から肺における温湿度関係

われわれが生活している自然環境は、気温がマイナス数十℃〜40℃付近、相対湿度は数%〜100%である。その過酷な環境のなかで、人はどのように温湿度をコントロールしているのだろうか。

健常人の換気による温湿度関係

▶図5に仮定例を示す。▶図5は外気温度21℃、相対湿度50%、絶対湿度9mg/Lのガスを吸入した場合の上部気道から気管分岐部までの温湿度の変化である。吸気時のガスは鼻咽頭、気管(▶図5-①)を通過することで水分と熱をもらい、気管支第2分岐前後(▶図5-②)では深部体温である37℃で、かつ水蒸気で飽和した状態となる。呼気時は吸気時の逆で気管、鼻咽頭の順にガスが通過する。このとき気管(▶図5-④)、鼻咽頭へ向かうガスは若干の温度降下を伴うため、気管、鼻咽頭に結露を発生させながら(水分を付着させながら)呼出していく。呼気時に発生した結露が次の吸気時に水分として利用されている。

▶図5から換気による不感蒸泄を求めることができる。吸気ガスの絶対湿度は9mg/Lであり、呼出ガスの絶対湿度は34mg/Lであることから、34mg/L－9mg/L＝25mg/Lが1回の換気で気道から失われる水分量となる。運動により分時換気量が増加している場合は、不感蒸泄も増加しているため気道から失われる水分量も増加する。失われた水分は気道の粘膜下にある血管から補給されるため、体への水分補給も重要となる。

図5 健常人の鼻咽頭、気道での温湿度調整

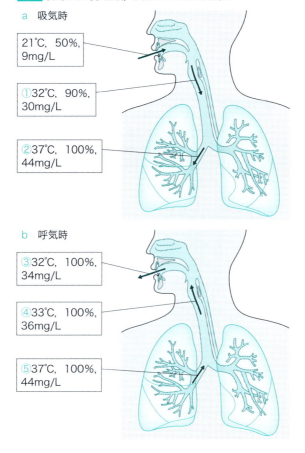

補足

● 分時換気量

1分間に行われる換気の量のことであり、1回換気量×呼吸回数で求められる。運動による組織での酸素消費量の増加に伴い、1回換気量、呼吸回数、心拍出量などが増加し酸素運搬量を調節している。

人工気道を有する患者に対し乾燥ガスで人工呼吸を行った場合の温湿度関係

病院で使用している医療ガスは、配管内の結露を防止し細菌の発生を抑えたり、人工呼吸器などの医療ガスを必要とする機器内部への水分侵入を防ぐ目的で乾燥したガスが供給されている。

▶図6に気管挿管で乾燥ガスによる人工呼吸管理状態の仮定例を示す。吸気時は乾燥ガスのため相対湿度5%、絶対湿度1mg/Lのガスが供給されている。▶図5同様に肺内からの不感蒸泄を計算してみると、吸気ガスの絶対湿度は1mg/Lであり、呼出ガスの絶対湿度は34mg/Lであることから34mg/L−1mg/L＝33mg/Lが1回の換気で肺内から失われる水分量となる。気管チューブの挿入により鼻咽頭、気管がバイパスされているため、気管粘膜下からの水分補給が行われることはない。この状態では肺内から水分が奪われることで数時間後には粘膜線毛運動が停止し、重大な合併症を引き起こす（▶図7）。

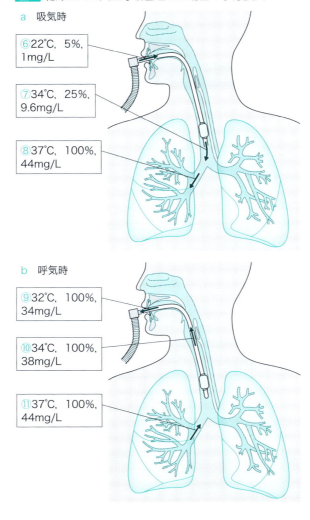

図6 乾燥ガスで人工呼吸管理した場合の水分損失

加温加湿器のしくみと取り扱いの注意点

図7 水分損失における粘膜線毛の状態のイメージ図

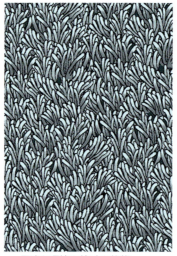
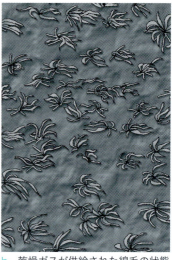

a　最適な環境の線毛の状態　　　　b　乾燥ガスが供給された線毛の状態

粘膜線毛運動機構

　粘膜線毛運動機構は鼻咽頭から呼吸細気管支の範囲で働いている。主な作用として吸気ガスと一緒に運ばれてきた汚染物質を捕捉し，気道に沿って咽頭まで押し上げて嚥下により排出する[5]。線毛の上に水分層，ゲル層があり，水分層は線毛を動きやすくさせる役割をもち，ゲル層で汚染物質を捕捉している。わかりやすく例えると粘着タイプの捕虫器具に害虫が捕まるイメージである。

補足

●粘液運搬速度

　気道上の粘液の運搬速度は年齢や喫煙，慢性気管支炎などの要因により異なる（▶表2）。

表2 粘液の運搬速度と呼吸器系疾患

	年齢 （歳）	粘液の運搬速度 (mm/min)
非喫煙者	19〜28 56〜70	10.1 5.8
喫煙者	21〜28	3.4
慢性気管支炎患者	40〜63	0.7

(Goodman RM et al: Relationship of Smoking History and Pulmonary Function Tests to Tracheal Mucous Velocity in Nonsmokers, Young Smokers, Ex-smokers, and Patients with Chronic Bronchitis. Am Rev Respir Dis, 117: 205-214, 1978. より引用)

加湿器の種類としくみ

人工呼吸器や麻酔器，近年は高流量酸素療法などで加湿器が使用されている。人工呼吸で使用される加湿器は，能動的加湿器（以下，加温加湿器）と受動的加湿器（以下，人工鼻）に大きく分けられる。現在販売されている加温加湿器のほとんどがpass-over型[*1]（▶図8）であり，wick型やbubble diffusion型は使用されなくなった。人工鼻フィルタは機械式人工鼻フィルタ（▶図9）と静電式人工鼻フィルタ（▶図10）に大きく分けられる。人工鼻の詳細については「人工鼻のしくみと取り扱いの注意点」（p.257）を参照。

用語アラカルト

*1 pass-over型
pass-over型を日本語にすると，蒸留水表面通過型である。

図8 各社pass-over型加温加湿器

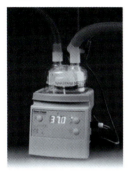
（フィッシャー＆パイケルヘルスケア）

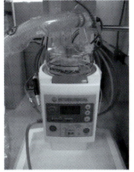
（インターサージカル）

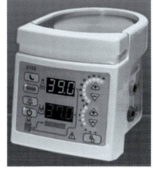
（バディメディカルテクノロジー）

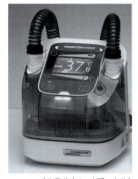
（ハミルトンメディカル）

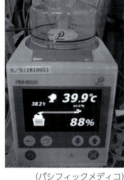
（パシフィックメディコ）

POINT!!

●高流量酸素療法
高流量酸素療法は鼻カニューラを用いて，酸素濃度21〜100%，酸素流量30〜60L/minの高流量を流すことで，死腔の洗い流し効果，上気道の保湿，軽度の呼気終末陽圧（positive end-expiratory pressure：PEEP）効果，安定した酸素濃度ガスの供給が期待できる酸素療法の一つである。

図9 機械式人工鼻フィルタ（HME-F）

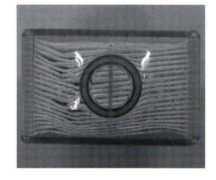
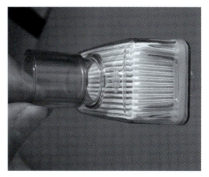

補足

● **能動的加湿器**

能動的加湿器とは，加温加湿を行うためにヒーターからの熱と滅菌精製水からの水分を供給する装置である。これに対し，受動的加湿器とは装置自体からは熱や水分の供給は行わず，患者の呼気中に含まれる熱と水分を利用する装置である。

図10 静電式人工鼻フィルタ（HME-F）

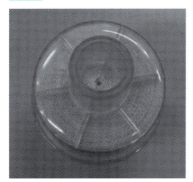
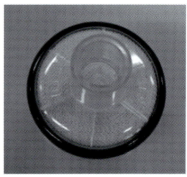
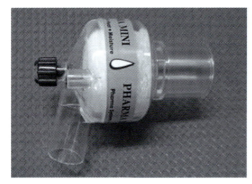

補足

● **pass-over型加温加湿器の温度設定法**

manualで設定するか，メーカーによってはauto-modeを利用できる。auto-modeでは，チャンバ出口温度が37℃，吸気回路出口温度が40℃（機種によっては39℃）に設定されている。37℃から＋2～3℃加温している理由は，温度降下による吸気回路内の結露を防止するためである。

POINT!!

● **pass-over型加温加湿器の温度コントロール**

温度センサの差し込みが浅く不十分だったり，接続忘れが生じた場合，実際のガス温度より低く測定してしまい，ヒータープレートやヒーターワイヤアダプタの出力が高くなり，気道熱傷を起こす可能性がある。従って，温度センサは重要な役割を果たしている。

pass-over型の加温加湿のしくみ（▶図11）

加温加湿器本体のヒータープレートに滅菌精製水を入れた加温加湿チャンバをセットし加温することでチャンバ内を高温高湿度の状態にし，人工呼吸器からの送気ガスが加温加湿チャンバ内を通過することで加温加湿する[6]。ストーブの上にやかんをのせてお湯を沸かしているイメージである。加温加湿チャンバで温められたガスをチャンバ出口の温度センサ（▶図12-①）と吸気回路出口の温度センサ（▶図12-②）で計測することにより，吸気ガスの温度がコントロールされている。

pass-over型加温加湿器は呼吸回路の吸気側に組み込む。

図11 pass-over型の加温加湿のしくみ

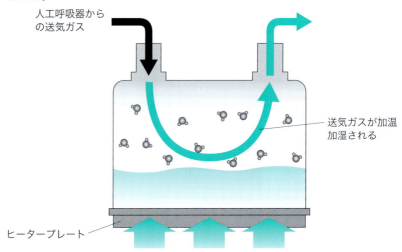

図12 pass-over型加温加湿器の温度コントロール

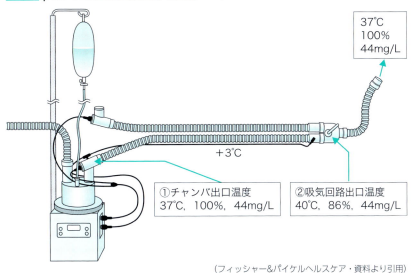

①チャンバ出口温度
37℃, 100%, 44mg/L

②吸気回路出口温度
40℃, 86%, 44mg/L

37℃
100%
44mg/L

+3℃

(フィッシャー&パイケルヘルスケア・資料より引用)

加温加湿器の利点・欠点

加温加湿器の利点(人工鼻と比較して)

加温加湿性能がよいこと，ネブライザと併用が可能であること，死腔がないこと，フィルタ抵抗がないこと，新生児領域でも使用できることなどが挙げられる。

加温加湿器の欠点(人工鼻と比較して)

温度センサやヒーターワイヤアダプタ*2を必要とするため呼吸回路が複雑であること，電源・滅菌精製水が必要であること，うつ熱*3，過剰加湿，回路誤接続，回路内結露が起きやすいことなどが挙げられる。

人工鼻の利点(加温加湿器と比較して)

回路が簡略化できる(温度センサ類，ウォータートラップ，滅菌精製水，電源などが不要)こと，回路誤接続がないこと，回路内結露が少ないことなどが挙げられる。

人工鼻の欠点(加温加湿器と比較して)

加温加湿不足が生じやすいこと，死腔・フィルタ抵抗が発生すること，ネブライザとの併用ができないこと，閉塞の可能性があること，環境温度の影響を受けやすいこと，新生児領域で使用できないことなどが挙げられる。NPPVでは使用できない。

副作用と注意点

加温加湿器，人工鼻を使用するときに起こりうる副作用と注意点[8]を▶表3にまとめた。

用語アラカルト

*2 ヒーターワイヤアダプタ
加温加湿器の使用中は呼吸回路内の結露防止を目的に回路内にヒーターを入れてある。ヒーターワイヤアダプタはそのヒーターに電力を流すためのケーブルのことである。

*3 うつ熱
経皮的または換気による体熱放散が阻害され，体内に熱がうっ積することで発生する体温上昇。

表3 加温加湿器，人工鼻を使用するときに起こりうる副作用と注意点

	加温加湿器	人工鼻
細菌汚染	+	+
加温加湿不足	+	++
過剰加湿	+	−
気道粘膜熱傷	+	−
うつ熱	+	−
吸気抵抗増加	−	+
機械的死腔	−	+
喀痰付着による抵抗増加	−	+
回路外れ（ガスリーク）	+	+
回路誤接続	+	−
温度モニタの誤り	+	−
滅菌精製水の誤注入	+	−
空焚き（水の補充忘れ）	+	−
感電・漏電	+	−

＋：起こりうる，＋＋：非常に起こりうる，−：ない
（磨田 裕: 気道確保と気道管理. 救急医学, 22: 1174-1177, 1998. より改変引用）

加温加湿器の取り扱いの注意点

　加温加湿器は電源・温度センサ・滅菌精製水・ヒーターワイヤアダプタが必要であり，回路構成が複雑なため呼吸回路のセッティング間違いなどのヒューマンエラーが多発しているので，チェックリストによる点検を必ず実施する。

　冷房が呼吸回路に直接当たっている場合や冬にベッドが窓際に置かれている場合，呼吸回路や加温加湿チャンバが冷やされて，吸気ガスが設定された温度に到達しない場合がある（▶図13）。逆に呼吸回路や加温加湿チャンバに暖房や直射日光が当たる場合や，人工呼吸器から送気されるガス温が高い場合は温度センサが熱の影響を受け，ヒータープレートの出力を上げなくとも吸気ガスが設定温度まで上昇するため加湿不足になることがある[9]（▶図14）。このような場合は加温加湿器本来の性能を正しく発揮できないので，医療者が使用環境を改善しなければ加温加湿不足が発生してしまう。

\POINT!!/
●加温加湿器のインシデント事例
能動的加湿器のインシデントで目立つ事例としては，「加温加湿不足，電源入れ忘れ，電源消し忘れ，温度センサ付け忘れ，精製水切れ，人工鼻との併用」が挙げられる。

図13 回路や加温加湿チャンバの冷却

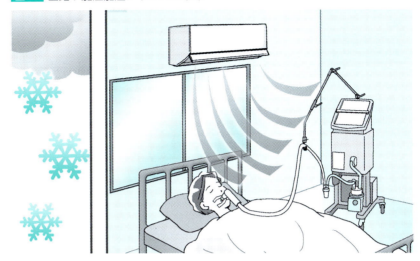

図14 温度センサへの直射日光や暖房の影響

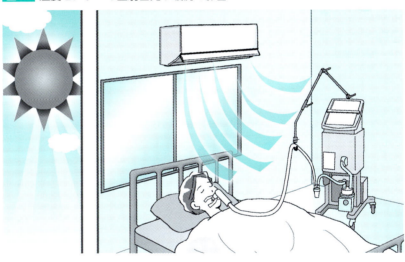

　新生児の呼吸管理で使用される換気モードで高頻度換気モードがある。人工呼吸器の機種によって高頻度を発生させる動作原理が異なるが，このモードではどの機種でも加温加湿不足が発生することがあるのでYピースやカテーテルマウント内の観察が重要となる[10]。

　保育器で人工呼吸器を使用する場合は，保育器内の環境温度により吸気回路出口温度センサの位置を考慮しなければならない。エビデンスに基づいた温度設定はないが，保育器内温度が32〜33℃程度であれば温度センサを保育器内に入れてもよいとされている[10]。温度がこれ以上高い場合は保育器の外に置かないと加温加湿不足が生じる（▶図15）。

加温加湿器のしくみと取り扱いの注意点

\POINT!!/

●新生児に対する加温加湿

新生児は体温調整が十分にできないことや,特殊な治療器,モニタを使用することがあるため,成人以上に治療環境に注意し,加温加湿を考える必要がある。

図15 保育器内の設定温度による温度センサ位置

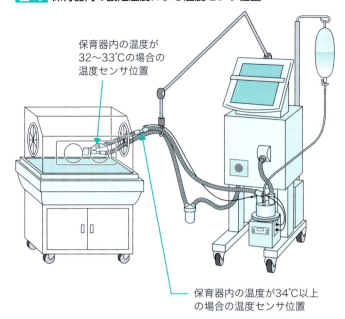

保育器内の温度が32〜33℃の場合の温度センサ位置

保育器内の温度が34℃以上の場合の温度センサ位置

用語アラカルト
＊4 光線治療器
光線治療器は,黄疸の治療に使用される装置であり,光エネルギーの光化学反応を利用し,ビリルビンを水溶性に変え,胆汁に排泄させるために使用している。

光線治療器[*4]を使用する場合は,輻射熱の影響を受けて回路出口温度が上昇し,ヒーターワイヤの出力を下げてしまい加温加湿不足が生じる。対処として温度センサ部をアルミ箔で覆う(▶図16)。ただし,アルミ箔を温度センサに巻き付けてはならない。

図16 光線治療器の対処

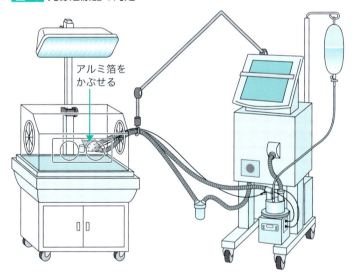

アルミ箔をかぶせる

加温加湿チャンバ内の滅菌精製水が空になる前に警報が鳴る加温加湿器はハミルトンメディカル社製HAMILTON-H900(▶図17)のみである。ほかの加温加湿器は警報がないため,滅菌精製水の管理にも注意を払う必要がある。

図17 HAMILTON-H900

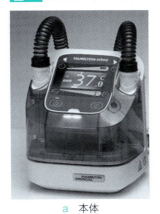
a　本体

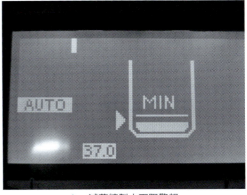
b　滅菌精製水下限警報

(ハミルトンメディカル)

　加温加湿を考慮しない人工呼吸管理は患者に害を与え，さらには離脱を遅らせることとなるため，加温加湿器や人工鼻の特徴と注意点を十分に理解したうえで使用しなければならない。

● 文 献
1) 武田純三, 長田大雅ほか 編: 医療ガス 知識と管理, 教育・実践のガイドライン, p.29-48, 真興交易(株)医書出版部, 2011.
2) 武田純三, 長田大雅ほか 編: 医療ガス 知識と管理, 教育・実践のガイドライン, p.71-75, 真興交易(株)医書出版部, 2011.
3) 上農喜朗: 給湿とネブライザー, 臨牀看護, 24: 901-902, 1998.
4) Walker JE, Wells RE Jr, Merrill EW: Heat and Water Exchange in the Respiratory Tract. Am J Med, 30: 259-267, 1961.
5) Sleigh MA, Blake JR, Liron N: The Propulsion of Mucus by Cilia. Am Rev Respir Dis, 137: 726-741, 1988.
6) 梶原吉春: 勉強会にそのまま使える！ ME機器ベーシックテキスト (第3回) 加温加湿器, 呼吸器ケア, 8: 890-897, 2010.
7) 梶原吉春: 専門臨床工学 テキスト 呼吸治療編, 第2版, p.44-88, 公益社団法人 日本臨床工学技士会, 2014.
8) 見目恭一 編: 臨床工学技士 イエロー・ノート 臨床編, p.35-37, メジカルビュー社, 2013.
9) Lellouche F, Taillé S, Maggiore SM, et al: Influence of ambient and ventilator output temperatures on performance of heated-wire humidifiers. Am J Respir Crit Care Med, 170: 1073-1079, 2004.
10) 松井 晃: 赤ちゃんにやさしい使い方がわかる 新生児ME機器サポートブック, メディカ出版, p.73-88, 2005.

まとめのチェック

☐☐	1	生体が必要とする加温加湿器の温湿度設定を述べよ。	▶▶ 1	温度37℃，相対湿度100％，絶対湿度44mg/L。
☐☐	2	加温加湿器の短所を述べよ。	▶▶ 2	人工鼻使用時と比較すると，呼吸回路が複雑で，電源・滅菌精製水が必要であることが挙げられる。また，気道熱傷，うつ熱が起こりやすい。
☐☐	3	粘膜線毛運動機構の役割を述べよ。	▶▶ 3	汚染物質を捕捉し，気道に沿って咽頭まで押し上げて嚥下により排出する。線毛の上に水分層，ゲル層があり，水分層は線毛を動きやすくさせる役割をもち，ゲル層で汚染物質を捕捉している。
☐☐	4	加温加湿器の利点を述べよ。	▶▶ 4	死腔がない，加温加湿性能が人工鼻よりもよい，ネブライザが併用できる，フィルタ抵抗がない，新生児領域でも使用できる。NPPVでも使用できる。
☐☐	5	加温加湿器に必要なものを挙げよ。	▶▶ 5	電源，温度センサ，ヒーターワイヤアダプタ，滅菌精製水。
☐☐	6	加温加湿器の使用時に加温加湿不足となる要因を挙げよ。	▶▶ 6	環境温度，高頻度換気モード，光線治療器や保育器の使用。

05 人工鼻のしくみと取り扱いの注意点

青木宏介

目的・原理[1]

人工鼻（heat and moisture exchanger：HME）はプラスチック製の筐体で，内部は繊維，紙，スポンジなどの素材で構成され，人工呼吸器回路のYピースと気管チューブの間に取り付ける。

その素材は呼気に含まれる水分と熱を一時的に捕捉・貯留して，吸気の際にその水分と熱を戻し，吸気ガスの加湿を行う（▶図1）。

使用時間の経過に伴い，人工鼻の水分貯留量が増加し気道抵抗が増加するため，24時間もしくは48時間（一部の商品）ごとの交換が推奨されている。

図1 人工鼻の吸気・呼気の原理

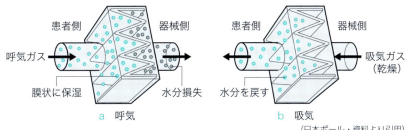

a 呼気　　b 吸気

（日本ポール・資料より引用）

補足
人工鼻の交換頻度は，添付文書に記載されている時間もしくは汚染時である。

補足
加温加湿器は能動的加温加湿器，人工鼻は受動的加温加湿器である。

人工鼻の利点[2,3]

人工鼻では人工呼吸器回路の接続箇所を少なく簡便にすることが可能なため，管理が容易となる。また，人工呼吸器回路内に結露が発生しないため，ウォータートラップが不要となり，人工呼吸器回路のリークや回路汚染が軽減できる。人工鼻の利点は▶表1のとおりである。

表1 人工鼻の利点

1. 人工呼吸器回路が簡便化できる
2. 人工呼吸器回路内に結露がほとんど発生しないため，回路内結露による汚染が軽減できる
3. フィルタ機能付き人工鼻であれば，人工呼吸器本体から患者への感染や，患者から大気中への流出による二次感染を防止できる
4. 患者搬送時に使用できる

補足
全身麻酔管理中は人工鼻を使用することが多い。

補足
人工呼吸器装着中に検査等で搬送がある場合は，搬送用人工呼吸器に電源が不要である人工鼻を使用する。

人工鼻の使用を避けるべき症例[3]

人工鼻は機械的死腔や気流抵抗があるため，換気量が少ない場合は，死腔量が影響して$PaCO_2$の上昇をきたす。肺水腫や気道出血などでは，気管内分泌物が多いために分泌物が人工鼻まで達し人工鼻の膜に付着することにより，膜の抵抗が上昇もしくは閉塞する可能性があるため注意が必要である。

非侵襲的陽圧換気（non-invasive positive pressure ventilation：NPPV）は，intentional leak[*1]がマスク内にあることから，人工鼻での加湿は不適切とされている。人工鼻の使用を避ける症例は，▶表2のとおりである。

用語アラカルト
*1 intentional leak
マスクの呼気ポートからの意図的なリークのこと。

補足

人工鼻の機械的死腔は成人サイズで50mL程度，気流抵抗は1.3〜4.0cmH_2O/L/sec[4]とされている。

補足

人工鼻は，カフなし気管チューブを使用する小児の場合が禁忌とされている。

＼POINT!!／

▶表1，2の内容をしっかりおさえておこう。

表2 人工鼻の使用を避ける症例

1.	人工鼻の抵抗，死腔が無視できない場合	自発呼吸モード時や高二酸化炭素症による抵抗や死腔の影響を受けるため
2.	気道分泌物が人工鼻まで達する場合	泡沫痰を吹き出す肺水腫や気道出血による人工鼻閉塞が起こるため
3.	肺・気道から大量のガスリークがある場合	気管支胸膜瘻やカフなしチューブ使用により呼気時の水分と熱を人工鼻で捕捉・貯留ができないため
4.	人工鼻での加湿不十分な場合	
5.	人工鼻重量の保持が困難な場合	
6.	その他	換気量増大（10L/min以上）や低体温（＜32℃）時に加湿能力や絶対湿度が低下する

フィルタ機能付き人工鼻[2]

　フィルタ機能付き人工鼻（heat and moisture exchanger filter：HME-F）とは細菌やウイルス除去機能を有した人工鼻のことである。静電式フィルタと機械式フィルタがある（▶表3）。

　結核などの空気感染の危険がある場合は，フィルタ機能付き人工鼻は感染予防に対して利点の一つでもある。

表3 静電式フィルタと機械式フィルタの特徴

種類	特徴
静電式フィルタ	・プラスかマイナスに帯電している細菌類を，繊維の極性を利用して，静電気で引き寄せ捕捉する ・軽量，小型である
機械式フィルタ	・網目の細かさにより細菌を捕捉する ・重く，大きい

加湿補助装置（HMEブースター®）[5,6]

　人工鼻のみでは加湿不足である場合は，HMEブースター®（トータルメディカルサプライ，▶図2）を回路に加えることで不足分を補うことができる。特定の人工鼻のみ使用可能である。ただし，多くの臨床現場で使用されていないのが現状である。

　人工鼻と気管チューブの間に取り付けたブースターで，給水ラインから供給される精製水を加熱し，水蒸気を回路内へ付加して相対湿度を上昇させる。給水量は3mL/h程度ではあるが，気化量は温度が低く湿度が高いと少なく，温度が高く湿度が低ければ多くなり，自動的に調整される。

図2 HMEブースター®

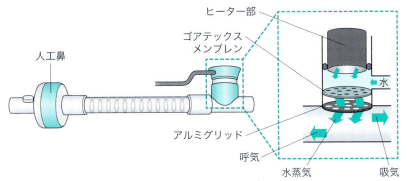

精製水はヒーター部で加熱され水蒸気となり、ゴアテックス®メンブレン（水蒸気透過膜）を通過し、呼吸回路内に供給する。熱を回路内へ放散する役目をアルミグリッドが行う
（トータルメディカルサプライ・資料より一部改変引用）

在宅人工呼吸療法

人工鼻回路は加温加湿回路と比較して、人工呼吸回路の付属品が少なく、加温加湿器の電源入れ忘れや加湿チャンバの空焚きなどのトラブルがないなど利点がある一方で、加湿不足となる場合があるため、在宅患者にとって人工鼻と加温加湿器のどちらが望ましいのか評価する必要がある。在宅人工呼吸導入時には、気道加湿の手段として加温加湿器と人工鼻の利点、欠点を踏まえて選択する。

人工鼻使用中の適切な加湿[3]

人工呼吸器装着患者を観察する際は、適切に加湿できているのかを定期的に観察しなくてはならない。評価項目は▶表4のとおりである。

表4 加湿の評価項目

1. 喀痰が軟らかくなっていること
2. 吸気回路終末部に配置した温度モニタで適温（35〜39℃）になっていること
3. 吸気回路末端付近で内面に結露していること
4. 気管チューブ内壁に結露、水分があること
5. 気管内吸引カテーテルが気管チューブにスムーズに入ること

※人工鼻使用下では1、4、5を指標にする

人工鼻の注意点

人工鼻の位置は患者より上方に位置するように固定し、吸入気の温度が低下しないように空調からの送風が人工鼻に直接当たらないようにする。人工鼻の注意点は▶表5のとおりである。

補足

呼吸回路内が常に高い相対湿度の状態で、36℃以内の温度を維持できる。そのため人工鼻の使用を避けるべき症例である低体温症例に対しても有効である。

補足

気管切開を行っている在宅人工呼吸器装着患者に対して、以下の診療報酬[7]を算定できる。
・気管切開人工鼻指導加算　900点
・気管切開患者用人工鼻加算　1,500点

補足

人工鼻での加湿が不十分な際には、通常の加温加湿器に変更する必要がある。

表5 人工鼻の注意点

1. 人工鼻の膜が目詰まりを起こしたことによる気道内圧の上昇ならびに換気量低下
   - (ア) 人工鼻と加温加湿器の併用（▶図3）
   - (イ) 人工鼻の気道分泌物付着
   - (ウ) 人工鼻装着中のネブライザや定量噴霧式吸入器（MDI）での薬剤投与
2. 人工鼻からのリークによる換気量低下
   - (ア) 人工鼻の破損
   - (イ) 人工鼻に付属しているサンプリングポートの接続不良

MDI：metered dose inhaler

図3 人工鼻と加温加湿器の併用禁止

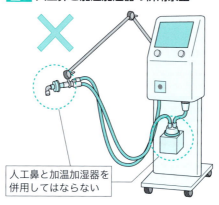

人工鼻と加温加湿器を併用してはならない

人工鼻と加温加湿器の比較[3]

人工鼻の使用期間は，American Association for Respiratory Care（AARC）ガイドラインでは96時間以内の使用を推奨しているが，米国のNational Institutes of Health（NIH）では24時間以内とされている[8]。

加温加湿性能は加温加湿器が優れているが，人工鼻の特徴を理解して各施設の基準で選択することが望ましい（▶表6）。

表6 人工鼻と加温加湿器の性能の違い

加湿方法	絶対湿度[*2]（1回換気量 500mL）
人工鼻	30〜35mg/L 程度
加温加湿器	44mg/L（吸入気温度 37℃）

用語アラカルト

*2 絶対湿度
単位体積当たりの水蒸気含有量（mg/L）である。相対湿度は，飽和水蒸気量に対して含まれている実際の水蒸気量の割合（%）である。

● 文献
1) 石井一成：人工鼻フィルター—加温・加湿のしくみ—．人工呼吸，21: 1-7, 2004.
2) 梶原吉春：勉強会にそのまま使える！ ME機器ベーシックテキスト（第4回）人工鼻．呼吸器ケア，8: 991-997, 2010.
3) 磨田 裕：加温加湿器と人工鼻—吸気を自然呼吸に近付けるために—．Clinical Engineering, 25: 536-554, 2014.
4) 山崎功晴：人工呼吸における加温・加湿の実際．呼吸ケア，5: 940-949, 2007.
5) 磨田 裕：加温加湿と気道管理 人工気道での加温加湿をめぐる諸問題．人工呼吸，27: 57-63, 2010.
6) 宮地哲也：加温加湿 ②人工鼻，Clinical Engineering, 27: 310-313, 2016.
7) 医学通信社 編：診療点数早見表 2016年4月版，医学通信社，2016.
8) 宮尾秀樹：加温加湿器か人工鼻か？ 人工呼吸療法における30の謎（安本和正，小谷 透 編），p.104-110, 克誠堂出版，2011.

まとめのチェック

☐☐	1	人工鼻の原理を説明せよ。	▶▶ 1	呼気に含まれる水分と熱を一時的に捕捉・貯留して，吸気の際にその水分と熱を戻し，吸気ガスの加湿を行う。
☐☐	2	人工鼻の使用を避けるべき症例を挙げよ。	▶▶ 2	▶表2参照。
☐☐	3	人工鼻の取り付け位置を述べよ。	▶▶ 3	気管チューブとYピースの間。
☐☐	4	フィルタ機能付き人工鼻の種類を述べよ。	▶▶ 4	静電式フィルタと機械式フィルタ。
☐☐	5	人工鼻使用中の適正加湿とはどのような状態であるか述べよ。	▶▶ 5	▶表4参照。
☐☐	6	人工鼻による加湿不足と考えられる場合の対応を述べよ。	▶▶ 6	加温加湿回路に変更する。
☐☐	7	人工鼻の交換頻度を述べよ。	▶▶ 7	24時間（またはメーカー推奨時間）ごとの交換，もしくは喀痰などで汚染された場合はその都度の交換が推奨されている。
☐☐	8	薬剤をネブライザで投与する際，人工鼻を取りはずす理由を述べよ。	▶▶ 8	薬液が人工鼻フィルタに付着し，抵抗の上昇や閉塞を起こすため。

人工鼻のしくみと取り扱いの注意点

06 パルスオキシメータのしくみと取り扱いの注意点

畑中祐也

パルスオキシメータとは

臨床では，換気の不安定な患者の指へ，柔らかい洗濯ばさみのようなセンサを取り付けることがあり，それがパルスオキシメータである。

パルスオキシメータは，血中ヘモグロビンのうち何パーセントが酸素と結合しているのかを光学的に測定できる機械である。最近では非常に小さな機器もあり，急性期医療だけではなく慢性期や在宅医療の現場でも使用される（▶図1）。

補足
パルスオキシメータはほぼ無侵襲で測定値を得られることが最大の利点である。そのため，臨床では頻用されるモニタリング機器の一つである。

補足
パルスオキシメータは日本の青柳卓郎氏の発明である。

図1 小さなパルスオキシメータ

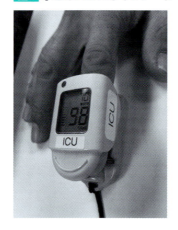

パルスオキシメータの使い方

パルスオキシメータは非常に簡便な操作により測定値を得ることが可能となっている。多くの場合，洗濯ばさみ様のセンサで指を挟み，本体の電源を投入するだけで測定値が表示される（▶図2）。機器によってはセンサによって得られる脈拍数や脈圧の波形が描出される場合もある。

図2 パルスオキシメータ

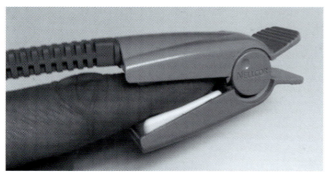

a　クリップ式のセンサ

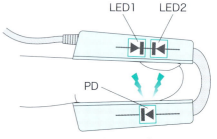

b　パルスオキシメータプローブの構造
LED：light emitting diode（発光ダイオード）
PD：photo diode（フォトダイオード）

（b図：3学会合同呼吸療法認定士認定講習会テキスト2016, p.421. より引用）

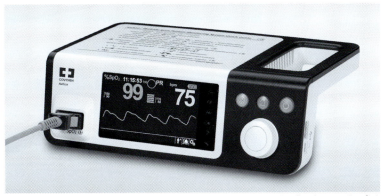

c　本体　　　　　　　　　　　　　　　　　　　　　　　　（コヴィディエン ジャパン）

　センサ形状は上述のタイプのほかに，体動などによって容易にはずれないようにするためのテープ型や，鼻梁や耳朶，前額部へ貼付する形状のものもあり，患者の状態や手術手技，手指での測定が困難な場合など，状況によって使い分けられる（▶図3）。

図3　さまざまなセンサ

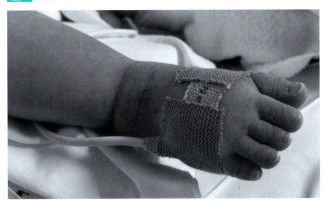

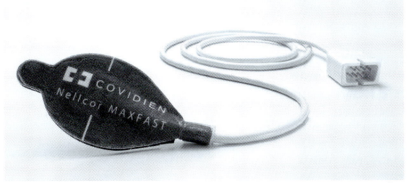

（コヴィディエン ジャパン）

用語アラカルト

＊1 酸素飽和度

酸素飽和度とは，血液中のすべてのヘモグロビンのうち，酸素と結合したヘモグロビン（酸素化ヘモグロビン）の割合を示す値である。酸素と結合していないヘモグロビンは，脱酸素ヘモグロビンとよばれる。

SpO_2：arterial oxygen saturation of pulse oximetry
SaO_2：arterial oxygen saturation
$ScvO_2$：central venous oxygen saturation

補足

脈波由来をSpO_2，動脈血由来をSaO_2としており，メトヘモグロビンなどの異常ヘモグロビンが血中に増加した場合に両者の値は乖離するが，正常状態では近似する。

補足

標準酸素解離曲線では，PaO_2が100Torr近くになるとSpO_2はほぼ100％となり，ほとんど変化しなくなる。
また，SpO_2：90％の場合ではPaO_2：60Torrとなり，SpO_2がそれ以下になるとPaO_2の値は急激に低下する。

▼One Point Advice

臨床では標準酸素解離曲線で設定された値とは違う条件である場合も多数ある。実際の患者のSpO_2とPaO_2の関係は体温，pH，PCO_2，2,3-DPGの影響を受けることを理解しておこう。

SpO_2とは

経皮的動脈血**酸素飽和度**＊1のことを指し，特にパルスオキシメータによって測定されたものについてはパルスオキシメータ（pulseoximeter）のPをとって，SpO_2と表記される（▶図4）。採血した動脈血を使用して測定した場合には，SaO_2と表記される。

$$酸素飽和度 = \frac{[酸素化ヘモグロビン]}{[酸素化ヘモグロビン]+[脱酸素ヘモグロビン]} \times 100(\%)$$

図4 酸素飽和度のイメージ

図には10個のヘモグロビンを描いている。この場合，10個のうち9個のヘモグロビンが酸素化されているので，SpO_2＝90％となる。

SO_2とPO_2の関係

動脈血酸素分圧（PaO_2）とSpO_2の値には一定の関係性があり，横軸をPO_2，縦軸をSO_2としたグラフを作成するとS字状のカーブを描くが，これが酸素解離曲線である（▶図5）。特にpH：7.4，体温：37℃，動脈血二酸化炭素分圧（$PaCO_2$）：40Torrの条件下でのものは標準酸素解離曲線とされ，SpO_2からPaO_2を推測できる。

図5 酸素解離曲線

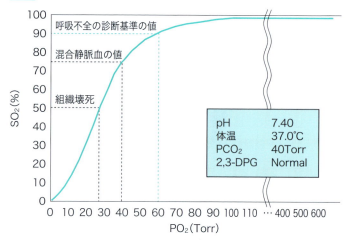

（コヴィディエン ジャパン・資料より引用）

パルスオキシメータでわかること

SpO₂は，全ヘモグロビンのうち酸素化ヘモグロビンの割合を示す指標であり，肺による酸素化能を表す。従って，呼吸不全の診断などに利用される。また，酸素療法や非侵襲的陽圧換気(non-invasive positive pressure ventilation：NPPV)，人工呼吸管理の効果の判定にも使用される。

また脈拍を測定することもできる。

> **補足**
> 呼吸不全の定義はPaO₂：60Torr以下であるので，標準酸素解離曲線ではSpO₂：90%となる。パルスオキシメータの測定値を用いて呼吸不全の診断を補助することができる。

> **用語アラカルト**
> *2 吸光度
> 電磁波を吸収する程度を吸光度とよぶ。

測定原理

パルスオキシメータは電磁波のうち，波長が660nm近傍の赤色光と940nm近傍の赤外光を用いる。すべての分子は特定の波長の電磁波を吸収するが，酸素化ヘモグロビンと脱酸素ヘモグロビンでは吸光度*2に差異がある(▶図6)。これらの吸光度の差異により，血液中の酸素化ヘモグロビンと脱酸素ヘモグロビンの比率を推定できるので，SpO₂を測定することができる。また，吸光度は容積に相関するため，吸光度の変化から脈波を検出することができる。

図6 酸素化ヘモグロビンと脱酸素ヘモグロビンの吸光度

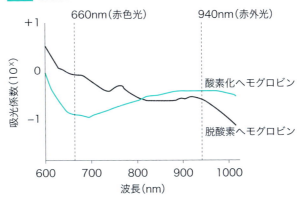

パルスオキシメータにおける測定トラブル

パルスオキシメータの測定には，以下の因子が影響を与えるため，測定時には注意を要する。

①測定部の灌流不全

パルスオキシメータでの測定は十分な血液循環があり，脈波を検出できることが前提条件であるが，センサを取り付ける部位はいずれも末梢血管であり，低体温や薬剤などの外部要因によって容易に収縮する。また心臓の機能が低下した場合でも，測定部位に血液が流れず，測定不能となる。

補足

灌流不全の場合は正常波形（▶図7）が描出されないため，波形の観察が重要となる。

図7 パルスオキシメータで検出される脈波の正常波形

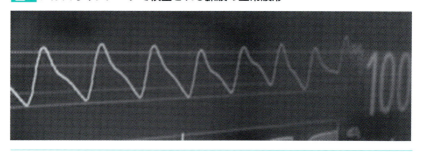

②マニキュアなど

マニキュアや爪の汚れなどで，パルスオキシメータから照射される光の透過が阻害される。

③異常ヘモグロビン

一酸化炭素中毒などを原因とする一酸化炭素ヘモグロビン，薬物などを原因とするメトヘモグロビンなどの異常ヘモグロビンは吸光度に影響を与える。

④血中の色素

血液中にインドシアニングリーンなどの色素が混在している場合，これらの色素が吸光度に影響を与える。

⑤外部の光

センサと皮膚の隙間へ外部から光が入った場合，受光部が影響を受ける。

\ POINT!! /

パルスオキシメータは「発光部」と「受光部」で構成される装置で，「吸光度」から値を求める。そのため，それらを阻害する因子が測定トラブルの原因となる。

● 文 献

1) 小坂　誠, 吉田　愛, 大江克憲：パルスオキシメータの原理. 日本集中治療医学会誌, 23: 625-631, 2016.
2) 日本呼吸器学会：Q＆A パルスオキシメータハンドブック, 2014.
   https://www.jrs.or.jp/uploads/uploads/files/guidelines/pulse-oximeter_medical.pdf（2016 年 12 月閲覧）
3) 沼田克雄 監, 渡辺　敏, 安本和正 編：新版 人工呼吸療法, 秀潤社, 1996.

まとめのチェック

☐☐	1	SpO_2を測定できる人体の部位を述べよ。	▶▶ 1	四肢の指・耳朶・前額部・鼻梁。
☐☐	2	SpO_2とSaO_2の違いを述べよ。	▶▶ 2	測定対象が違い、SpO_2は動脈の脈波から、SaO_2は採血した動脈血から酸素飽和度を測定する。
☐☐	3	酸素飽和度とは何か述べよ。	▶▶ 3	血液中のヘモグロビンに占める酸素化ヘモグロビンの割合。
☐☐	4	SpO_2とPaO_2の関係について述べよ。	▶▶ 4	横軸をPO_2、縦軸をSO_2としたグラフを作成すると、S字状のカーブを描く。一定の条件下では片方の値からもう片方の値を推測することができる。
☐☐	5	SpO_2はどんなときに使われるか。	▶▶ 5	呼吸不全などの診断と治療に対する効果判定に使用される。
☐☐	6	パルスオキシメータで使用される電磁波の種類と波長を述べよ。	▶▶ 6	660nm近傍の赤色光と940nm近傍の赤外光が用いられる。
☐☐	7	パルスオキシメータによる測定に影響を与える因子を5種類述べよ。	▶▶ 7	①測定部の末梢血管収縮などによる灌流低下、②マニキュアや爪の汚れ、③異常ヘモグロビン、④インドシアニングリーンなどの血中色素の存在、⑤受光部への外部からの光の照射

パルスオキシメータのしくみと取り扱いの注意点

07 カプノメータのしくみと取り扱いの注意点

開 正宏

カプノメータの特徴

カプノメータとは，呼気中に含まれる二酸化炭素分圧を測定する装置のことである。

呼気終末に測定される二酸化炭素分圧を特に呼気終末二酸化炭素分圧（partial pressure of end-tidal carbon dioxide：P_{ETCO_2}）といい，動脈血二酸化炭素分圧（$PaCO_2$）と良好に相関する。

$PaCO_2$を測定するためには，動脈血の採取を行い血液ガス分析を行う必要があるが，カプノメータを用いれば非侵襲的に簡便で，そして連続的にP_{ETCO_2}を測定し$PaCO_2$を推定できる。

カプノメータから得られる呼気CO_2波形（カプノグラム）は，単にP_{ETCO_2}を知るだけでなく，呼吸トラブルの発見に役立つ。

現在，カプノメータはパルスオキシメータとともに，人工呼吸中の必須モニタといえる。

補足

● P_{ETCO_2}の単位

P_{ETCO_2}は分圧を表すため，現在ではほぼすべての装置で圧力単位であるTorr（mmHg）が使われる。以前のカプノメータでは％表記のものがあり，大気圧中のCO_2の分圧を百分率で示していた。正常値は4〜5％である（多くの装置では，Torr（mmHg），％，kPaなどを切り替えて表示することが可能）。

カプノメータのしくみ

測定原理

呼気ガス中にあるCO_2分子は，波長4.3μm付近の赤外線をよく吸収する特性があり，その原理を用いて赤外線吸収法で二酸化炭素分圧が測定される。

センサのしくみは▶図1に示すように，光源から放たれた赤外線がエアウェイアダプタ内にあるCO_2分子に吸収され，残った赤外線がフィルタを通過して受光素子に到達する。CO_2分子の量によって通過する赤外線量が変化するので，それを利用してCO_2濃度が演算される。

POINT!!
カプノメータで使われる赤外線の波長は4.3μmである。

補足

赤外線式カプノメータはCO_2と同時に存在するO_2，特にN_2Oによって干渉を受ける。そのため，これらの存在を認識して自動補正を行っているもの，または，ユーザーが補正キーで操作するものなどがある。

図1 CO₂センサのしくみ（日本光電社製のヒーターレス・モータレス構造の場合）

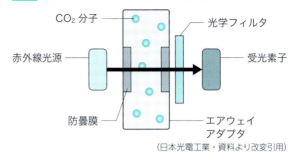

（日本光電工業・資料より改変引用）

> **補足**
>
> ●さまざまな（部位の）CO₂を測定するには？
> ・血液ガス分析装置を用いて血液を採取しPCO₂を測定する。
> ・経皮的ガス分析装置を用いて皮膚に貼り付けたセンサより，経皮二酸化炭素分圧（PtcCO₂）を測定する。
> ・カプノメータを用いる。
>
> 　経皮的ガス分析法はセンサを皮膚に貼るだけの簡便で非侵襲な測定方法であり，以前より新生児や小児領域では広く使われてきた。しかし，較正の煩雑さ，測定値の不安定さ，信頼度の低さ，反応の遅れ，低温熱傷の発生などの短所があり，成人領域においては普及していなかった。近年の製品では短所が軽減されており，臨床の現場において使用頻度は以前より増えた。また，O₂とCO₂センサが一体化されたものが使用されるようになった。

POINT!!
2つの測定方式の特徴と長所短所はしっかり理解する必要がある。

測定方式による違い

カプノメータには測定方式の違いによって，メインストリーム方式とサイドストリーム方式の2つに分けられ，それぞれに特徴がある（▶表1）。

表1 メインストリーム方式とサイドストリーム方式の特徴

測定方式	メインストリーム方式	サイドストリーム方式
主な対象患者	気管挿管患者 （一部の機種でマスクも可）	気管挿管患者 （一部の機種でマスクも可）
応答性	速い	やや遅れる
センサの重量	重い	軽い
アダプタの死腔量	多い	少ない
値の信頼性	高い（結露によって落ちる）	速い呼吸回数の場合に劣る
長時間の測定	容易	サンプリングチューブの目詰まりが懸念される
その他	・人工呼吸器に内蔵されるものもあり，一般的にはこちらが多い ・古い機種では初期較正に時間がかかる ・センサ部分が高価で壊れやすい	・酸素・麻酔ガス濃度も同時に測定しやすい構造であるため，全身麻酔中ではこちらが主流である（マルチガスモニタ） ・ガスを持続的にサンプリングしており，結露した水分からセンサを保護する必要あり

■メインストリーム方式

　CO$_2$センサを人工呼吸器回路に専用のアダプタを介して取り付ける方式で，気管チューブとYピースの間に装着する(▶図2)。直接センサで測定するため，応答性に遅れがなく精度も高い。しかし，アダプタ部分の容積が死腔になったり，センサの重量により気管チューブが屈曲したりする可能性がある。センサ部は精密機械であり外力に弱く高価であるため，取り扱いには注意が必要である。

図2 メインストリーム方式

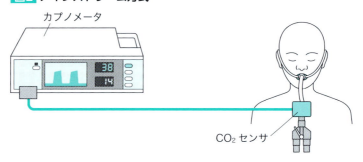

■サイドストリーム方式

　人工呼吸器回路に専用のアダプタを取り付けるか，または人工鼻付属のサンプルポートからサンプリングチューブを介して呼気ガスの一部をカプノメータ本体に導いて測定する方式である(▶図3)。人工呼吸器回路の口元部分は軽量であり，死腔量も少なく(人工鼻使用ではアダプタによる死腔増加なし)，酸素・麻酔ガス濃度も測定しやすい構造である(マルチガスモニタ)ために，手術時の全身麻酔中では主流である。しかし，ガスを持続的に吸引するため，結露した水分を除くウォータートラップや透湿性のサンプリングチューブを使用するなどの配慮が必要になる。

図3 サイドストリーム方式

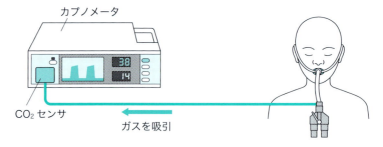

> **補足**
>
> メインストリーム方式で複数のガスを測定するマルチガスモニタも開発された。

> **補足**
>
> ●近年のメインストリーム方式とサイドストリーム方式
>
> 　2つの測定方式の短所は，技術革新により近年少なくなった。メインストリーム方式では初期較正の必要がなくなり，センサを小型軽量化することにより落下時の故障や破損にも強くなった。一方のサイドストリーム方式も以前は1秒間当たり数mLのサンプルガス量を吸引する必要があったが，現在の専用機では数百μLレベルで測定できるようになった。

P_{ETCO_2}とPaCO₂の関係（▶図4）

肺胞におけるCO₂の拡散能力はO₂に比して高いため，肺胞気二酸化炭素分圧（partial pressure of carbon dioxide in the alveoli：P_ACO_2）とPaCO₂は近似値になる。肺胞の奥底から排出されたガスが呼気の終末に口元センサへ到達し，それがP_{ETCO_2}として表される。実際には，肺胞死腔が存在するため，P_{ETCO_2}はPaCO₂とほぼ同等か，やや低下した値（2～5Torr程度低い）になる。

図4 P_{ETCO_2}とPaCO₂の関係

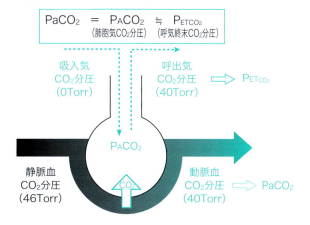

> **POINT!!**
> P_{ETCO_2}を測定する意味を理解するためにも，肺胞気二酸化炭素分圧（P_ACO_2）と動脈血二酸化炭素分圧（PaCO₂）の関係を理解することが重要である。

補足

呼吸生理学上は，定常状態においては，P_ACO_2＝PaCO₂としている。

補足

●カプノグラムの語源
カプノとはギリシャ語で煙を表すkapnosに由来するとされ，カプノグラムは吐いた煙を図表に描いたものといえる[1]。

カプノグラム

気道内の二酸化炭素分圧を経時的変化として描いたものをカプノグラムとよぶ。正常なカプノグラムは第Ⅰ相から第Ⅳ相に分類される（▶図5）。

図5 正常なカプノグラム

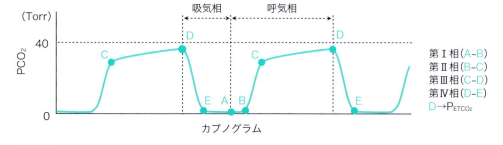

第Ⅰ相（A-B）
第Ⅱ相（B-C）
第Ⅲ相（C-D）
第Ⅳ相（D-E）
D→P_{ETCO_2}

補足

●プラトー
カプノグラムだけでなく，波形が横ばいになり飽和して頭打ちになる状態を，医療業界でよく使われる用語として，プラトーという。プラトー（plateau）の単語に停滞の意味があるが，高台や台地の意味もある。正常なカプノグラムには台地の波形が必要である。

・第Ⅰ相：A-B
吸気が終了して呼気に転じるAから，解剖学的死腔にあるガスが呼出されるBまでをいう。CO₂を含まないためにCO₂はゼロである。

・第Ⅱ相：B-C
CO₂を含んだ肺胞からのガスが呼出され始めるBからCO₂濃度が急激に上昇し始めて，ほぼ肺胞からの呼出ガスだけに変わるポイントがCである。

・第Ⅲ相：C-D
肺胞からの呼出ガスのみとなったCから，緩やかな右肩上がりに波形は変化し（プラトー相，alveolar plateau），吸気直前時が呼気終末となり，Dが1換気相の最後にあたる。ここが最も肺奥から呼出されたガスであるためP_{ETCO_2}を示す。

- **第Ⅳ相：D-E**

  呼気終末であるDから吸気が開始され，気流の方向は逆になる。回路死腔内の再呼吸CO_2が含まれなくなり，グラフがゼロになるポイントがEとなる。

- **基線位置：E-A**

  吸気ガス中にCO_2が含まれなくなったEから，吸気開始までのAまでが基線位置でゼロになる。

カプノグラムの異常

過換気と低換気（▶図6）

肺に異常がない場合，P_{ETCO_2}は$PaCO_2$とほぼ等しくなる。P_{ETCO_2}が40Torr付近である▶図6-aは適正な肺胞換気量，P_{ETCO_2}が低値の▶図6-bは過換気，高値の▶図6-cは低換気と考えられる。

図6 過換気と低換気

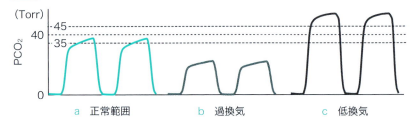

a 正常範囲　　b 過換気　　c 低換気

人工呼吸器回路のトラブル

波形の低下

▶図7では，第Ⅲ相のプラトーが消失して，右下がり波形であり第Ⅳ相も確認できない。またP_{ETCO_2}の値も低くなっている。カフリークや呼吸回路リークが考えられ，ガスの漏れがないか確認が必要である。

▶図8は▶図7よりも著明にカプノグラムが低下しており，患者からの呼出があるか疑わしい。人工呼吸器回路のはずれがないかを早急に確認する必要がある。

▶図9はカプノメータでのCO_2呼出がほぼ確認できず，換気が成り立っていない。無呼吸や気道の完全閉塞が考えられる。また挿管直後であれば，食道への誤挿管が強く疑われる。

図7 人工呼吸器回路の漏れ（カフリークなど）

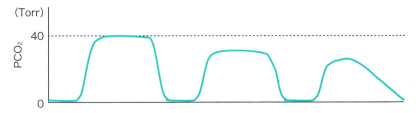

\ POINT!! /

カプノメータはさまざまな人工呼吸のトラブルをいち早く発見できるモニタであるため，安全装置として大変に有用である。

図8 人工呼吸器回路のはずれ

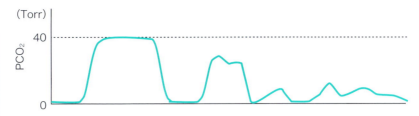

図9 換気不能な状態

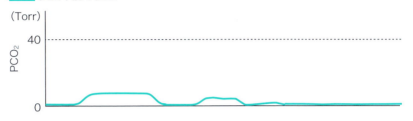

人工呼吸中の異常波形

▶図10では第Ⅱ相と第Ⅲ相が同一化してしまい，プラトーも確認できない。波形がサメの背びれに似る特徴がある（シャークフィン）。これは速やかにガスを呼出できない状態であり，閉塞性肺疾患や喘息発作など呼出障害がある場合にみられる。気管チューブが閉塞しかかっている際にも起きるので，吸痰なども行う必要がある。

▶図11は本来であれば，第Ⅰ相の吸気時にはゼロレベルである必要がある。ゼロに戻らないということは，吸気時にもCO_2が含まれることを表している。なんらかの理由で呼出したガスを吸い直す現象である再呼吸をしていることになる。人工呼吸器の呼気弁の不良などを疑う必要がある。

▶図12は第Ⅲ相に凹部がみられ，波形が多峰性である。これは強制換気の呼気相中の吸気出現を示しており自発呼吸の発現と考えられる。3つ目の波形では，第Ⅰ相ないし第Ⅱ相にも凹部がみられることから，人工呼吸器と患者の非同調も疑われる。自発呼吸時には，喀痰の増加や鎮静深度の確認も必要である。

図10 閉塞などの呼出障害

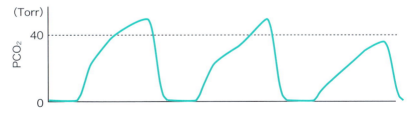

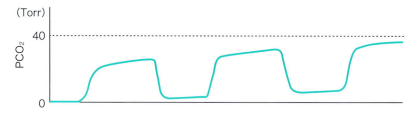

図11 再呼吸の疑い

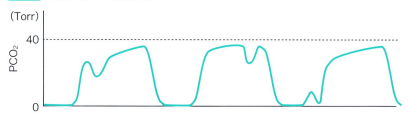

図12 自発呼吸による非同調

カプノメータを有効に使うために

　カプノメータはP_{ETCO_2}を測定するのみでなく，呼吸回数も示し，低換気状態や無呼吸などをいち早くアラームによって医療者に知らせることができるモニタといえる。無呼吸やP_{ETCO_2}値の下限設定は必ず適切に行う必要がある。
　▶図4で正常時のP_{ETCO_2}は$PaCO_2$とほぼ同等か，やや低下した値（2～5Torr程度低く）になることを述べた。$PaCO_2$とP_{ETCO_2}が大きく乖離する場合は，カプノメータの較正不良を疑うことも大切である。①通常は死腔（肺塞栓など），②シャントではあまり影響を受けないが，大きなシャント，左右に内シャントなどのとき変化するため，P_{ETCO_2}と$PaCO_2$の関係が正常になれば，換気状態も改善したといえる。ほかにも$PaCO_2$とP_{ETCO_2}の差が増大する原因としては，心拍出量減少や吸入酸素濃度の増加により，換気血流関係が二次的に変化することによって高$\dot{V}_A/\dot{Q}$領域（すなわち死腔効果を示す領域）の増加のためにも起こりうる。

カプノメータの応用

　カプノグラムは，気管チューブが正しく挿管されているかを速やかに確認するためには，大変有効である。挿管直後で▶図9のようなCO_2が呼出されない波形が確認されれば，食道への誤挿管を強く疑うことができる。例えば，当院では当直体制を敷いておりハリーコールやコードブルーなどの院内緊急招集で挿管になった場合には，ハンディタイプのカプノメータ（▶図13）で必ず確認している[2]。

図13 ハンディタイプのカプノメータ

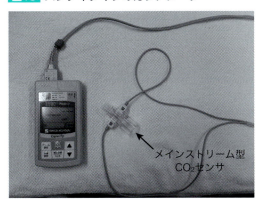

メインストリーム型
CO_2センサ

　正しい挿管が確認されても，カプノメータは心肺蘇生（cardiopulmonary resuscitation：CPR）時に有効とされ「20分の心肺蘇生後にP_{ETCO_2}が10Torr以下の低値では蘇生の可能性が非常に低く，P_{ETCO_2}のカットオフ値のみで蘇生中止の決断としてはならないが判断材料の一つになる」とJRC蘇生ガイドライン2015にも記載されている[3]。

　また，心肺蘇生時にP_{ETCO_2}が10Torr以上の値が得られるように胸骨圧迫の質を向上させることが大切とされる[4]。

　経皮的心肺補助法（PCPSやV-A ECMO）にカプノメータを用いることは，肺血流の存在を確認するのに有用である。P_{ETCO_2}が低値の場合は肺への血流が減少していると考えることができ，ほとんどの血液が人工心肺を経由して静脈から動脈へ流れていることがわかる。

　最近，カプノメータの原理を利用して，人工呼吸器の排気部分からCO_2を検出する装置が上市されている。CO_2が検知できなくなると換気の異常を疑い，警報として光や音を発するしくみである。

補足

●**術中のカプノメータ使用**

　近年は低侵襲手術が進み，腹部外科や婦人科では内視鏡手術が盛んである。内視鏡による腹部手術のためには，視野を確保するためにCO_2で気腹する必要がある。直接的に気腹ガスによる高二酸化炭素症が起こることや，気腹により横隔膜の動きが妨げられて低換気となることも考えられ，腹腔鏡下の手術ではカプノメータが必須となる。

●**開心術で人工心肺中のカプノメータ使用上の注意**

　心臓手術で完全体外循環下（心臓停止時）では，肺血流もほとんどないため，麻酔科医師は換気を止めている。その際にサイドストリーム方式の麻酔ガスモニタを稼働していると，サンプリングガスを吸引し続けて気道内圧が陰圧になり，無気肺を作る危険性がある。臨床工学技士として医師に注意喚起する必要がある。

非挿管時のカプノメータ

　従来，カプノメータは気管チューブや気管切開チューブにセンサ部を取り付けるため，非挿管の患者では使用不可であった。近年は改良等により，メインストリームとサイドストリームの双方に対応するマスク（▶図14・15）や鼻カニューラデバイスが発売されてきた。今後はますますカプノメータ使用の便利さが増すものと思われる。

図14 メインストリーム方式に使えるマスク

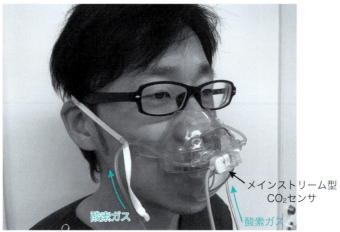

日本光電工業製cap-Oneマスクを使用

図15 サイドストリーム方式に使えるマスク

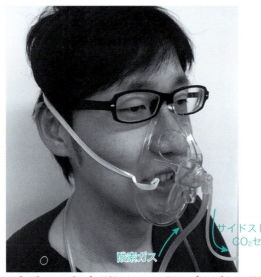

コヴィディエン ジャパン社製オキシマスク™サンプリングライン付きを使用

最後に

　カプノメータの特性を理解して，カプノグラムを読み取る力を付けることは，医療安全的な側面からも大変に重要であり，臨床工学技士にとって必須の能力である．呼吸療法や集中治療の分野を志す方は，是非とも深い理解を得ていただきたい．

● 文献
1) 田中竜馬 編：集中治療999の謎，p.117-122，メディカル・サイエンス・インターナショナル，2015.
2) 開　正宏：カプノメータとETCO$_2$〜PaCO$_2$が予想できるだけじゃありません！〜．呼吸器ケア，14: 172-173, 2016.
3) 日本蘇生協議会：JRC蘇生ガイドライン2015 オンライン版，第2章 成人の二次救命処置，p.140，2015.
4) 山口　修 監，相嶋一登 編：臨床工学技士のための呼吸治療ガイドブック，p.59-71，メジカルビュー社，2014.

まとめのチェック

☐☐ 1	二酸化炭素分圧を測定するのに用いられる光線の特徴を述べよ。	▶▶ 1 呼気ガス中のCO_2が波長4.3μmの赤外線をよく吸収する特性を利用して，二酸化炭素分圧が測定される。
☐☐ 2	カプノメータはCO_2センサを直接的に人工呼吸器回路に取り付ける方式と，呼気ガスの一部を機器に導き測定する方式に分類されるが，それぞれの名称を述べよ。	▶▶ 2 メインストリーム方式とサイドストリーム方式に分類される。
☐☐ 3	カプノメータで測定されるP_{ETCO_2}は，何の値の近似値が得られるか述べよ。	▶▶ 3 肺胞気二酸化炭素分圧（P_{ACO_2}），動脈血二酸化炭素分圧（$PaCO_2$）
☐☐ 4	カプノグラムの波形が実際の換気より遅れるのは，どの方式であるか述べよ。	▶▶ 4 サイドストリーム方式
☐☐ 5	麻酔中を含めた人工呼吸管理でカプノグラムから発見できる異常を述べよ。	▶▶ 5 人工呼吸回路のはずれ，人工呼吸器の停止，喘息発作，食道誤挿管

INDEX

あ

あえぎ呼吸………………………62
アシデミア……………………214
アシドーシス………23, 214, 215
アセトアミノフェン………………73
圧規定換気(PCV)…108, 201, 225
　　──の気道内圧波形………108
　　──モード…………………225
圧支持換気(PSV)……85, 108, 121
　　──の気道内圧波形………110
圧縮空気…………………………55
圧迫性無気肺…………………160
圧補助換気……………………121
圧・流量制御ユニット…………56
アデノシン三リン酸……………21
アドレナリン……………………125
アミノフィリン…………………125
アルカレミア……………………214
アルカローシス……214, 215, 232
アレルゲン………………………116
安全管理…………………………44

い

意識障害…………………………74
異常ヘモグロビン……………266
痛みの評価ツール………………71
一方向弁………………………232
一酸化炭素肺拡散能(DLCO)…130
一般医療機器……………………48
いびき……………………………3
　　──音…………………………62
医薬品医療機器等法……………48
イリタント受容器………………32
医療ガス接続ミス………………92
医療用酸素……………………244
イレウス………………………161

う

ウィーニング……………84, 176
　　──失敗……………………87
　　──長期化…………………87
　　──の指標…………………84
　　──の障害因子……………86
　　──の分類…………………88
ウォータートラップ……………58
うっ血性心不全…………………24

え

エアリーク……………………222
　　──対策…………………202
栄養障害………………………134
液化ガス貯槽(CE)……………244
液化ガス容器(LGC)…………244

エルボー………………………221
炎症……………………………116
炎症性サイトカイン……………132
延髄……………………………29
　　──化学受容器………………30

お

横隔神経…………………………29
　　──麻痺…………………170
横隔膜………………………7, 28
　　──疲労…………………171
オーバーホール…………………44
オーバーラップ症候群(ACOS)
　　……………………………133
オーラルマスク………………223
オキシマスク…………………233
温湿度調整……………………246
温度補正………………………213

か

外殻温…………………………156
外呼吸……………………13, 20
咳嗽反射…………………………3
下位ニューロン障害…………187
外腹斜筋………………………28
解剖学的死腔(V_D)……15, 271
外肋間筋………………………28
加温加湿器………57, 202, 249
　　──の欠点………………251
　　──の保守点検……………50
　　──の利点………………251
加温法…………………………157
化学受容器……………………30
過換気…………………………272
　　──症候群……………23, 25
下気道……………………………2
　　──の分岐…………………4
核心温…………………………156
覚醒時換気再開…………………65
覚醒遅延………………………153
喀痰検査………………………121
加湿補助装置…………………258
ガス交換……………………13, 21
　　──障害…………………137
ガス分圧………………………208
ガス分析時の注意……………212
ガスリーク……………………241
下大静脈(IVC)………………173
片肺挿管…………………………89
カフ圧…………………………104
カプノグラム…………268, 271
　　──の異常………………272
カプノメータ…………………268
カフリーク……………………272

下葉……………………………2
肝移植…………………………161
感覚受容器……………………31
換気………………………………8
　　──運動……………………7
　　──運動における3要素……11
　　──応答……………………32
　　──回数…………………224
　　──血流比…………………17
　　──血流不均衡……………24
　　──障害の分類……………10
　　──メカニクス……………11
　　──リズム…………………29
　　──率………………………213
　　──量………………………17
　　──量保証圧補助(VAPS)モード
　　………………………………226
間質性肺炎………………………63
乾燥ガス………………………247
肝臓手術………………………161
管理医療機器……………………48

き

奇異呼吸…………………62, 153
機械式(人工鼻)フィルタ
　　………………57, 249, 258
気管………………………………3
　　──・気管支呼吸音…………63
　　──吸引……………………68
　　──切開………104, 161, 259
　　──切開下陽圧換気(TPPV)
　　………………………103, 220
　　──切開チューブ接続アダプタ
　　………………………………241
　　──挿管……………………66
　　──挿管時の気道管理……66
　　──挿管時の初期評価項目…90
　　──チューブ交換用カテーテル
　　………………………………69
　　──チューブの位置異常……89
　　──チューブ閉塞…………68
　　──内吸引…………………103
　　──粘膜障害………………105
気管支……………………………3
　　──拡張薬………120, 124
　　──喘息…………115, 133
　　──動静脈系………………5
気胸……………………………215
起坐呼吸………………………117
気腫型COPD…………………130
奇静脈……………………………5
気道………………………………2
　　──圧開放換気(APRV)
　　………………………108, 169

──可逆性検査················ 120
──過敏性············ 116, 118
──過敏性検査·············· 120
──管理の基本··············· 62
──クリアランス············ 204
──系の解剖················· 2
──粘液··················· 137
──の総容積················· 4
──プラトー圧·············· 107
──閉塞··················· 153
機能的残気量（FRC）····· 9, 11, 160
機能点検····················· 49
逆比換気（IRV）·············· 108
吸気トリガ·················· 224
吸気フィルタ·················· 57
吸気弁······················· 56
急性呼吸窮迫症候群（ARDS）
················ 65, 78, 98, 166, 231
急性呼吸不全············ 185, 186
吸入気酸素分画（F$_I$O$_2$） ··· 15, 41, 77, 84, 100, 137, 211
吸入麻酔薬·················· 154
球麻痺······················ 185
胸郭························· 8
──インピーダンストモグラフィ
··························· 242
──エラスタンス············ 164
──コンプライアンス········ 163
胸腔ドレナージ··············· 20
胸腔内圧····················· 8
胸腔内気流の閉塞············ 129
狭窄························ 115
胸鎖乳突筋··················· 28
胸水·················· 160, 215
局所麻酔薬·················· 154
ギラン・バレー症候群 ········ 186
気流制限···················· 131
──の可逆性················ 118
筋萎縮性側索硬化症（ALS）····· 185
筋弛緩······················ 151
──薬·················· 66, 154
筋ジストロフィー············ 187
緊張性気胸············· 20, 169

く

区域気管支················ 2, 4
偶発的低体温症·············· 156
駆動源······················· 55
クリーゼ···················· 187
クロージングキャパシティ（CC）
···························· 11
グロムス細胞················· 30

け

経カテーテル大動脈弁置換術
（TAVI）················· 165
経口挿管···················· 104
頸動脈小体··················· 30
経鼻挿管···················· 104
経皮二酸化炭素分圧（PtcCO$_2$） 269
血液ガス···················· 210
──の正常値················· 15
血液脳関門··················· 30
血管作動性腸管ペプチド（VIP） ··22
権威勾配····················· 50
研修の実施··················· 54
検体の採取·················· 212

こ

高圧ガス容器················ 244
恒圧式酸素流量計·············· 51
高圧配管型·················· 220
効果部位濃度················ 151
抗菌薬······················ 178
抗コリン薬·················· 124
恒常性の維持················· 28
拘束性換気障害·········· 10, 65
喉頭喘鳴····················· 63
高度管理医療機器············· 48
高濃度酸素投与·············· 242
高頻度換気モード············ 253
高頻度振動換気（HFOV） ······ 108
高二酸化炭素症
············· 33, 105, 141, 212
誤嚥························· 3
──性肺炎·················· 185
呼気一酸化窒素濃度測定········ 121
呼気気道陽圧·········· 144, 201, 223
呼気終末二酸化炭素分圧（P$_{ET}$CO$_2$）
····················· 200, 268
呼気終末陽圧（PEEP） ····· 41, 56, 65, 77, 84, 101, 107, 121, 145, 159, 224, 242, 249
内因性──················ 122, 145
呼気トリガ·················· 224
呼気フィルタ················· 57
呼気弁······················· 56
呼気ポート·················· 221
呼気ホールド················ 146
呼吸異常···················· 64
呼吸インダクタンスプレチスモグラフィ（RIP） ················· 64
呼吸音······················· 63
呼吸回路···················· 55
──の接続はずれ············ 90
呼吸器系術後合併症·········· 153

呼吸器系の解剖··············· 2
呼吸機能検査················ 118
呼吸筋群····················· 28
呼吸筋疲労·················· 171
呼吸筋麻痺の原因············ 185
呼吸ケアチーム（RCT） ········ 43
──加算···················· 39
呼吸細気管支·················· 4
呼吸サポートチーム（RST） ····· 43
呼吸仕事量の軽減············ 242
呼吸商（RQ）················· 15
呼吸数（RR）················· 41
呼吸性アシドーシス······ 141, 214
呼吸性アルカローシス······ 25, 214
呼吸性因子·················· 213
呼吸性酸塩基平衡障害········ 214
呼吸治療機器の保守管理········ 44
呼吸治療の臨床業務··········· 39
呼吸同調器·················· 147
呼吸ニューロン群············· 29
呼吸不全················ 38, 102
──のサイン················· 62
呼吸モニタ··················· 64
呼気予備量（ERV）············· 9
骨格筋機能障害·············· 133
骨粗鬆症···················· 133
呼名反応···················· 151
混合静脈血酸素含量·········· 210
混合静脈血酸素分圧（P$\bar{v}$O$_2$） ·····14
混合静脈血二酸化炭素分圧（P$\bar{v}$CO$_2$）
···························· 14
混合性アシドーシス·········· 214
混合性アルカローシス········ 214
混合性換気障害··············· 10
コントローラー·············· 123
コンプレッサ················ 244

さ

細気管支····················· 4
細菌感染症·················· 139
細菌性肺炎·················· 178
再使用型バッグバルブマスク·····52
最小肺胞内濃度（MAC） ········ 151
最小吸気時間················ 224
最大吸気量（IC）··············· 9
最大吸気時間················ 224
在宅酸素療法（HOT） ········· 146
在宅人工呼吸療法（HMV）
················· 44, 192, 259
──の実施条件·············· 194
在宅モニタリング············ 198
サイドストリーム方式········ 269
左心低形成症候群············ 176
左心不全···················· 166

作動点検·····························49
酸塩基平衡障害················· 215
残気量(RV)················· 9, 136
三尖弁閉鎖不全···················24
酸素····························· 55, 208
　　──運搬··················· 21, 209
　　──運搬量(DO_2)······· 210
酸素解離曲線················ 23, 264
酸素化障害························ 242
酸素化能の評価················· 211
酸素化ヘモグロビン··········· 264
酸素含有······························ 209
酸素含量(C_{O_2})··············· 209
酸素吸入モード·················· 240
酸素供給量··························· 21
酸素受容体························· 141
酸素消費量························· 210
酸素抽出率························· 210
酸素濃縮器························· 237
酸素濃度···························· 231
酸素ブレンダ················ 51, 56
酸素分圧(PO_2)················ 209
酸素飽和度(SO_2)······ 209, 211
酸素ボンベ························ 244
　　──残量不足···················93
酸素流量計························· 142
　　──型(NPPV)·············· 220
　　──の保守点検················50
酸素療法··························· 159
　　──器具の分類············· 233

し

シーソー呼吸·······················62
時間(T)モード·················· 225
死腔··························· 242, 274
　　──換気率···················· 213
　　──率······························15
視診···································62
持続的気道陽圧(CPAP)···· 48, 85,
　　　　　　101, 110, 121, 225, 242
　　──モード···················· 225
持続的低酸素血症·················65
自動体外式除細動器(AED)······54
自発呼吸······················ 20, 224
　　──(S)モード··············· 225
　　──/時間(S/T)モード······ 225
自発呼吸トライアル(SBT)
　··························· 41, 85, 176
斜角筋·······························28
斜裂·······································2
周期的低酸素血症·················65
重症筋無力症···················· 187
集団の手抜き·······················50
集中治療室(ICU)

·················· 71, 94, 124, 140, 155
終末細気管支····················· 2, 4
主気管支·······························4
術後呼吸管理····················· 151
術後肺炎··························· 178
術後肺合併症····················· 178
受動的加湿器····················· 249
受容体·································22
シュレーダ方式···················55
循環··································20
上気道閉塞························65
　　──のサイン···················62
小舌·····································2
上大静脈(SVC)·················· 173
小児心臓手術後呼吸管理··· 174
静脈還流量·························20
上葉·····································2
触診·································63
食道手術·························· 161
食道挿管·····························89
シングルブランチ·············· 221
神経筋疾患················ 184, 215
　　──に対するNPPV療法····· 199
　　──の呼吸機能障害·········· 188
心原性肺水腫···················· 165
人工呼吸管理中のトラブル·····89
人工呼吸器·························38
　　──回路のトラブル········· 272
　　──からの離脱·············· 146
　　──関連事象(VAE)········77
　　──関連状態(VAC)········78
　　──関連肺炎(VAP)
　································ 68, 77, 103
　　──関連肺傷害(VALI)····· 106
　　──関連肺損傷(VILI)·· 98, 167
　　──装着中のアセスメント····42
　　──との同調性···············62
　　──内部の構造···············56
　　──の基本構成···············55
　　──の始動忘れ···············91
　　──の突然の停止············94
　　──の保守点検···············48
　　──の目的······················39
人工肺······························· 103
人工鼻(HME)······· 59, 249, 257
　　──使用時の回路の基本構造····59
　　──の欠点···················· 251
　　──の注意点················· 260
　　──の利点············· 251, 257
侵襲的陽圧換気(IPPV)
　···························· 38, 142, 220
心臓血管手術の種類·········· 165
心肺蘇生(CPR)················ 275
心拍出量(CO)············ 21, 209

心拍数(HR)·······················41
心不全·······························24
深部体温··························· 246
心房性ナトリウム利尿ペプチド
　　(ANP)···························22

す

膵頭十二指腸切除·············· 161
水平裂··································2
睡眠呼吸障害···················· 186
睡眠時気道閉塞···················65
睡眠時無呼吸症候群(SAS)····· 102
数値的評価スケール(NRS)·····71
ステロイド················ 125, 133
ストライダー·······················63
ストレス性潰瘍················· 103
スパイロメトリ················· 134
　　──正常の予測値·········· 135
スリーブ付き回路···············58
ずり応力··························· 103

せ

生活の質(QOL)········ 138, 199
静電式(人工鼻)フィルタ
　····························· 57, 249, 258
静肺コンプライアンス········ 136
生理学的死腔率····················15
生理学的指数スコア(APS)····· 227
生理的右左シャント·············15
咳介助······························ 191
脊髄性筋萎縮症(SMA)········ 185
咳の最大流量(CPF)········· 190
咳のピークフロー············· 190
舌咽呼吸·························· 191
赤血球······························ 209
絶対湿度··························· 245
全身麻酔··························· 151
　　──導入薬······················66
喘息······································ 115
　　──の気管支················· 115
　　──の検査···················· 118
　　──発作の重症度評価····· 123
浅速呼吸指数(RSBI)··········84
せん断応力······················· 106
先天性ミオパチー············· 187
全肺気量(TLC)·············· 9, 136
浅表性多呼吸···················· 201
前ベッチンガー複合体·········29
せん妄······················· 74, 94
　　──の管理······················75
　　──の評価ツール············75

そ

挿管人工呼吸管理············· 122

相対湿度 245
速順応性受容器 31

た

体液過剰(FO) 78
大気圧式酸素流量計 51
代謝性アシドーシス 214
代謝性アルカローシス 214
代謝性因子 213
代謝性酸塩基平衡障害 214
大動脈小体 30
対標準1秒量 135
耐用寿命 53
ダイリュータ 235
多臓器不全(MODS) 98
脱酸素ヘモグロビン 264
ダブルブランチ 221
短時間作用性β_2刺激薬(SABA) 140
単純顔マスク 160, 231
単心室・肺体並列循環 176
断続性ラ音 63
痰の喀出のメカニズム 190

ち

チェーンストークス呼吸 65
遅順応性受容器 31
注射用水 57
中心静脈血酸素飽和度(ScvO$_2$) 264
中枢性低換気 62
チューブエクスチェンジャー 69
中葉 2
腸管虚血 162
長期管理薬 123
長期酸素療法(LTOT) 146
長時間作用性β_2刺激薬(LABA) 138
長時間作用性抗コリン薬(LAMA) 138
聴診 62
鎮静 73, 151
——の評価ツール 73
鎮静薬 65, 73
鎮痛 71, 151
——薬 72

て

低換気 272, 274
定期点検 49
低酸素血症 31, 62, 65, 94, 100, 211
低酸素性肺血管収縮(HPV) 19, 21
低体温 156

低容量換気群 107
低流量システム 231
定量吸入器(MDI) 260
デクスメデトミジン 74
デュシェンヌ型筋ジストロフィー(DMD) 187
電源のトラブル 92
電源プラグ 55

と

同期式間欠的強制換気(SIMV) 84, 108
動脈血酸素含量 209
動脈血酸素分圧(PaO$_2$) 14, 84, 102, 121, 137, 264
動脈血酸素飽和度(SpO$_2$) 65, 90, 105, 123, 140, 157, 200, 264
動脈血酸素飽和度(SaO$_2$) 84, 264
動脈血二酸化炭素分圧(PaCO$_2$) 14, 102, 121, 137, 264, 268
トータルフェイスマスク 223
特定集中治療室管理料 39
特定保守管理医療機器 48
トリガ 200
努力呼気肺活量(FEV) 10
努力呼出曲線 10
努力肺活量(FVC) 9, 10, 118, 135

な

内因性PEEP 122, 145
内呼吸 13, 21
内腹斜筋 28
内肋間筋 28

に

二酸化炭素 208
——洗い流し 242
——受容体 141
——の運搬 210
——排出量(VCO$_2$) 213
二重規定換気(DCV) 110
二層式気道陽圧(bilevel-PAP) 201, 220
日常生活動作(ADL) 133, 231
日常点検 49
日本版CPOT(CPOT-J) 72
乳酸イオン 213
ニューマチック回路 56

ね

ネーザルマスク 222
ネブライザ 124
——付き酸素吸入器 236

捻髪音 63
粘膜線毛運動 247
——機構 248

の

能動的加湿器 249

は

肺 2
——・気道出血 170
——内の血液循環 22
——内の脈管系 5
——の圧容量曲線 105
——の血管系 100
肺活量(VC) 9, 135
肺がん 133
肺気腫合併の肺線維症(CPFE) 133
肺気量 9
——分画 9
肺区分 2
肺血管抵抗 24
敗血症 215
肺高血圧症 23, 24, 137, 174
肺酸素化能の指標 15
肺重量 2
肺循環 21
肺水腫 63
肺線維症 63, 133
背側呼吸ニューロン群(DRG) 29
肺塞栓 104
肺体積 2
肺動静脈系 5
肺動脈弁閉鎖不全 24
バイトブロック 68
ハイフローシステム 239
肺胞 4
——管 4
——換気式 213
——換気量 14, 15
——呼吸音 63
——死腔 15
——低換気 156
——と毛細血管 13
——内圧 8
——嚢 4
——の大きさ 4
——の過伸展 105
——の数 4
——の広さ 4
肺胞気酸素分圧(P$_A$O$_2$) 14, 15, 137, 212
肺胞気動脈血酸素分圧較差(A-aDO$_2$) 15, 137

肺胞気二酸化炭素分圧（P$_A$CO$_2$）
　　　　　　　　　　　　14, 271
肺保護換気 103, 167
肺リクルートメント 68, 106
播種性血管内凝固（症候群）（DIC）
　　　　　　　　　　　　　　98
抜管 86
　　──失敗の指標 87
バックアップ回数 224
バッグバルブマスク 52
鼻カニューラ 160, 231, 241
鼻ピロー 202
パルスオキシメータ 64, 262

ひ

ビア樽状胸郭 62
ピークフロー（PEF） 119
鼻咽頭 246
非気腫型COPD 130
非侵襲的陽圧換気（NPPV）
　　24, 38, 87, 94, 103, 121, 140,
　　156, 191, 220, 242, 257, 265
　　──中のトラブル 94
非ステロイド性抗炎症薬（NSAIDs）
　　　　　　　　　　　　　　73
ビデオ喉頭鏡 66
非閉塞性腸管虚血（NOMI） 162
びまん性汎細気管支炎（DPB）
　　　　　　　　　　　63, 130
標準化死亡比（SMR） 39
比例補助換気（PAV） 111
　　──モード 226
貧血 31
ピン方式 55

ふ

フィルタ機能付き人工鼻（HME-F）
　　　　　　　　　　249, 258
フェンタニル 72
不穏 74
腹横筋 28
腹腔内圧（IAP） 162
　　──上昇（IAH） 162
腹水 161
腹側呼吸ニューロン群（VRG） 29
腹直筋 28
副半奇静脈 5
腹部コンパートメント症候群 162
浮腫 116
物理的受容器 31
ブプレノルフィン 72
フルフェイスマスク 222
ブレンダ型（ハイフローシステム）
　　　　　　　　　　　　　239

フローボリュームカーブ 10
フローボリューム検査 118
プロポフォール 74, 154
ブロワ 222
分圧 208
分時換気量（V$_E$） 213
分時肺胞換気量（V$_A$） 17, 213

へ

米国胸部疾患学会と欧州集中治療医
　学会の合同会（AECC） 101
米国疾病予防管理センター（CDC）
　　　　　　　　　　　　　　77
閉塞性換気障害 10, 24, 65
閉塞性障害 118, 119
閉塞性睡眠時無呼吸 65
閉塞性肺疾患 129
　　──の原因疾患 130
閉塞性無呼吸 62
ヘモグロビン（Hb） 21, 209, 264
　　──の酸素解離曲線 211
ヘルメット 223
ベルリンの定義 101
ペンタゾシン 73
ベンチュリー型（ハイフローシステ
　ム） 240
ベンチュリーマスク 234
　　──の構造 235

ほ

ポアズイユの法則 4
保育器 253
飽和水蒸気量 245
保守点検 48
　　──計画 54
補助/調節換気 201
補助人工心臓（VAD） 165
発作治療薬 123

ま

マイクロプロセッサ 222
マウスピース 202, 223
膜型人工肺 102
麻酔の4要素 151
末梢神経障害 187
麻薬 65
慢性呼吸不全 33
慢性疾患評価（CHE） 227
慢性閉塞性肺疾患（COPD）
　　　　　　24, 63, 129, 178, 231

み

ミキサ 56, 222
ミダゾラム 73, 154

脈波 266
脈拍 265

む

無気肺 157, 166
無呼吸 274
無停電電源装置 197

め

メインストリーム方式 269
メチシリン耐性黄色ブドウ球菌
　（MRSA） 177
滅菌精製水 57

も

目標血中濃度調節投与（TCI） 154
モルヒネ 72
門脈ガス血症 162

ゆ

有害反射 151

よ

陽圧人工呼吸 20
葉気管支 4
用手換気 69
予備吸気量（IRV） 9
予備呼気量（ERV） 9

ら

ライズタイム 224

り

リザーバ付き鼻カニューラ 234
リザーバマスク 160, 232
リユーザブル回路 57
量規定換気（VCV） 108, 201
リリーバー 123
臨床工学技士業務指針2010 38

れ

レスパイト 193
連続性ラ音 63

ろ

漏斗胸 62
肋骨 7
ロンカイ 63

数字

1回換気量 9, 106
Ⅰ型呼吸不全 141
1秒率（FEV$_{1.0}$%）
　　　　　　　9, 118, 130, 135

1秒量（FEV$_{1.0}$） …9, 118, 130, 135
Ⅱ型呼吸不全 …………………… 141

A

A-aDO$_2$ ……………………… 15, 137
ABCDE bundle ………………… 81
ABCアプローチ ……………… 140
acidemia ……………………… 214
acidosis ……………………… 215
activities of daily living (ADL)
 ……………………………… 133, 231
acute physiology score (APS)
 ……………………………………… 227
acute respiratory distress
 syndrome (ARDS)
 …………… 65, 78, 98, 166, 231
 ──診療ガイドライン2016
 ……………………………… 100, 168
 ──の診断基準 …………… 100
adaptive servo ventilation (ASV)
 ……………………………………… 226
adenosine triphosphate (ATP)
 ……………………………………… 21
air trapping …………………… 136
airway pressure release
 ventilation (APRV) … 108, 169
 ──の気道内圧波形 ……… 110
alkalemia ……………………… 214
alkalosis ……………………… 215
American Association for
 Respiratory Care (AARC) … 260
American European Consensus
 Conference (AECC) ……… 101
amyotrophic lateral sclerosis
 (ALS) ……………………… 185
arterial oxygen saturation of
 pulse oximetry (SpO$_2$) …65, 90,
 105, 123, 140, 157, 200, 264
arterial oxygen saturation (SaO$_2$)
 ………………………………… 84, 264
assisted controlled ventilation
 (A/C) …………………………… 201
Asthma-COPD overlap syndrom
 (ACOS) …………………… 133
atrial natriuretic polypeptide
 (ANP) ……………………… 22
auto servo ventilation (ASV)
 ……………………………………… 226
auto-PEEP …………………… 122, 145
automated external defibrillator
 (AED) ……………………… 54

B

baby lung model …………… 101
Behavioral Pain Scale (BPS) …71
bilevel positive airway pressure
 (bilevel-PAP) ……… 201, 220
β刺激薬 ……………………… 124

C

carbon dioxide elimination
 (V̇CO$_2$) …………………… 213
cardiac output (CO) ………… 209
cardiopulmonary resuscitation
 (CPR) ……………………… 275
Centers for Disease Control and
 Prevention (CDC) ………… 77
central venous oxygen
 saturation (ScvO$_2$) ……… 264
chronic obstructive pulmonary
 disease (COPD)
 ……… 24, 63, 129, 178, 231
 ──と循環器疾患との関係 … 24
 ──の急性増悪 …………… 138
 ──の診断 ………………… 134
 ──の全身的影響 ………… 132
 ──の病期分類 …………… 135
 ──のフローボリューム曲線 136
chronic physiology score (CHE)
 ……………………………………… 227
closing capacity (CC) ………… 11
CO$_2$ …………………………… 209
CO$_2$ナルコーシス …… 33, 105, 141
cold evaporator (CE) ……… 244
combined pulmonary fibrosis
 and emphysema (CPFE) … 133
Confusion Assessment Method
 for the ICU (CAM-ICU) …… 75
continuous positive airway
 pressure (CPAP) ……… 48, 85,
 101, 110, 121, 225, 242
cough peak flow (CPF) …… 190
counter PEEP ……………… 122
Cp50 loss of consciousness
 ……………………………………… 151
crackle ………………………… 63
critical illness neuromuscular
 abnormalities (CINMA) …… 86
critical illness neuromyopathy
 (CINM) …………………… 79
critical illness polyneuropathy
 (CIP) ……………………… 79
Critical-Care Pain Observation
 Tool (CPOT) ……………… 71
critical illness myopathy (CIM)
 ……………………………………… 79

D

diffuse panbronchiolitis (DPB)
 ………………………………… 63, 130
diffusing capacity of lung for
 carbon monoxide (DLCO) … 130
disseminated intravascular
 coagulation (DIC) ………… 98
DO$_2$ …………………………… 210
dorsal respiratory group (DRG)
 ……………………………………… 29
dual controlled ventilation
 (DCV) …………………… 110
Duchenne muscular dystrophy
 (DMD) …………………… 187

E

electrical impedance
 tomography (EIT) ……… 242
Enghoff変形式 ………………… 15
expiratory positive airway
 pressure (EPAP)
 ………………………… 144, 201, 223
expiratory reserve volume (ERV)
 ……………………………………… 9
extracorporeal membrane
 oxygenation (ECMO) …… 102
extubation failure …………… 87

F

fast track ……………………… 165
fluid overload (FO) ………… 78
forced expiratory volume % in 1
 second (FEV$_{1.0}$%)
 ………………… 9, 118, 130, 135
forced expiratory volume in 1
 second (FEV$_{1.0}$)
 ………………… 9, 118, 130, 135
forced expiratory volume (FEV)
 ……………………………………… 10
forced vital capacity (FVC)
 ………………………… 9, 10, 118, 135
functional residual capacity
 (FRC) ……………………… 9, 160

G

glossopharyngeal breathing
 (GPB) …………………… 191

H

heart rate (HR) ……………… 41
heat and moisture exchanger
 (HME) …………………… 257

heat and moisture exchanger filter (HME-F) 249, 258
hemoglobin (Hb) 209
Henderson-Hasselbalchの式 213
Hering-Breuer反射 31
high frequency oscillatory ventilation (HFOV) 108
——の気道内圧波形......... 110
home mechanical ventilation (HMV) 44
home oxygen therapy (HOT) 146
hypercapnemia 212
hypercapnia 212
hypoxemia 211
hypoxia 211
hypoxic pulmonary vasoconstriction (HPV) 19

I

infection-related ventilator-associated complication (IVAC) 77, 78
inferior vena cava (IVC) 173
inspiratory capacity (IC) 9
inspiratory positive airway pressure (IPAP) 144, 223
inspiratory reserve volume (IRV) 9
inspired oxygen fraction (F_IO_2) 15, 41, 77, 84, 100, 137, 211
intensive care unit-acquired weakness (ICUAW) 79
intensive care unit (ICU) 71, 94, 124, 140, 155
intra-abdominal hypertension (IAH) 162
intra-abdominal pressure (IAP) 162
invasive positive pressure ventilation (IPPV) 38, 142, 220
inverse ratio ventilation (IRV) 108
——の気道内圧波形......... 109

J

J-PADガイドライン................71
juxtacapillary受容器 32

L

lactate 213
liquid gas cylinder (LGC) ... 244

long-acting muscarinic antagonist (LAMA) 138
long-acting β_2 agonist (LABA) 138
long-term oxygen therapy (LTOT) 146

M

mechanically assisted coughing (MAC) 190
metered dose inhaler (MDI) 260
methicillin-resistant *Staphylococcus aureus* (MRSA) 177
minimum alveolar concentration (MAC) 151
minute alveolar ventilation ($\dot{V}_A$) 17, 213
minute ventilation ($\dot{V}_E$) 213
mixed-venous carbon dioxide tension ($P\bar{v}CO_2$) 14
morning dip 120
mouthpiece ventilationモード 223
multiple organ dysfunction syndrome (MODS) 98

N

nasal high flow oxygen therapy 41
neurally adjusted ventilatory assist (NAVA) モード 177
non-invasive positive pressure ventilation (NPPV) 24, 38, 87, 94, 103, 121, 140, 156, 191, 220, 242, 257, 265
——のインターフェイス...... 202
——の外回路................... 221
——の合併症................... 226
——の波形...................... 225
——の利点と欠点............. 143
non-occlusive mesenteric ischemia (NOMI) 162
nonsteroidal anti-inflammatory drugs (NSAIDs) 73
NO吸入療法 171
Numeric Rating Scale (NRS) ...71

O

oddi括約筋 73
overnight ventilation 87
oxygen delivery ($\dot{D}O_2$) 210
oxygen saturation (SO_2) 209

oxygen content ($C O_2$) 209

P

PaO_2/F_IO_2 ratio (P/F比) 15
partial pressure difference of alveolar-arterial oxygen (A-aDO$_2$) 15, 137
partial pressure of carbon dioxide in the alveoli (P_ACO_2) 14, 271
partial pressure of carbon dioxide in the arteries ($PaCO_2$) ...14, 102, 121, 137, 264, 268
partial pressure of end-tidal carbon dioxide (P_{ETCO_2}) 200, 268
partial pressure of mixed-venous oxygen ($P\bar{v}O_2$) 14
partial pressure of oxygen in the alveoli (P_AO_2) ... 14, 137, 212
partial pressure of oxygen in the arteries (PaO_2) 14, 84, 102, 121, 137, 264
partial pressure of oxygen (PO_2) 209
pass-over型 57
——加温加湿器.................. 249
peak cough expiratory flow (PCEF) 190
peak cough flow (PCF) 190
peak expiratory flow (PEF) 119
plateau 271
Poiseuilleの法則 4
poly-compartment syndrome 163
positive end-expiratory pressure (PEEP) 41, 56, 65, 77, 84, 101, 107, 121, 145, 159, 224, 242, 249
possible ventilator-associated pneumonia (PVAP) 77, 78
predicted body weight 106
pressure control ventilation (PCV) 108, 201, 225
——の気道内圧波形............ 108
——モード........................ 225
pressure support ventilation (PSV) 85, 108, 121
——の気道内圧波形............ 110
pressure-volume curve 105
prolonged weaning 87
proportional assisted ventilation (PAV) 111
——/timed (PAV/T) モード

………………………… 226
PtcCO$_2$モニタ ……………… 201
P$\bar{v}$CO$_2$ ………………………14

Q

quality of life (QOL) … 138, 199

R

rapid shallow breathing index
　(RSBI) ……………………84
residual volume (RV) ……9, 136
respiratory care team (RCT) …43
respiratory inductance
　plethysmography (RIP) ……64
respiratory quotient (RQ) ……15
respiratory rate (RR) ……………41
respiratory support team (RST)
　………………………………43
Richmond Agitation-Sedation
　Scale (RASS) …………………73

S

SaO$_2$ ……………………84, 264
SAPSスコア …………………… 227
ScvO$_2$ ……………………… 264
shear stress…………………… 103
short-acting beta2-agonist
　(SABA) …………………… 140
silent chest ………………… 117
Simplified Acute Physiology
　Score ……………………… 227
sleep apnea syndrome (SAS) 102
SO$_2$ ………………………… 209
spinal muscular atrophy (SMA)
　…………………………… 185
SpO$_2$ ……65, 90, 105, 123, 140,
　　　　　　　　157, 200, 264
spontaneous breathing trial
　(SBT) …………… 41, 85, 176
　――― failure ………………87
　―――の中止基準………………85
spontaneous (S) モード ……225
spontaneous/timed (S/T) モード
　…………………………… 225
standardized mortality ratio
　(SMR) ……………………39
superior vena cava (SVC) … 173
synchronized intermittent
　mandatory ventilation (SIMV)
　……………………… 84, 108
　―――の気道内圧波形………… 109

T

target controlled infusion (TCI)
　………………………… 154
tidal volume (TV) ……………… 9
timed (T) モード …………… 225
Torr ………………………… 137
total lung capacity (TLC) … 9, 136
tracheostomy positive pressure
　ventilation (TPPV) … 103, 220
train of four (TOF) ………… 152
transcatheter aortic valve
　implantation (TAVI) ……… 165

U

univentricular parallel circulation
　…………………………… 176

V

vasoactive intestinal peptide
　(VIP) ………………………22
$\dot{V}$CO$_2$ ………………………… 213
ventilation perfusion ratio
　($\dot{V}_A/\dot{Q}$) ……………………17
ventilator associated lung injury
　(VALI) …………………… 106
ventilator associated pneumonia
　(VAP) …………… 68, 77, 103
ventilator-associated condition
　(VAC) …………………77, 78
ventilator-associated events
　(VAE) …………………77, 78
ventilator-induced lung injury
　(VILI) ………………… 98, 167
ventral respiratory group (VRG)
　………………………………29
ventricular assist device (VAD)
　…………………………… 165
Visual Analogue Scale (VAS)
　………………………………71
vital capacity (VC) ………9, 135
volume control ventilation (VCV)
　…………………… 108, 201
　―――の気道内圧波形………… 108
volume of physiological dead
　space (V$_D$) ……………………15
volume-assured pressure
　support (VAPS) モード …… 226

W

weaning ………………………84
　――― failure ………………87
wheeze……………………63, 117

人体のメカニズムから学ぶ臨床工学　呼吸治療学

2017年 3月 30日　第1版第1刷発行

- 監　修　磨田　裕　うすだ　ゆたか
- 編　集　大塚将秀　おおつか　まさひで
 　　　　　相嶋一登　あいしま　かずと
- 発行者　鳥羽清治
- 発行所　株式会社メジカルビュー社
  〒162-0845 東京都新宿区市谷本村町2-30
  電話　03(5228)2050(代表)
  ホームページ　http://www.medicalview.co.jp/

  営業部　FAX　03(5228)2059
  　　　　E-mail　eigyo@medicalview.co.jp

  編集部　FAX　03(5228)2062
  　　　　E-mail　ed@medicalview.co.jp

- 印刷所　シナノ出版印刷　株式会社

ISBN 978-4-7583-1714-6　C3347

©MEDICAL VIEW, 2017. Printed in Japan

- 本書に掲載された著作物の複写・複製・転載・翻訳・データベースへの取り込みおよび送信（送信可能化権を含む）・上映・譲渡に関する許諾権は，(株)メジカルビュー社が保有しています．
- JCOPY〈出版者著作権管理機構 委託出版物〉
  本書の無断複製は著作権法上での例外を除き禁じられています．複製される場合は，そのつど事前に，出版者著作権管理機構（電話 03-3513-6969, FAX 03-3513-6979, e-mail：info@jcopy.or.jp）の許諾を得てください．
- 本書をコピー，スキャン，デジタルデータ化するなどの複製を無許諾で行う行為は，著作権法上での限られた例外（「私的使用のための複製」など）を除き禁じられています．大学，病院，企業などにおいて，研究活動，診察を含み業務上使用する目的で上記の行為を行うことは私的使用には該当せず違法です．また私的使用のためであっても，代行業者等の第三者に依頼して上記の行為を行うことは違法となります．

人工呼吸器の管理から患者アセスメント，安全管理までわかりやすく解説!!

臨床工学技士のための
呼吸治療 ガイドブック

監修 山口　修　横浜市立大学附属病院 集中治療部長・准教授
編集 相嶋一登　横浜市立市民病院 臨床工学部 部門長

臨床工学技士に向けた呼吸治療の解説書。基礎知識として，呼吸生理・解剖，人工呼吸器の基本構成など初歩的な内容を前半部に掲載。そのうえで，患者アセスメントや人工呼吸器からの離脱，また，慢性閉塞性肺疾患や急性呼吸窮迫症候群など各種病態に対する呼吸管理について，臨床工学技士の視点から解説している。臨床工学技士基本業務指針2010に対応!!

●定価（本体4,500円＋税）　ISBN978-4-7583-1480-0　C3047
●B5判・272頁・オールカラー

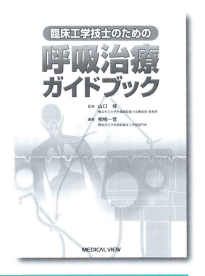

手術領域医療機器の基礎知識から使用・管理上の注意点まで徹底解説！

手術領域医療機器の操作・管理術

編集 （公社）日本臨床工学技士会 手術室業務検討委員会

手術室では電気メスやレーザーメス，内視鏡，手術支援ロボットなどさまざまな医療機器が使用されているが，これらの機器は高価かつ繊細なため，専門知識を有する臨床工学技士（CE）の関与が欠かせない。本書はこれら手術領域医療機器の基本構成・原理から使用上の注意点，禁忌・禁止事項，使用前のセッティング法，点検法について，CEに向けて解説した書籍である。
また，近年CEの参画が求められている清潔野補助業務についても，実際の手術の流れに沿ってポイントを記載した。「（公社）日本臨床工学技士会 手術室業務検討委員会」が編集する本書は，手術領域業務に携わるCEにとってスタンダードとなる1冊である。

●定価（本体5,200円＋税）　ISBN978-4-7583-1685-9　C3047
●B5判・288頁・2色（一部カラー）

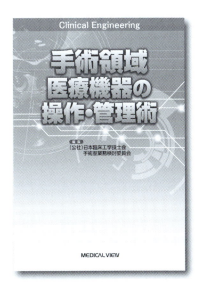

メジカルビュー社　〒162-0845 東京都新宿区市谷本村町2番30号　TEL.03(5228)2050　FAX.03(5228)2059
http://www.medicalview.co.jp　E-mail（営業部）eigyo@medicalview.co.jp

※ご注文，お問い合わせは最寄りの医書取扱店または直接弊社営業部まで。

血液浄化療法の臨床実践に必要な知識を充実解説!!

臨床工学技士のための
血液浄化療法 フルスペック

監修 **秋葉　隆** 東京女子医科大学 腎臓病総合医療センター血液浄化療法科 教授
編集 **金子岩和** 東京女子医科大学 臨床工学部 技士長

血液透析法や血液濾過法，血液吸着法など各治療法について，それぞれの特徴や原理，治療条件などを掲載。なかでも重要な治療法については，臨床の場における実際の流れに沿って，実践的な知識を交えながら具体的に解説している。さらに水処理装置や透析液供給装置などの関連機器，抗凝固薬などの薬剤についても掲載した。
血液浄化業務について，操作・保守管理法からトラブル対応など，臨床上の注意点まで含めて必要な知識をトータルに解説した1冊！

● 定価（本体5,400円＋税）　ISBN978-4-7583-1487-9　C3047
● B5判・328頁・2色（一部カラー）

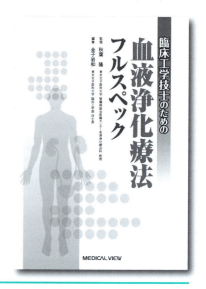

透析スタッフ必携の1冊！ VA穿刺とVA管理のノウハウを伝授!!

穿刺技術向上に役立つ
透析スタッフのための
バスキュラーアクセスガイドブック

監修 **前波輝彦** あさおクリニック 院長
編集 **山家敏彦** 東京山手メディカルセンター　臨床工学部 技士長

血液透析を継続するために重要なVA穿刺とVA管理のノウハウを，豊富な図表を用いたオールカラーの紙面で丁寧に解説。さらに「FROM SPECIALIST」などの囲み記事で，独学では気付かないようなポイントを記載し，プロの視点でコツを伝えている。「穿刺を基礎から学びたい！」「VAトラブルを防ぎたい！」と思ったらこの1冊。

● 定価（本体3,800円＋税）　ISBN978-4-7583-1482-4　C3047
● B5判・160頁・オールカラー

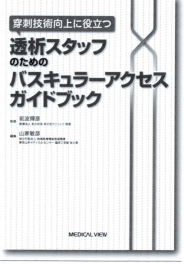

メジカルビュー社　〒162-0845 東京都新宿区市谷本村町2番30号　TEL.03(5228)2050 FAX.03(5228)2059
http://www.medicalview.co.jp　E-mail（営業部）eigyo@medicalview.co.jp

※ご注文、お問い合わせは最寄りの医書取扱店または直接弊社営業部まで。

「第2種ME技術実力検定試験」合格をめざすすべての人に！ この1冊で試験の要点を完全マスター!!

第2種ME技術実力検定試験 マスター・ノート

編集 **中村藤夫** 新潟医療福祉大学 医療技術学部 臨床技術学科 教授

「第2種ME技術実力検定試験」合格をめざすためのテキストである。簡潔な箇条書きでまとめられた本文と，豊富な図表で要点をわかりやすく解説。さらに欄外には用語解説や+αの知識を掲載。また，過去5年間の出題傾向を反映させた内容となっている。臨床工学技士養成校の学生さんはもちろん，初学者にも易しい1冊。

- 定価（本体5,200円＋税） ISBN978-4-7583-1481-7 C3347
- B5判・484頁・オール2色

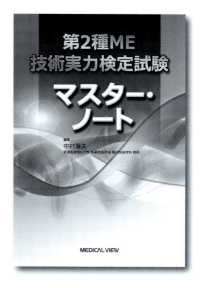

「第2種ME技術実力検定試験」合格のための力を効率的に身につけられる試験対策問題集!!

第2種ME技術実力検定試験 重要問題集中トレーニング

編集 **中村藤夫** 新潟医療福祉大学 医療技術学部 臨床技術学科 教授
　　 石田　等 帝京短期大学 専攻科 臨床工学専攻 准教授

本書は「第2種ME技術実力検定試験」合格を目指す人を対象にした問題集である。過去5年間分〔第31～35回試験（2009～2013年実施）〕の試験問題を吟味し，その傾向を踏まえたうえでオリジナル問題を約350問作成し，解説した。各項目では基本問題を4問程度解説した後，応用問題を「レベルアップ・トレーニング」として3～5問掲載。基本問題のあとに，問題を解くうえで必要な図表，試験に役立つ解説を「レベル・アップ」として掲載した。
姉妹本である『第2種ME技術実力検定試験　マスター・ノート』と併用して学習することで，合格をより確実なものとすることができる。

- 定価（本体4,000円＋税） ISBN978-4-7583-1496-1 C3047
- B5判・316頁・オール2色

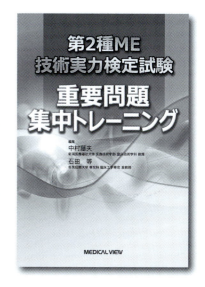

メジカルビュー社 〒162-0845 東京都新宿区市谷本村町2番30号　TEL.03(5228)2050　FAX.03(5228)2059
http://www.medicalview.co.jp　E-mail（営業部）eigyo@medicalview.co.jp

※ご注文，お問い合わせは最寄りの医書取扱店または直接弊社営業部まで。

*解剖・生理・病態生理*といった*人体のメカニズム*と*臨床工学*を
有機的に連動して解説した，今までにないテキスト!!

人体のメカニズムから学ぶ臨床工学（全5巻）

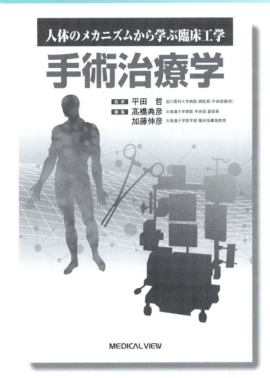

■ 手術治療学
　■B5判・424頁・定価（本体5,800円＋税）

■ 血液浄化学
　■B5判・372頁・定価（本体5,600円＋税）

■ 呼吸治療学
　■B5判・316頁・定価（本体5,600円＋税）

■ 循環器治療学

■ 集中治療学

◆ポイント◆

【全体像】本書は解剖・生理・病態生理といった人体のメカニズムについて解説したうえで臨床工学とリンクさせて詳説してあります。また，イラストや写真を数多く盛り込み，視覚的にも理解しやすいように工夫しました。

【補足】覚えるべき内容，詳細なデータ，＋αの知識については，本文ではなく欄外の「補足」にて解説してあります。本文とあわせてご活用戴くとより一層理解を深めることができます。

【用語アラカルト】専門用語については，本文ではなく，できるだけ欄外にて解説しました。多くの「用語解説」を盛り込んであり，本書を読み進むうえで必ず理解の助けとなるでしょう。

【POINT!!】学内試験や国試にも役立つ内容を扱っています。とくに国試既出問題を吟味し，問題を解くために必要な知識を習得できるように，本文に関連した箇所の欄外に配置してあります。

【トラブル事例と対処方法】臨床の現場で遭遇するトラブルについて，できるだけ多くの事例を取り上げ，具体的な対処方法についても簡潔に解説してあります。病院実習など，臨床の現場において是非ともご活用ください。

【まとめのチェック】学習到達度の確認やおさらいに役立つように，本文で学習した内容を「Q＆A形式」で項目の最後にまとめました。学内試験や国試の勉強の際にも役立つ内容です。

メジカルビュー社　〒162-0845　東京都新宿区市谷本村町2-30
TEL 03-5228-2050（代）
URL：www.medicalview.co.jp/